AF619544

David Giquello

Évitons 80% des maladies graves

Ces médecins nous expliquent comment !

Deuxième édition,
Augmentée de 20%

Deuxième édition, de 2022, version corrigée 2023
ISBN : 978-2-9571628-0-2

Site de l'auteur pour ce livre : www.TrèsBonneSanté.fr

Table des matières

Avertissement légal

Ce livre a pour but de partager des informations et des expériences personnelles sur la santé et l'alimentation. Ce livre ne remplace en aucune façon une consultation médicale ou nutritionnelle, ou les conseils de tout autre professionnel de santé. Seul votre médecin est habilité à l'établissement d'un diagnostic médical et à la prescription du traitement adapté qui en découle, et seul votre nutritionniste diplômé d'Etat à le droit de vous conseiller en matière d'alimentation.

L'utilisation des informations fournies dans ce livre s'effectue sous la pleine et entière responsabilité de l'utilisateur. En aucun cas l'auteur ou l'éditeur de ce livre ne pourront être rendus responsables de cette utilisation, ainsi que d'erreurs, d'inexactitudes ou d'omissions pouvant y être présentées.

Selon les articles 10 de la Convention européenne des droits de l'Homme du 4 novembre 1950 et 11 de la Charte des droits fondamentaux de l'Union européenne de 2000 : « Toute personne a droit à la liberté d'expression. Ce droit comprend la liberté d'opinion et la liberté de recevoir ou de communiquer des informations ou des idées sans qu'il puisse y avoir ingérence d'autorités publiques et sans considération de frontières... »

Dédicace et remerciements

Je dédicace ce livre à tous les êtres de bonne volonté, qui agissent sincèrement pour la paix et l'harmonie. Mes remerciements vont aux nombreux docteurs et journalistes qui publient des livres et des articles depuis des décennies pour nous avertir de l'importance de l'alimentation et des solutions médicales alternatives qui existent, mais qui restent inconnues du plus grand nombre.

Ma motivation pour écrire ce livre est le service aux autres, pour aider tous les malades et les révoltés pacifistes qui font des efforts pour améliorer la condition humaine et animale. La vie de ces êtres bénévoles est le facteur le plus important pour l'avenir, car sans celles et ceux qui s'activent pour la communauté, rien ne changera, et leur bonne santé et leur longévité sont donc essentielles pour donner toutes les chances à une nouvelle ère de joie, de santé et de paix de voir le jour.

Si vous connaissez de telles personnes, s'il-vous-plait investissez pour notre avenir en leur offrant un exemplaire de ce livre. Offrez-le aussi aux professionnels médicaux que vous connaissez ou qui vous semblent ouverts d'esprit, et bien sûr aux membres de vos familles et à vos amis.

Oui, malheureusement, on nous ment aussi sur le sujet de la santé, comme sur le sujet des sources d'énergie, de l'origine de l'humanité et de son histoire, de notre constitution physiologique et psychologique, ainsi que sur la nature de la conscience elle-même.

Puis-je vous conseiller de vous rendre en librairie pour y trouver les nombreux ouvrages sérieux sur les nombreux sujets importants ? Les citoyens de nos pays modernes lisent beaucoup de livres, mais pourquoi s'agit-il dans 90% des cas de fictions et de romans, alors qu'il existe des ouvrages de non-fiction qui traitent de tous ces sujets essentiels à un développement sain et durable, par une prise de conscience de réalités non abordées dans nos activités quotidiennes.

Aujourd'hui en 2022, des milliers de livres utiles existent dans nos librairies et bibliothèques. Merci à leurs auteurs qui ont fait les efforts nécessaires pour partager leurs découvertes et compréhensions.

Des chercheurs, des journalistes d'investigation, des auteurs intelligents ont fait de gros efforts pour publier les informations qui peuvent nous permettre de résoudre les problèmes de tous ordres auxquels nous sommes confrontés, alors montrons leur notre reconnaissance en achetant leurs ouvrages et en les lisant, pour nous instruire sur des sujets utiles à nous personnellement, mais aussi utiles au bien-être du plus grand nombre.

Je vous remercie d'avoir acheté ce livre, car cela me permettra de payer mes factures et de prendre le temps de travailler sur d'autres livres qui présentent d'autres sujets importants, si vous êtes assez nombreux à le faire.

Gardant le meilleur pour la fin, je remercie ma chère maman qui fut l'inspiration de ce livre, car c'est en cherchant des solutions après son AVC hémorragique dramatique, que j'ai découvert la majorité de ces livres écrits par des professionnels de santé, qui lui ont déjà permis de vivre plusieurs années supplémentaires, bien au-delà du diagnostic fataliste de l'hôpital français, simplement en changeant catégoriquement d'alimentation et en incluant de l'exercice physique au quotidien. Mon seul regret est ne pas avoir réussi à inverser son hémiplégie qui la gêne beaucoup au quotidien, mais qu'elle a appris à compenser au prix d'énormes efforts permanents. Bravo maman, tu es super forte !

Quand je pense qu'en seulement quelques années d'ingénierie et quelques dizaines de millions d'euros, Elon Musk a déjà réussi à multiplier par 100 la capacité des implants cérébraux, je suis en colère contre nos gouvernants usurpateurs qui n'ont rien fait depuis des décennies pour développer cette technologie qui permettra pourtant aux paralysés de retrouver l'usage complet de leurs membres. J'espère que ma chère maman pourra en profiter bientôt.

Introduction

Ce livre présente les informations qui permettent d'éviter la grande majorité des maladies, et peuvent être suivies avec confiance, puisqu'elles proviennent de professionnels de la santé et de chercheurs scientifiques diplômés.

Ce livre intègre les données essentielles provenant de plus de 25 livres différents, que je vous incite quand même à acheter et à lire en entier, dont 19 auteurs sont des médecins diplômés et pratiquants, 6 sont des docteurs en science (PhD), et deux sont nutritionniste-diététiciennes diplômées, exerçant en milieu hospitalier.

Ajout 2022 : C'est désormais 35 livres, dont 25 auteurs sont médecins, 7 sont des docteurs en science (PhD), et deux sont nutritionniste-diététiciennes diplômées, exerçant en milieu hospitalier.

J'ai ajouté un article sur l'état de santé au départ à la retraite, car il est assez mauvais, alors que c'est enfin le moment de la grande liberté dans la vie de millions de personnes.

Contre les MCV j'ai ajouté le livre du Dr Caldwell qui prouve que les résultats positifs du régime méditerranéen peuvent être augmentés en supprimant les huiles, même l'huile d'olive. Il y a d'autres médecins qui sont arrivés à cette conclusion, et c'est ce que concluait aussi la grande étude de Chine.

Contre le cancer j'ai ajouté un livre du Dr Servan-Schreiber qui décrit les composantes du mode de vie adapté, mais surtout, aborde le problème de l'inflammation chronique qui précède l'apparition du cancer. J'ai aussi ajouté des études Européennes récentes qui montrent enfin les processus moléculaires à l'œuvre qui lient certains cancers avec la viande et la malbouffe, la science avance.

Contre les démences j'ai ajouté le livre du Dr Bredesen et sa publication de 2014, avec son programme qui permet de prévenir Alzheimer, mais aussi les autres maladies de civilisation.

Contre le diabète j'ai résumé le livre du Dr Fung, un néphrologue américain, plein de détails sur les méfaits de beaucoup d'aliments.

Et contre la cinquième cause de mortalité, le suicide, j'ai ajouté le livre du Pr Joyeux, ainsi qu'un chapitre sur l'intérêt biochimique de la vitamine C contre la dépression.

Je voulais intégrer plus de livres écrits par des femmes docteures, mais je n'ai pas trouvé les ouvrages qui correspondaient au but de ce livre. J'ai commencé par une revue de centaines de livres sur le sujet de la santé, j'en ai sélectionné plus de 150, dont 90 écrits par des médecins, et ensuite seulement j'ai choisi en priorité ceux qui avaient le plus grand potentiel pour sauver des vies et ramener les gens à la bonne santé, tout en étant de source médicale professionnelle. En plus de ces livres qui représentent déjà plus de 7 000 pages, d'autres informations proviennent de publications par d'autres médecins qui n'ont pas écrit de livres.

J'en appelle à votre indulgence sur les éventuelles fautes et erreurs présentes dans ce livre, car de l'idée de ce livre à sa publication, je me suis donné 90 jours, et un maximum de 400 pages, effectuant moi-même toutes les étapes de sélection, d'écriture, de correction, d'édition et de graphisme, par faute de moyens financiers d'une part, mais surtout par soucis de rapidité, puisque chaque étape déléguée à un professionnel aurait ajouté des semaines ou des mois d'attente, ce qui m'a paru inutile, vu la gravité du sujet et l'urgence de partager ces messages, réunis dans un seul livre, puisqu'ils peuvent littéralement sauver des vies, et sortir des personnes de situations de souffrances chroniques et désespérées.

Ce livre traite donc des principales causes de mortalité et de souffrances actuelles. Pour chaque cas je montre les informations et statistiques présentées sur les sites officiels, puis je partage les informations issues de plusieurs livres de médecins qui expliquent d'où viennent les problèmes, et ce qu'il faut faire pour les éviter.

J'ai aussi ajouté une partie qui met l'accent sur l'importance de la vitamine C et du collagène dans la structure de notre corps et donc pour notre bonne santé, et je cite différentes théories et thérapies utilisées par des médecins pour soigner avec cette vitamine.

Ensuite il y a une partie qui concerne 5 molécules supplémentaires qui sont aujourd'hui reconnues comme essentielles au bon fonctionnement de nos cellules, et dont une supplémentation peut apporter d'importants bénéfices pour la santé.

Et après une conclusion en trois parties, j'ai gardé les dernières pages du livre pour les suggestions concernant le passage à l'action, de façon à ce que cette rubrique soit facilement accessible au quotidien, le temps d'en intégrer les différents éléments.

Je souhaite de tout cœur que ces informations vous soient utiles et vous permettent d'améliorer votre état de bien-être général.

Les livres utilisés

Voici la liste des livres qui sont la base de cet ouvrage, plus de 35 titres, dont 25 auteurs sont médecins, 2 nutritionnistes diplômées, et 7 docteurs ès sciences (PhD). D'autres travaux de médecins et professeurs sont cités, mais de façon plus courte.

1 - **André Marie-Laure, nutritionniste en hôpital,** livre "Prévenir les accidents vasculaires par l'alimentation", de 2016, ISBN 978-2889117680

2 – **Bredesen Dale, médecin,** livre "La Fin d'Alzheimer - Le premier programme qui prévient et inverse le déclin cognitif", de 2018, ISBN 9782365492911 *(Ajout 2022)*

3 - **Beljanski Mirko, docteur ès sciences (PhD),** livre "Cancer : l'approche Beljanski", de 2011, ISBN 978-2813202284

4 - **Caldwell Esselstyn Jr., médecin,** livre "Prevent and Reverse Heart Disease: The Revolutionary, Scientifically Proven, Nutrition-Based Cure", de 2007, ISBN 9781101215838 **Titre du livre traduit** : "Prévenir et inverser les maladies cardiaques : le remède révolutionnaire, scientifiquement prouvé et basé sur la nutrition" *(Ajout 2022)*

5 – **Campbell Colin, PhD,** et **Thomas Campbell, médecin,** "L'enquête Campbell", ISBN 978-2-290-08619-3, première publication anglaise en 2004. *(Ajout 2022)*

6 - **Cathcart Robert, médecin,** livre "MD on Vitamin C - 30.000 Patients", de 2018, ISBN 978-3746047058

7 - **Cordain Loren, médecin,** livre "Le régime paléo : Le régime sans aliments transformés pour retrouver la forme", de 2015, ISBN 978-2013964548

8 - **Curtay Jean-Paul, médecin,** livre "La Fibromyalgie, un programme global pour améliorer votre santé et renouer avec le bien-être", de 2011, ISBN 978-2916878829

9/10 - **De Lorgeril Michel, médecin,** et **Patricia Salen, nutritionniste,** livre "Prévenir l'infarctus et l'accident vasculaire cérébral", de 2011, ISBN 978-2916878881, et, "Le nouveau régime méditerranéen. Pour protéger sa santé et la planète", de 2017, ISBN 978-2501111898

11 - **Desaulniers Véronique, femme-médecin,** "Heal Breast Cancer Naturally: 7 Essential Steps to Beating Breast Cancer", de 2019, ISBN 978-1090881793 **Titre traduit :** « Guérir le cancer du sein naturellement : 7 étapes essentielles pour vaincre le cancer du sein »

12 – **Fung Jason, médecin,** livre "Les lois du diabète : Prévenir et faire régresser le diabète de type 2 naturellement", de 2019, ISBN 9782212147575 *(Ajout 2022)*

13 - **Greger Michael, médecin,** et son équipe de médecins bénévoles, livre "Mieux manger peut vous sauver la vie", de 2018, ISBN 978-2266285155 (ancien titre : "Comment ne pas mourir")

14 –**Joyeux Henri, médecin,** livre "Le suicide, qui n'y a jamais pensé ? : Des clefs, pour comprendre, parler, prévenir", de 2017, ISBN 9782755412239 *(Ajout 2022)*

15 – **Klenner Frederick Robert, médecin,** et Stone Irwin, biochimiste, "80 Years of High-Dose-Vitamin C Research", de 2018, ISBN 978-3752812756 **Titre traduit :** « 80 ans de recherche sur la vitamine C à haute dose ».

16 - **Lagacé Jacqueline, docteure ès sciences (PhD),** livre "Comment j'ai vaincu la douleur et l'inflammation chronique par l'alimentation", de 2011, ISBN 978-2365490443

17/18 - **Levy Thomas, médecin,** livre "La Panacée originelle - La vitamine C", de 2017, ISBN 978-2879090214, et livre "Hidden Epidemic: Silent Oral Infections Cause Most Heart Attacks and Breast Cancers", de 2017, ISBN 978-0983772873 - **Titre traduit :** « Épidémie cachée : les infections buccales silencieuses causent la plupart des crises cardiaques et des cancers du sein »

19 - **Mosley Michael, médecin,** livre "8 semaines pour en finir avec le diabète sans médicaments", de 2017, ISBN 979-1028503123.

20 - **Mousseau Normand, docteur ès sciences (PhD),** livre "Comment j'ai vaincu le diabète sans médicament", de 2016, ISBN 978-2-36549-206-5

21 - **Nehls Michael, médecin,** livre "Guérir Alzheimer", de 2017, ISBN 978-2330072834.

22 - **Packer Lester, docteur ès sciences (PhD),** livre "The Antioxidant Miracle : Your Complete Plan for Total Health and Healing", de 1999, ISBN 978-1620456194 **Titre traduit :** « L'antioxydant miracle : votre plan complet pour une santé et une guérison totales »

23 - **Pauling Linus, docteur ès sciences (PhD),** et **Cameron Erwan, médecin,** livre "Cancer and Vitamin C: A Discussion of the Nature, Causes, Prevention, and Treatment of Cancer With Special Reference to the Value of Vitamin C", de 1993, ISBN 978-0940159211 **Titre traduit :** « Cancer et vitamine C : une discussion sur la nature, les causes, la prévention et le traitement du cancer avec une référence particulière à la valeur de la vitamine C »

24 - **Rath Matthias, médecin,** livre "Pourquoi les animaux n'ont pas d'attaque cardiaque... les hommes si !", de 2009, ISBN 978-9076332550

25 - **Rath Matthias et Niedzwiecki Alexandra, médecins,** livre "Victoire sur le cancer - Cancer La fin d'une maladie de civilisation - Livre I - La percée scientifique", de 2011, ISBN 978-9076332826

26 - **Ricard Matthieu, docteur ès sciences (PhD),** et **Wolf Singer, médecin,** livre "Cerveau & Méditation", de 2018, ISBN 978-2266279048

27/28 - **Roques Jacques, médecin,** livre “Découvrir l’EMDR (Développement personnel et accompagnement)”, de 2012, ISBN 978-2729612153, et livre “Guérir avec l’EMDR. Traitement, théorie, témoignages”, de 2007, ISBN 978-2020881241.

29/30/31 - **Schwartz Laurent, médecin,** livre “La fin des maladies ?” de 2019, ISBN 979-1020907059, livre “Cancer : Un traitement simple et non toxique” de 2016, ISBN 978-2365491778, livre “Cancer - Guérir tous les malades ?” de 2013, ISBN 978-2755611472

32/33 - **Seignalet Jean, médecin,** livre “L’alimentation ou la troisième médecine”, de 2012, ISBN 978-2268074009. Et le livre de **Dre Dominique Seignalet** (fille du feu Dr jean Seignalet) “Comprendre et pratiquer le régime Seignalet : L’alimentation ou la troisième médecine”, ISBN 978-2755405637.

34 - **Servan-schreiber David, médecin,** "Anticancer (nouvelle édition) : Les gestes quotidiens pour la santé du corps et de l'esprit", de 2014, ISBN 9782361321048 *(Ajout 2022)*

35 - **Simoncini Tullio, médecin,** livre “Cancer is a Fungus: A Revolution in Tumor Therapy”, de 2007, ISBN 978-8887241082 **Titre traduit :** « Le cancer est un champignon : une révolution dans le traitement des tumeurs »

Les principales causes de décès

Ce chapitre établit la liste des causes de décès principales, à partir des données récoltées sur le site officiel du Ministère français de la Santé pour les données locales, ainsi que sur le site de l'Union Européenne, puis de l'Organisation Mondiale de la Santé. Chaque cause de mortalité et les moyens de prévention découverts par ces médecins, sera ensuite abordée en détail dans les chapitres suivants.

Les statistiques au niveau mondial tendent à se ressembler de plus en plus dans tous les pays, puisque l'humanité migre vers le nouveau type de vie moderne, citadin, sédentaire et industriel. C'est vivre en ville au milieu de la pollution de l'air, travailler de façon stressante toute la journée, et manger des produits ultras transformés et sans éléments nutritifs, qui devient la norme pour la majorité de notre fratrie humaine.

Pourtant ce n'était pas le cas il y a seulement 100 ans, voir moins dans les endroits reculés. Nos corps n'ont pas eu le temps de s'adapter à de tels changements radicaux, ce qui explique l'explosion de ces maladies dites 'de civilisation", incurables et inévitables ...

Inévitables ? Incurables ? Vraiment ? Pourtant de nombreuses études scientifiques montrent qu'elles peuvent être évitées en changeant de style de vie, sans médicaments !

Selon ces informations on peut conclure que les causes majeures de décès, hors infections, sont par ordre de grandeur :

1 - Les AVC et infarctus (sous « Maladies Cardio-Vasculaires, MCV »)
2 - Les cancers
3 - Les démences
4 - Les diabètes / Obésité
5 - Les Suicides / Dépressions

Il sort des données suivantes que la situation générale de la population mondiale est en déclin, malgré les avancées technologiques et l'augmentation du nombre des hôpitaux et des budgets médicaux. Le style de vie moderne n'est définitivement pas compatible avec nos organismes, quand il est basé sur les moyens que nous utilisons aujourd'hui, combustion d'hydrocarbures pour la fourniture d'énergie, et utilisation massive de produits chimiques pour l'agriculture et l'alimentation.

Note concernant la pollution de l'air :

Elle est devenue une source importante de mortalité, et une préoccupation majeure officielle au niveau mondial, puisqu'elle impacte fortement la santé en général, et même plus que le tabagisme.

Causes de décès en France

Selon le Ministère français de la Santé : https://solidarites-sante.gouv.fr/

L'intensité des expositions environnementales en population générale (qualité de l'air, de l'eau, perturbateurs endocriniens...) est moins forte que celle des expositions professionnelles, mais elles concernent un nombre très important de personnes. En particulier, la pollution atmosphérique est responsable de 48 000 décès par an.

Et selon l'OMS, la pollution de l'air est le principal risque environnemental pour la santé dans le monde. Ainsi, l'exposition à la pollution de l'air extérieur et intérieur conduit chaque année au décès prématuré (On parle de décès prématuré car l'exposition à la pollution de l'air écourte la vie) d'environ 6,5 millions de personnes dans le monde.

Les causes de décès au niveau de la France

Ce que dit le site internet du Ministère Français, qui a de nombreuses pages sur la santé, mais très mal organisées pour une navigation efficace.

Source :
https://solidarites-sante.gouv.fr/systeme-de-sante-et-medico-social/strategie-nationale-de-sante/article/la-strategie-nationale-de-sante-2018-2022

"La stratégie nationale de santé constitue le cadre de la politique de santé en France. Elle est définie par le Gouvernement et se fonde sur l'analyse dressée par le Haut Conseil de la santé publique sur l'état de santé de la population, ses principaux déterminants, ainsi que sur les stratégies d'action envisageables.

Elle réaffirme le principe porté par l'Organisation Mondiale de la Santé, selon lequel la santé doit être un objectif de toutes les politiques publiques menées en France et dans le monde. Elle vise à répondre aux grands défis que rencontrent notre système de santé, notamment ceux identifiés par le rapport du Haut Conseil de la santé publique :

- Les risques sanitaires liés à l'augmentation prévisible de l'exposition aux polluants et aux toxiques ;
- Les risques d'exposition de la population aux risques infectieux ;
- Les maladies chroniques et leurs conséquences ;

- L'adaptation du système de santé aux enjeux démographiques, épidémiologiques et sociétaux.

Le dernier rapport sur l'état de santé des Français est ici : https://drees.solidarites-sante.gouv.fr/etudes-et-statistiques/publications/recueils-ouvrages-et-rapports/recueils-annuels/l-etat-de-sante-de-la-population/article/l-etat-de-sante-de-la-population-en-france-rapport-2017

Cependant, les statistiques sont assez anciennes, de 2013, dans un rapport de 2017, alors que nous sommes en 2020, de quoi être déçu, considérant que la santé devrait être le sujet prioritaire des autorités, la moindre des choses serait d'avoir des chiffres récents.

Extraits de la synthèse :
https://drees.solidarites-sante.gouv.fr/IMG/pdf/synthese-2.pdf

"La réduction de la mortalité concerne la plupart des maladies chroniques : entre 1980 et 2012, la mortalité tous cancers (première cause de mortalité) a baissé de 1,5 % en moyenne par an chez les hommes et de 1,0 % chez les femmes."

En 32 ans, des centaines de milliards dépensés, et 1% de moins meurent de cancer, donc rien n'a changé !

"Entre 2000 et 2013, le taux sur l'âge de mortalité par AVC a diminué de 37,1 %. Cette diminution est observée pour les deux sexes, chez les moins de 65 ans comme chez les 65 ans et plus."

De meilleurs résultats contre les maladies cardiovasculaires, mais en dessous des réductions de 80% possibles en changeant la nourriture des Français :

"Sur les 567 000 décès observés en France métropolitaine en 2013, les cancers et les maladies cardiovasculaires constituent les causes les plus fréquentes (respectivement 27,6 et 25,1 %), suivies par les maladies de l'appareil respiratoire (autres que les cancers), qui représentent un décès sur quinze, et les morts violentes (suicides, accidents...) qui représentent également un décès sur quinze."

"Si la mortalité par AVC ne cesse de diminuer depuis les années 2000, l'incidence des patients hospitalisés est en augmentation chez les moins de 65 ans depuis 2002 et tend à se stabiliser chez les 65 ans et plus depuis 2008."

Une santé générale qui se dégrade, sur des problèmes pourtant faciles à éviter selon de nombreux médecins :

"Les hospitalisations pour exacerbation de bronchopneumopathie chronique obstructive (BPCO) ont augmenté entre 2000 et 2014"

"La prévalence du diabète traité pharmacologiquement a augmenté de 4,4 % en 2010 à 4,7 % en 2013 soit environ 3 millions de personnes, augmentation qui touche les plus et les moins de 65 ans des deux sexes."

"Depuis 2011, l'incidence globale de l'insuffisance rénale chronique terminale (IRCT) tend à augmenter de 2 % par an. L'âge médian au début de l'IRCT est stable à 70 ans."

"Le nombre de personnes concernées par une ou plusieurs de ces maladies ne cesse de s'accroître. Plus préoccupant, l'augmentation de la fréquence des maladies chroniques concerne également les personnes âgées de moins de 65 ans et tout particulièrement les femmes."

"Au niveau mondial, l'OMS considère que cinq des dix pathologies les plus préoccupantes au XXIe siècle relèvent des troubles mentaux : schizophrénie, troubles bipolaires, addictions, dépression et troubles obsessionnels compulsifs. Elles sont responsables de la majeure partie de la mortalité par suicide, d'incapacités et de handicaps lourds ainsi que d'une qualité de vie détériorée pour les personnes atteintes."

"le nombre de personnes souffrant de pathologies neurodégénératives augmentera dans les années à venir. La maladie d'Alzheimer et les autres démences (MAAD) constituent aujourd'hui un enjeu de santé publique dans tous les pays développés."

Le tabagisme est bien un fléau, comme l'est l'abus d'alcool :

"L'importante baisse du tabagisme chez les hommes, observée depuis plusieurs décennies jusqu'en 2005, s'est traduite par une diminution de 15 % des taux standardisés de décès liés à des tumeurs malignes du larynx, de la trachée, des bronches et du poumon, entre 2002 et 2013. Ce taux a en revanche progressé de 39 % chez les femmes sur la même période ; au total, le tabagisme quotidien a diminué de 2 % pour l'ensemble des deux sexes."

"L'excès de consommation d'alcool est également à l'origine d'une part importante de la morbidité (cancers, maladies chroniques du foie, atteintes psychiques, séquelles d'accidents) et de la mortalité prématurée. La consommation d'alcool diminue de manière régulière en France depuis plusieurs décennies. Ainsi, la France n'occupe plus la tête du classement européen comme cela a longtemps été le cas, même si elle demeure dans le groupe des pays les plus consommateurs."

On mange vraiment trop et mal en France :

"La moitié des adultes est aujourd'hui en surpoids et, parmi ceux-ci, un adulte sur six souffre d'obésité."

Et on brûle trop de carburants non renouvelables :

"En particulier, la pollution par les particules fines PM2.5 émises par les activités humaines est à l'origine chaque année, en France continentale, d'au moins 48 000 décès prématurés (soit 9 % de la mortalité en France)."

Et ce sont toujours les pauvres qui trinquent :

"Ce sont souvent les mêmes populations, les moins favorisées (faible revenu, peu diplômées), qui cumulent les expositions aux différents facteurs de risque pour la santé, dans l'environnement professionnel (exposition au travail physiquement pénible, au travail de nuit, aux produits toxiques, etc.) ou familial (bruit, mauvaise qualité de l'air ou de l'eau, etc.). Ce sont aussi celles dont les comportements (alimentaires, d'activité physique, de prévention, etc.) sont les moins favorables à la santé."

Et pour finir, nous faisons dans notre grand âge, la fortune des fabricants de pilules, et on finit par en mourir :

"En corollaire à la polypathologie, la polymédication, habituelle et souvent justifiée, fait peser des risques importants sur la santé, en particulier des personnes âgées. La littérature internationale a démontré qu'il existe en effet une association significative entre polymédication et survenue d'effets indésirables, d'interactions médicamenteuses, de chutes, voire d'augmentation de la mortalité.

En 2013, 40 % des personnes âgées de 75 ans et plus sont concernées par la polymédication cumulative, c'est-à-dire qu'elles cumulent en moyenne 10 médicaments ou plus sur 3 mois et 33 % prennent plus de 10 médicaments de manière continue (au moins 3 délivrances dans l'année)."

Incapacité physique après la retraite *(Ajout 2022)*

La plupart des Français sont déjà en mauvaise santé quand ils arrivent à l'âge de la retraite, et passent les 20 dernières années suivantes sous médicaments et subissent souvent des interventions chirurgicales importantes.

N'est-il pas temps de changer de mode de vie, pour en profiter un peu, ou beaucoup, plus ?

Site du Gouvernement français, article paru le 21/10/2021 :

Direction de la recherche, des études, de l'évaluation et des statistiques

https://drees.solidarites-sante.gouv.fr/communique-de-presse/lesperance-de-vie-sans-incapacite-et-lesperance-de-vie-en-tant-que

Titre : L'espérance de vie sans incapacité et l'espérance de vie en tant que bénéficiaire de l'allocation personnalisée d'autonomie : deux indicateurs pour mieux appréhender la qualité de vie après 60 ans

Résumé : La Direction de la recherche, des études, de l'évaluation et des statistiques (DREES) publie deux nouvelles études sur les espérances de vie passées après 60 ans.

La première étude présente **l'espérance de vie sans incapacité,** et actualise cet indicateur avec les **données 2020** pour les hommes et les femmes âgés de 65 ans ou plus.

La seconde étude analyse l'espérance de vie passée dans l'allocation personnalisée d'autonomie (APA) en portant un éclairage sur la durée moyenne pendant laquelle une personne de 60 ans est susceptible de bénéficier de l'APA.

L'écart entre l'espérance de vie totale et l'espérance de vie dans l'APA correspond à **« l'espérance de vie sans dépendance » des seniors, la dépendance étant ici mesurée par le fait de percevoir l'APA.**

Extraits : "En 2020, à 65 ans, les hommes peuvent espérer vivre 10,6 ans sans incapacité et les femmes 12,1 ans."

"À noter qu'en 2020, les femmes peuvent espérer vivre à la naissance 65,9 ans sans incapacité et les hommes 64,4 ans."

"En 20191, la France était le neuvième pays de l'Union européenne à 27 (UE-27) pour l'espérance de vie sans incapacité des hommes à 65 ans, légèrement au-dessus (+ 2 mois) de la moyenne européenne. Elle était le septième pays de l'UE-27 pour l'espérance de vie sans incapacité des femmes, au-dessus également (+1 an et 2 mois) de la moyenne européenne."

"Fin 2019, une personne de 60 ans a une espérance de vie de 25,6 années parmi lesquelles, en moyenne, 2,4 années sont passées en tant que bénéficiaire de l'allocation personnalisée d'autonomie (APA)."

Prise de médicaments chez les retraités

J'ai cherché des références sur la prise massive de médicaments chez les Seniors en France, car beaucoup de personnes que je rencontre me disent être en bonne santé, et sont pourtant obligées par leurs médecins de prendre plusieurs médicaments chaque jour.

Franchement, je ne me considèrerais pas en bonne santé si ma survie dépendait de 5 ou 15 médicaments par jour ! Mais c'est malheureusement le cas de la majorité des personnes qui atteignent enfin l'âge de la retraite.

Le pire, comme vous le lirez ci-après, est que ces médicaments sont considérés essentiels, alors qu'ils concernent principalement les problèmes engendrés par la mauvaise alimentation et le mode de vie, et dont mon livre présente justement les solutions prouvées scientifiquement. On pourrait donc se passer de tous médicaments et vivre une deuxième ou troisième partie de vie en pleine forme.

J'ai trouvé cet article de 2017, sur le site de la Mutualité Française, qui fait référence à une étude publiée par le magazine 60 millions de consommateurs, et réalisée par OpenHealth Company.

Médicaments : les seniors en prennent trop !

https://www.mutualite.fr/actualites/medicaments-seniors-prennent/

Extraits : "Les patients étudiés de 65 ans et plus consomment, en moyenne,14 médicaments différents par jour, indique une étude publiée par le magazine 60 millions de consommateurs.

Chaque année, cette polymédication des seniors entraîne 130.000 hospitalisations et cause 7.500 décès."

"Sur 36 combinaisons dangereuses passées au crible, il apparaît que 89% des séniors polymédiqués sont confrontés à "au moins trois situations à risque" et, en moyenne, "à plus de cinq situations à risque", indique l'étude."

"Parmi les classes thérapeutiques à "haut risque d'accidents", figurent notamment des médicaments essentiels prescrits dans le cadre de la prise en charge des maladies chroniques.

Il s'agit d'antidiabétiques, d'anticancéreux, de médicaments contre l'hypertension artérielle, d'antithrombotiques, visant à prévenir ou traiter les caillots sanguins, ou encore de psychotropes (anxiolytiques, antidépresseurs, etc.) utilisés pour lutter contre les troubles psychiques."

"Dans 84% des cas, le médecin traitant n'est pas l'unique prescripteur. Ces prescriptions insuffisamment contrôlées sont dispensées par 2,6 praticiens en moyenne. Près de la moitié des patients ont "des prescriptions d'au moins trois médecins différents", précise l'étude."

""**Le risque médical perçu par les malades est très faible car ils font confiance à leur médecin**", remarque Frédérick Cosnard, directeur médical de Santéclair. "**Quant aux praticiens, ils ont conscience du risque mais n'ont pas l'impression d'avoir rencontré une telle situation avec leurs propres patients**", ajoute-t-il."

Le PDF du communiqué de presse :

https://www.60millions-mag.com/sites/default/files/asset/document/60millions-170921-polymedication_seniors.pdf

Extraits : "Résultats d'une étude* menée pendant trois mois sur près de 155.000 personnes dites « polymédiquées » âgées de 65 ans et plus, via 2.600 officines de ville."

"La population sélectionnée consomme au moins sept spécialités pharmaceutiques différentes durant les trois mois de l'étude. Pour la majorité de ces seniors polymédiqués, la consommation de médicaments atteint des seuils autrement plus élevés puisque, en moyenne, ils prennent de façon continue plus de quatorze médicaments différents."

"Problème : certains de ces médicaments essentiels sont souvent impliqués dans la survenue d'accidents graves. On pourra citer l'exemple de psychotropes, d'antihypertenseurs, d'antidiabétiques oraux ou encore d'anti-thrombotiques (prescrits notamment pour prévenir ou traiter la formation de caillots sanguins)."

"OpenHealth Company a ainsi interrogé un réseau de pharmacies transmettant des informations sur le type de prescriptions et les montants remboursés. La répartition des pharmacies retenues pour l'étude est représentative de l'ensemble des pharmacies nationales sur des critères géographiques, rural / urbain et taille."

Causes de décès en Europe

Informations provenant du site officiel de l'EU, pour 2015. Source : https://ec.europa.eu/eurostat/statistics-explained/index.php?title=Causes_of_death_statistics/fr

- La première cause de mortalité en Europe, les maladies cardiovasculaires avec plus de 2,6 millions de morts.
- Deuxième cause, les cancers avec plus de 1,7 millions
- En troisième les maladies respiratoires avec 0,45 million, principalement subies par les personnes âgées de plus de 65 ans.
- Les maladies nerveuses, démences entre autres, avec 0,2 million
- Suicides, avec 55 000 décès
- Accidents de transport, 30 000 décès (chiffres arrondis pour lisibilité, sur une base de 500 millions d'européens en 2015)

Extraits : "Les dernières informations estimées concernant les causes de décès dans l'UE-28 portent sur la période de référence 2015. Le tableau 1 montre que les maladies de l'appareil circulatoire et le cancer (tumeurs malignes) ont été, de loin, les principales causes de décès dans l'Union européenne."

"Après les maladies de l'appareil circulatoire et le cancer, les maladies respiratoires ont constitué en 2015 la troisième cause de mortalité dans l'UE-28, avec en moyenne 88 décès pour 100 000 habitants. Dans cette catégorie de maladies, les affections chroniques des voies respiratoires inférieures constituaient la principale cause de mortalité, suivies par la pneumonie. Les maladies respiratoires sont liées à l'âge, une forte majorité des décès qui leur sont imputables étant survenus chez des personnes âgées de 65 ans ou plus."

"Chez les personnes âgées de moins de 65 ans, les principales causes de décès différaient quelque peu dans leur importance relative (voir tableau 2). Le cancer était la principale cause de décès dans cette tranche d'âge (avec un taux de mortalité standardisé moyen de 78 décès pour 100 000 habitants dans l'UE-28 en 2015), suivi par les maladies de l'appareil circulatoire (46 décès pour 100 000 habitants). Les maladies du système respiratoire ne figuraient pas parmi les trois premières causes de mortalité pour cette catégorie." Fin d'extraits

Causes de décès dans le monde

Informations provenant du site officiel de l'Organisation Mondiale de la Santé, pour 2016 :

Source de l'OMS 24 mai 2018 https://www.who.int/fr/news-room/fact-sheets/detail/the-top-10-causes-of-death

Les principales causes de mortalité dans le monde :

1- Première cause de mortalité dans le monde, les maladies cardiovasculaires avec plus de 15 millions de morts.
2- Deuxième cause, les maladies respiratoires avec 7,5 millions.
3- En troisième, les démences avec 2 millions
4- En quatrième, diabète sucré 2 millions
5- Cancers du poumon, de la gorge et de la trachée 1,5 million
6- Accidents de la route 1,5 million
7- Maladies diarrhéiques 1,5 million

Extraits : "Sur les 56,9 millions de décès survenus dans le monde en 2016, plus de la moitié (54%) est due aux 10 causes suivantes. Les cardiopathies ischémiques et les accidents vasculaires cérébraux sont les principales causes de mortalité dans le monde, responsables de 15,2 millions de décès au total en 2016. Elles sont restées les premières causes de mortalité dans le monde au cours des 15 dernières années."

"Les bronchopneumopathies obstructives chroniques ont fait 3 millions de morts en 2016, tandis que les cancers pulmonaires (avec ceux de la trachée et des bronches) ont provoqué 1,7 million de décès. Le diabète a tué 1,6 million de personnes en 2016, contre moins d'un million en 2000. Les décès dus à la démence ont plus que doublé entre 2000 et 2016, ce qui en fait la 5ème cause de mortalité dans le monde en 2016 alors qu'ils n'arrivaient qu'en 14ème position en 2000."

"Plus de la moitié des décès dans les pays à faible revenu en 2016 ont été dus aux affections dites du « Groupe I», maladies transmissibles, causes maternelles, pathologies survenant pendant la grossesse et l'accouchement et carences nutritionnelles. En revanche, elles ne comptent que pour 7% des décès dans les pays à revenu élevé. Les infections des voies respiratoires inférieures ont fait partie des principales causes de mortalité dans tous les groupes de revenu."

"Les maladies non transmissibles (MNT) sont à l'origine de 71% des décès dans le monde, la proportion allant de 37% dans les pays à faible revenu à 88% dans ceux à revenu élevé. Des 10 causes de mortalité, toutes sauf une sont des

MNT dans les pays à revenu élevé. En nombre absolu de décès cependant, 78% des décès dus à des MNT dans le monde sont survenus dans les pays à revenu faible ou intermédiaire.”

“Les traumatismes ont fait 4,9 millions de morts en 2016, dont plus d'un quart (29%) ont été imputables aux accidents de la route.”

Partie 1 - Prévention des causes de mortalité

A. Prévention des Maladies Cardio-Vasculaires

L'ensemble des Maladies Cardio-Vasculaires (MCV) constitue la première cause de mortalité partout dans le monde.

1/ "Le discours officiel" résume ce qu'en disent les autorités médicales, ainsi qu'un livre résumant les moyens de prévention connus, écrit par une diplômée d'Etat en nutrition.

2/ "La théorie Rath" présente le livre du Docteur Rath, qui a participé aux travaux du double Prix Nobel Pr Linus Pauling, et ensemble avaient établi la théorie Rath/Pauling qui serait la solution aux MCV. Le sérieux des intervenants et de la théorie devraient nous pousser à l'essayer dans une étude scientifique à grande échelle, puisqu'elle permettrait de prévenir les MVC dans toute situation, indépendamment d'un changement de régime alimentaire et de mode de vie.

3/ "Étude de Lyon" présente un des livres du Docteur de Lorgeril, qui fut le principal investigateur de la fameuse "Étude de Lyon" qui a scientifiquement prouvé l'efficacité remarquable de l'adoption d'un régime de type méditerranéen traditionnel, contre les MCV.

4/ "Super Nutrition" concerne le livre du Docteur Greger, qui avec son équipe de médecins bénévoles, passe en revue chaque semaine des centaines de publications scientifiques, et publient des synthèses sur de multiple sujets médicaux ou aliments, et leurs répercussions sur la santé.

5/ "Le Dr Caldwell" est un livre qui met en cause l'huile d'olive du régime méditerranéen traditionnel, et décrit de meilleurs résultats quand on s'abstient de toute huile, comme chez les populations rurales chinoises de la China Study. *AJOUT 2022*

De quoi comprendre clairement qu'un changement de nutrition est essentiel pour être en bonne santé et éviter ces MCV si dévastatrices.

1/ MCV, le discours officiel

Les MCV selon l'OMS

Source : https://www.who.int/health-topics/cardiovascular-diseases/#tab=tab_1

Les maladies cardiovasculaires (MCV) sont la première cause de décès dans le monde, faisant 17,9 millions de morts chaque année, environ 31% de tous les décès dans le monde.

85% de tous les décès par MCV sont dus à des crises cardiaques (Infarctus du Myocarde, IM) et à des accidents vasculaires cérébraux (AVC), et un tiers de ces décès surviennent prématurément chez des personnes de moins de 70 ans.

Les maladies cardiovasculaires sont un groupe de troubles du cœur et des vaisseaux sanguins et comprennent les maladies coronariennes, les maladies cérébrovasculaires, les cardiopathies rhumatismales et d'autres conditions.

Les personnes à risque de MCV peuvent présenter une augmentation de la pression artérielle, du glucose et des lipides ainsi qu'un surpoids et une obésité.

Les MCV selon le Ministère français de la Santé

Source : https://solidarites-sante.gouv.fr/soins-et-maladies/maladies/maladies-cardiovasculaires/article/maladies-cardiovasculaires

Dernière mise à jour 14.05.19, (il y a plus de 7 mois. C'est peut-être un job à temps partiel que de lutter contre la deuxième cause de mortalité ...)

Sur cette page les problèmes cardiovasculaires sont bien énumérés, et les causes énoncées correspondent à ce que la science à découvert. Pas de problème à ce niveau-là, très bon diagnostic. C'est au niveau des actions à prendre en tant qu'individu que je reste sur mon besoin. Je suppose qu'il faut juste que j'aille chez mon médecin pour me faire prescrire des pilules qui vont contrôler mes problèmes de santé... Et pourquoi ne pas inciter et offrir des visites chez des nutritionnistes qualifiés, qui nous expliquerons comment la science a découvert les moyens de prévenir jusqu'à 80% de ces problèmes cardiovasculaires ?

Ah oui, mais cela se fait sans besoin de médicaments, alors à part les maraîchers personne n'aurait à y gagner dans cette prévention par le changement de mode de vie... Et les pilules de nos fleurons industriels pharmaceutiques, qui va les acheter si 4 malades sur 5 sont guéris ??

Extraits : "Les maladies cardiovasculaires ou cardio-neurovasculaires sont la première cause de mortalité dans le monde, la deuxième en France (première pour les femmes) juste après les cancers. Malgré quatre décennies de baisse de mortalité et morbidité grâce à la prévention et aux progrès thérapeutiques, les maladies cardio-neurovasculaires restent à l'origine d'environ 140 000 morts par an ; elles sont aussi, l'une des principales causes de morbidité avec 3.5 millions de personnes (assurés du régime général) traitées en 2012, et plus de 11 millions pour risque vasculaire ou diabète."

"Le mécanisme le plus fréquent des maladies cardio-neurovasculaires est l'athérosclérose, par constitution d'un dépôt gras sur les parois internes des vaisseaux sanguins alimentant ces organes."

"Les principaux facteurs de risque de maladie cardio-neurovasculaire sont liés au mode de vie : tabagisme, alimentation déséquilibrée, manque d'activité physique, usage nocif de l'alcool, facteurs psychosociaux tels que le stress."

"Prévenir le tabagisme, faciliter une alimentation équilibrée et la consommation des fruits et légumes, une activité physique régulière, et éviter l'usage nocif de l'alcool permettent de réduire le risque de maladie cardio-neurovasculaire."

"Réduire ce risque repose sur la réduction des facteurs modifiables : facteurs liés aux habitudes de vie (arrêter de fumer, adopter une alimentation équilibrée et réduire la consommation de sel, avoir une activité physique régulière et limiter la sédentarité, éviter l'usage nocif d'alcool, réduire le stress, réduire le surpoids) et le recours, si nécessaire, aux traitements médicamenteux de l'hypertension artérielle, du diabète, ou de l'hypercholestérolémie."

Donc il s'agit bien de changer son mode de vie, et ensuite seulement, si encore nécessaire, d'avoir recours à des médicaments. Alors pourquoi ce n'est pas ce que font les professionnels de santé, pourquoi passe-t-on directement par la case "pilules" ?

Manque de personnel, manque de temps ? Et les milliards dépensés en pilules, ne seraient-ils pas suffisants pour recruter du personnel d'éducation à la bonne santé et aux modes de vie protecteurs ?

Ajout 2022

Mise à jour du 21.09.2021 :

Les maladies cardiovasculaires ou cardio-neurovasculaires sont la première cause de mortalité dans le monde, la deuxième en France après les cancers.

Que sont les maladies cardio-neurovasculaires ?

Les maladies cardio-neurovasculaires sont un ensemble de troubles affectant le cœur et les vaisseaux sanguins, qui comprend principalement :

- Les cardiopathies coronariennes, touchant les vaisseaux sanguins qui alimentent le muscle cardiaque ;
- les maladies cérébro-vasculaires, touchant les vaisseaux sanguins qui alimentent le cerveau ;

- les artériopathies périphériques, touchant principalement les vaisseaux sanguins qui alimentent les jambes ;
- les cardiopathies rhumatismales, affectant le muscle et les valves cardiaques, séquelle d'un rhumatisme articulaire aigu causé par l'infection bactérienne à streptocoque ;
- les cardiopathies congénitales, notamment malformations de la structure du cœur déjà présentes à la naissance ;
- les thromboses veineuses profondes et les embolies pulmonaires, obstruction des veines, notamment des jambes, par un caillot sanguin, susceptible de se libérer et migrer vers le cœur et les poumons.

Ces maladies exposent à de nombreuses complications aiguës ou chroniques : infarctus du myocarde, accident vasculaire cérébral, insuffisance cardiaque, atteinte des extrémités des membres inférieurs, insuffisance rénale chronique, maladies d'Alzheimer ou apparentées, troubles de la vue.

Le principal mécanisme d'altération des vaisseaux sanguins est celui de l'athérosclérose, sous l'effet de différents facteurs de risque.

Cela concerne déjà un quart des Français :

"En 2018, 4,1 millions d'assurés du régime général [1] étaient traités pour une maladie cardio-neurovasculaire, dont plus de 360 000 pour maladie aigüe.

De plus 7.2 millions d'assurés du régime général étaient sous traitement pour risque cardiovasculaire, anti-hypertenseur ou hypocholestérolémiant.

Et ils étaient 3.3 millions d'assurés traités pour diabète, autre facteur de risque cardio-neurovasculaire.

Au total, plus de 15 millions de personnes sont prises en charge en France pour maladie cardio-neurovasculaire, risque cardio-vasculaire ou diabète [2]."

La situation se dégrade fortement :

"Le taux de mortalité cardiovasculaire avant 65 ans est trois fois plus élevé chez les hommes par rapport aux femmes [5]. Les taux standardisés d'hospitalisation sont en hausse chez les personnes de moins de 65 ans pour l'infarctus du myocarde [6] - en particulier les femmes de 40 à 65 ans - et pour l'accident vasculaire cérébral."

"Chez les femmes de moins de 65 ans, les taux d'hospitalisation pour infarctus du myocarde ont augmenté de 25,2% sur la période 2002-2013 [8].

L'exposition aux facteurs de risque est mise en cause dans cette évolution défavorable : le tabagisme, en augmentation chez les femmes dans les tranches d'âge 45 à 64 ans, l'association tabac et contraception oestroprogestative, une activité physique en baisse et une sédentarité élevée, la consommation d'alcool, l'augmentation de la prévalence de l'obésité et du diabète de type 2."

Le gouvernement semble très actif, mais je pense que les messages ne sont pas assez clairs et brouillés par les intérêts des industriels de la malbouffe :

"Promotion de la santé en population générale : faciliter des habitudes de vie saines dans tous les milieux et tout au long de la vie

Plusieurs déterminants ont fait l'objet de plans ou programmes dédiés :

- Programme national de lutte contre le tabac (PNLT) 2018-2022
- Programme national nutrition santé 2019-2023
- Stratégie nationale sport santé (SNSS) 2019-2024
- Plan national santé environnement (PNSE3) 2015-2019

Plus de 40 mesures du plan Priorité prévention agissent en promotion de la santé sur ces déterminants, telles que :

- Soutenir le parcours éducatif en santé des enfants dans ses volets alimentation (portail dédié et vade-mecum pour les enseignants), activité physique et sportive pendant et en dehors des temps scolaires.
- Promouvoir l'étiquetage nutritionnel des aliments par le déploiement progressif de l'affichage du Nutri-Score, pour faciliter le choix des consommateurs.
- Réduire la consommation de sel de 30% à l'horizon 2025. Le pain étant l'un des aliments les plus contributeurs aux apports en sel, des réflexions ont été engagées avec les professionnels de la boulangerie, afin d'aboutir à la signature d'un accord collectif.
- Promouvoir l'activité physique en milieu professionnel par le développement des entreprises actives PNNS."

Pourquoi les médecins ne sont-ils pas formés en nutrition et en activité physique, puisque ce sont les 2 facteurs les plus importants pour être en bonne santé ?

Pouvoir diagnostiquer précisément les problèmes c'est utile, mais connaître les moyens préventifs me semble encore plus utile, non ?

Concernant les AVC

90% des AVC sont évitables en changeant de mode de vie, selon cette publication du journal scientifique The Lancet. Et 30% à 40% des AVC, soit plus ou moins un tiers, sont attribuables uniquement à la pollution de l'air, surtout des nanoparticules PM 2,5.

Étude internationale publiée dans *The Lancet* en 2016 :

https://www.thelancet.com/journals/laneur/article/PIIS1474-4422(16)30073-4/fulltext

Extraits : "Nos résultats suggèrent que plus de 90% des AVC sont attribuables à des facteurs de risque modifiables, et la maîtrise des facteurs de risque comportementaux et métaboliques pourrait éviter plus des trois quarts de la quantité mondiale d'AVC.

La pollution atmosphérique est apparue comme un contributeur important au fardeau mondial des accidents vasculaires cérébraux, en particulier dans les pays à faible revenu et à revenu intermédiaire, et la réduction de l'exposition à la pollution atmosphérique devrait donc être l'une des principales priorités pour réduire le fardeau des accidents vasculaires cérébraux dans ces pays.

Nous avons établi 17 facteurs de risque :

1- Pollution ambiante des particules,
2- Pollution de l'air domestique par les combustibles solides,
3- Exposition au plomb,
4- Alimentation riche en sodium,
5- Alimentation riche en boissons sucrées,
6- Alimentation pauvre en fruits,
7- Alimentation pauvre en légumes,
8- Alimentation pauvre en céréales complètes,
9- Consommation d'alcool (toute dose),
10- Faible activité physique,
11- Tabagisme,
12- Tabagisme passif,
13- IMC élevé,
14- Glucose plasmatique à jeun élevé,
15- SBP élevé,
16- Cholestérol total élevé
17- Faible taux de filtration glomérulaire (DFG)

La pollution atmosphérique concerne les particules fines de taille PM 2,5 de l'air extérieure et domestique." Fin d'extraits

L'INSERM confirme le rôle important de la pollution sur sa page dediée aux Accidents Vasculaires Cérébraux
https://www.inserm.fr/information-en-sante/dossiers-information/accident-vasculaire-cerebral-avc

"La pollution, en particulier de l'air, augmenterait par ailleurs le risque d'AVC. Plusieurs études indiquent que les pics de pollution atmosphériques sont corrélés à un surcroît d'hospitalisations pour AVC et de mortalité par AVC."

2/ 80% des MCV sont évitables

Selon le livre de Mme Marie-Laure André, nutritionniste diplômée d'Etat, "Prévenir les accidents vasculaires par l'alimentation", de 2016, ISBN 978-2889117680

Je l'ai ajouté au chapitre "Discours Officiel" puisqu'il est écrit par une fonctionnaire française, diététicienne en milieu hospitalier.

Résumé de point clés :

Dans la préface, le médecin Jean-Michel Tartière, chef de pôle cardiovasculaire, rappelle que le "régime méditerranéen" est l'une des pierres angulaires de notre bonne santé, et que c'est un moyen de prévention des maladies cardiovasculaires.

L'introduction nous rappelle que les maladies cardiovasculaires (MCV) étaient la deuxième cause de mortalité en France en 2015, après les cancers, avec plus de 150 000 décès par an ! Il y a 110 000 infarctus du myocarde par an en France.

Les accidents vasculaires cérébraux (AVC) quant à eux sont la troisième cause de mortalité pour l'homme, et la première pour la femme, et la première cause de handicap. Il y en a 130 000 par an !

On y apprend que les facteurs de risque sont clairement identifiés, et que bon nombre de ces accidents pourraient être évités. Dès le début il est écrit que c'est une certaine hygiène de vie qui permet d'agir directement sur les facteurs de risque. Pas besoin de produits miraculeux ou de machines de haute technologie, simplement quelques changements d'habitudes.

La malbouffe est pointée du doigt, qui progresse dans le monde entier, malgré une certaine prise de conscience des populations...

Ce livre nous mets directement dans le vif du sujet, avec le moyen de prévention ;

Extraits de la page 11 :

"Ce type d'alimentation, c'est le régime méditerranéen. Riche en fibres, en composés antioxydants, en graisses végétales, et pauvre en graisses animales et en aliments transformés. Plus qu'un régime, c'est tout un art de se nourrir !" Fin d'extrait

L'hypertension artérielle, donnée comme représentant 35% du risque d'AVC, est abordée en page 33. Il y est bien précisé qu'elle est due à la perte d'élasticité des artères et à leur rigidification. La solution est donnée page 34, extrait :

"L'hypertension artérielle n'est pas une fatalité : certains paramètres tels que l'activité physique et l'alimentation peuvent significativement et durablement faire baisser les chiffres de la tension artérielle." Fin d'extrait

Donc ici encore, l'alimentation et l'activité physique sont les solutions contre ces 40% de risque d'AVC dus à l'hypertension.

Le stress est abordé en page 46, comme étant aussi un facteur de risque, mais là encore aucune mention des processus biologiques destructifs engendrés par le stress.

D'autres sujets intéressants sont traités, comme l'excès de poids et l'alcool.

En troisième partie, page 60, elle aborde le sujet de la diabolisation des graisses, qui ont été des cibles pendant des dizaines d'années. Alors que le corps a besoin de graisses, puisque toutes nos cellules ont des membranes faites de graisses, et notre cerveau aussi en est plein.

Il existe d'ailleurs des acides gras essentiels, dont notre corps a besoin, et qu'il ne peut pas fabriquer lui-même. Il faut donc en manger.

Extraits de la page 61 :

"En réalité, il n'y a pas réellement de "mauvaise graisse" puisque tous les acides gras, qu'ils soient saturés ou insaturés, ont un rôle essentiel dans l'organisme." Fin d'extrait

Des vitamines très importantes sont aussi accrochées à ces graisses que l'on mange, dont on ne peut pas se passer. En revanche, les graisses synthétiques sont un problème, car non naturelles, ces graisses dites "hydrogénées", ne sont pas reconnues par l'organisme et son microbiote et causent des réactions inflammatoires nocives.

La page 64 est importante car elle rappelle que les acides gras essentiels doivent être absorbés dans des proportions naturelles. C'est à dire dans les proportions que présente la viande de poisson, où les Oméga-3 sont plus importants. Les aliments modernes transformés, sont surtout riches en oméga-6, qui en trop grande quantité provoquent de l'inflammation.

La proportion entre ces deux types d'acides gras devrait être de 1 pour 5, soit 5 fois plus d'oméga 6, mais la nourriture moderne double ce ratio, passant à 1 pour 10, ce qui est beaucoup trop.

Ensuite l'Étude de Lyon, de l'INSERM de Bron, de 1994 à 1999 est mentionnée, et on y lit clairement ce fait choquant, qui aurait dû être intégré par tous les Français depuis cette date, que l'adoption d'un régime méditerranéen permet d'éviter jusqu'à 73% des rechutes d'infarctus !!

Mais depuis cette étude, le nombre d'accidents cardiovasculaires n'a cessé d'augmenter, donc l'information n'est pas passée, et plein de gens en meurent ou en souffrent encore aujourd'hui en 2020, alors que la solution est scientifiquement connue et vérifiée depuis 25 ans !

Ce livre mentionne ensuite quelques études qui ont été faites depuis, très peu nombreuses et surtout moins ciblées, et n'appofondissant jamais le sujet, comme l'étude PREDIMED de 2013, qui montrait des résultats moins encourageants.

Les fibres sont abordées p 69. C'est encore un composé qui est absent de la nourriture moderne, industrielle et transformée. Pourtant les fibres sont essentielles au rythme de transit de nos intestins, et sont une part importante de la nourriture des bonnes bactéries de notre microbiome qui fabriquent tant de micronutriments essentiels pour nous. Les fibres sont aussi nécessaires pour ralentir la diffusion des sucres et empêcher les pics dramatiques de glycémie.

Bien sûr les fruits et légumes frais du régime méditerranéen sont riches en antioxydants de toutes sortes, en vitamines, minéraux et enzymes essentielles... à condition de ne pas tous les cuire et d'en absorber une bonne quantité, frais.

Notons qu'elle a oublié de mentionner la pollution de l'air comme facteur important de stress sur notre système circulatoire. Les experts considèrent que les nanoparticules des gaz d'échappement ainsi que des micro-poussières de pneu, sont responsables de 40% des AVC.

Car ces molécules minuscules irritent fortement les parois de nos artères après y avoir facilement pénétré grâce à leur taille passe partout.

Ce livre donne encore pleins d'informations utiles, et même des recettes pour aider les novices à retrouver une façon saine et plus naturelle de manger. La quatrième de couverture contient une phrase frappante qui en dit long :

"Les AVC et les infarctus ne sont pas une fatalité ! On peut limiter leurs risques à 80% en adoptant un mode de vie sain."

Et voilà, 80% d'accidents cardiovasculaires en moins, en France ce sera 90 000 infarctus et 105 000 AVC évités par an. Ces victimes par millions au niveau mondial savent-elles que leurs vies sont chamboulées par manque d'information ? Comment leur faire connaître et prendre au sérieux cette information, pour leur éviter ces souffrances inimaginables ?

3/ La cure des MCV du Dr Rath

Je préfère son programme ambitieux et basé sur des résultats scientifiques, au petit résumé imprécis de la page du ministère de la santé !

D'après le livre du Dr Matthias Rath "Pourquoi les animaux n'ont pas d'attaque cardiaque... les hommes si !", de 2009, ISBN 978-9076332550

Tous les chapitres sont téléchargeables gratuitement, sélectionnez votre langue dans le menu parmi 14 disponibles :

http://www.dr-rath-foundation.org/2018/07/why-animals-dont-get-heart-attacks-but-people-do/

"Voici venu le temps pour l'humanité d'éradiquer infarctus, accidents cérébraux et autres maladies cardiovasculaires. Hier, la découverte des micro-organismes, cause des maladies infectieuses, a permis de maîtriser des épidémies. Aujourd'hui, la découverte des effets d'une carence en vitamines à long terme permettra de maîtriser les maladies cardio-vasculaires, première cause de mortalité et d'infirmité au XXIe siècle. L'humanité est maintenant capable de les éradiquer."

Et dès son deuxième paragraphe, les bases sont posées ; c'est à dire que le problème vient d'une carence en micronutriments, causée par nos aliments modernes qui en sont dépourvus, et la solution présentée, c'est la supplémentation de ces micronutriments, en attendant d'améliorer notre alimentation.

"Les animaux n'ont pas d'infarctus parce qu'ils fabriquent de la vitamine C qui protège leurs parois vasculaires. Chez les humains, incapables d'en produire, une carence les affaiblit. Les maladies cardio-vasculaires sont une forme précoce de scorbut. Des études cliniques ont prouvé qu'une consommation quotidienne et optimale de vitamines et de nutriments essentiels stoppe de façon naturelle la progression des maladies cardiovasculaires et les fait régresser."

Au siècle dernier la science a permis de découvrir les solutions aux maladies infectieuses, qui étaient de loin les plus grandes causes de mortalité dans le monde. Et peu après ces mêmes scientifiques ont aussi découvert les causes des maladies non infectieuses, du moins pour la majorité d'entre elles, mais là, au lieu d'une éradication progressive à laquelle on aurait pu s'attendre, c'est une progression épidémique qui a lieu. Les maladies cardiovasculaires, les cancers, l'obésité, le diabète, les caries dentaires explosent partout dans le monde, alors qu'on sait qu'elles sont directement la cause d'une mauvaise alimentation.

Pourquoi, si on ne peut vraiment pas maintenir les humains dans un régime alimentaire sain, ne leur prescrit-on pas les suppléments alimentaires qui permettraient d'éradiquer la majeure partie de ces maux. Est-ce parce que des médicaments qui rapportent beaucoup d'argent, permettent de maintenir les humains actifs et productifs pendant des décennies, alors que les maladies infectieuses les clouaient au lit et empêchaient donc le modèle industriel de se développer ?

Extraits : "Prévention naturelle des troubles de la circulation sanguine, des infarctus, des accidents vasculaires cérébraux, des altérations des vaisseaux sanguins en cas de diabète, de l'hypertension, de l'insuffisance cardiaque, des troubles du rythme cardiaque et de bien d'autres problèmes de l'appareil circulatoire. Ce livre documente la percée scientifique permettant de mettre fin aux maladies cardiovasculaires.

Ce n'est pas un taux trop élevé de cholestérol, mais des parois artérielles fragilisées qui sont la principale cause des maladies cardiovasculaires. Cette découverte a permis, pour la première fois, de comprendre pourquoi des millions de personnes font des infarctus du myocarde, mais pas d'infarctus du nez ou des oreilles.

Dans ce livre, le Dr Rath, dernier étroit collaborateur scientifique de Linus Pauling, résume ses découvertes médicales révolutionnaires dans un langage scientifique accessible à tous.

Le livre du Dr Rath a déjà été traduit dans toutes les langues les plus parlées et lu par des millions de personnes. Nombreux sont ceux qui ont immédiatement tiré profit de ces découvertes révolutionnaires pour améliorer leur état de santé.

Avec la publication en ligne de cet ouvrage capital, le Dr Rath fait maintenant un pas supplémentaire pour sauver des millions de vies humaines. Si vous avez déjà lu ce livre, vous considérerez l'objectif du Dr Rath "La santé pour tous d'ici 2020" comme étant réaliste et réalisable." Fin d'extrait

L'introduction stipule que ce livre fournit des conseils, à nous et à nos familles. Il nous montre comment considérablement prolonger notre vie. Il nous permet de retrouver la santé, et nous montre comment agir.

Le programme est en 10 étapes :

- Prendre conscience de l'importance du système cardiovasculaire
- Stabiliser les parois de nos vaisseaux sanguins
- Éliminer les dépôts de nos artères sans chirurgie
- Décontracter les parois de ces dits vaisseaux sanguins
- Optimiser nos performances cardiaques
- Protéger notre système cardiovasculaire contre le vieillissement

- Faire de l'exercice régulièrement
- Manger équilibré
- Trouver du temps pour la détente
- Agir dès maintenant sans attendre

Ensuite il nous présente la trentaine de micronutriments qui sont importants pour le bon fonctionnement de nos cellules. Vitamines, minéraux, acides aminés et oligo-éléments.

Bien sûr nombre de ces éléments sont présents dans un régime méditerranéen amélioré, mais certains comme la vitamine C, nécessitent vraiment une supplémentation pour arriver aux chiffres avancés, à part peut-être en été, si on mange beaucoup de fruits et légumes frais.

Les quantités de minéraux recommandées sont minimes et se trouvent facilement dans des jus de légumes verts frais, par exemple.

Le chapitre 2 fait le point sur les maladies cardiovasculaires, avec de nombreuses explications, schémas, photos et résultats d'imagerie médicale. A mon avis ce sont des preuves pour tout professionnel médical ouvert d'esprit, qui se donnerait la peine de les étudier. Il aborde l'athérosclérose, l'infarctus et l'attaque cérébrale.

Tout de suite on comprend que c'est un manque de briques de construction de nos cellules qui cause ces problèmes de santé, et que les solutions existent :

"Une sélection de nutriments cellulaires essentiels permet de stopper les maladies cardiovasculaires et d'en inverser le cours."

Il y a aussi des témoignages écrits par des patients guéris, ayant eu des résultats "phénoménaux" (je cite).

Ensuite viennent les présentations de résultats d'études cliniques qui ont eu lieu depuis des décennies, des explications qui nous permettent de comprendre à quel point les résultats positifs sont connus depuis le siècle dernier, mais ignorés par la grande majorité.

Page 55, une liste plus courte des éléments essentiels et leur utilité ; Les vitamine C, E, D, la proline, la lysine, l'acide folique, la biotine, le cuivre, le sulfate de chondroïtine, le N-Acetylglucosamine et le pycnogénol.

Puis il nous explique "Comment la vitamine C prévient-elle de l'athérosclérose ?", et le problème du scorbut dans son ensemble, de ses actions précoces à sa phase finale.

Plus loin il présente la preuve irréfutable que l'athérosclérose est provoquée par la carence en vitamine C. A cette fin ils utilisent des cochons d'Inde, un des rares mammifères qui ne produisent pas de vitamine C dans leur foie.

"Deux groupes de cochons d'Inde ont reçu exactement les mêmes quantités de cholestérol, de graisses, de protéines, de sucre, de sel et d'autres ingrédients, à une exception près : la vitamine C. Le groupe B a reçu 60 mg de vitamine C par jour, proportionnellement au poids humain.

Cette quantité représente l'apport officiel recommandé par personne dans la plupart des pays du monde. Le groupe A, en revanche, a reçu 5 000 mg de vitamine C par jour.

L'illustration permet d'observer de très nettes différences entre les artères des animaux des deux groupes. Les animaux du groupe B (carence en vitamine C) développent des dépôts d'athérome (zones blanches), notamment dans les zones proches du cœur (partie droite de l'image). L'aorte des animaux du groupe A est restée saine et ne présente aucune formation de dépôt."

Donc les cochons d'Inde qui n'ont pas reçu de vitamine C dans leur alimentation, ont développé de l'athérosclérose, les autres non ! Les images sont saisissantes. En passant, pour tous les amis des cochons d'Inde, pensez à leur vitamine C si vous voulez qu'ils vivent plus longtemps.

En résumé, les effets positifs des nutriments cellulaires essentiels sur l'athérosclérose sont :

- Stabilité de la paroi artérielle par une production optimale de collagène.
- Diminution de l'accumulation de cellules musculaires dans la paroi artérielle.
- Protection " Téflon " et régression des dépôts gras sur les parois artérielles.

Le troisième chapitre fait le point sur le cholestérol et les autres facteurs de risque secondaires, et comment une sélection de nutriments cellulaires essentiels peut aider les personnes souffrant de troubles du métabolisme des graisses. Bien sûr notre alimentation va aussi déterminer la dose de cholestérol qui va circuler dans notre sang, mais aussi combien notre corps va en fabriquer. N'oublions pas que le cholestérol est une brique essentielle à la survie de notre corps, c'est pourquoi il en fabrique lui-même tout le temps. Y figurent aussi des témoignages de patients.

En fait, au-delà du bon ou mauvais cholestérol, LDL ou HDL, c'est la Lipoprotéine(a), découverte en 1963, qui joue le rôle de colle à graisse dans les artères, bien plus gênante que le cholestérol. La lipoprotéine (a) est un facteur de risque secondaire dix fois plus dangereux que le cholestérol.

De nombreuses pages expliquent en détails le rôle des différentes molécules de graisses liées au bouchage des artères. Et le rôle de bouc émissaire qu'on a donné au cholestérol depuis le siècle dernier, et les dates clés de cette propagande sont énumérées.

A la fin de ce chapitre on trouve la liste des nutriments spécifiques au traitement des troubles du métabolisme des graisses, et leurs rôles spécifiques. Vitamines C, E, D, B1, B2, B3, B5, B6, biotine et acide folique, et carnitine.

La quatrième partie concerne l'hypertension, qui est donnée par les statistiques officielles comme représentant 40% des risques d'AVC. On y trouve les données fondamentales relatives aux nutriments cellulaires essentiels dans le traitement de l'hypertension.

"Les nutriments cellulaires essentiels contribuent à faire baisser de manière naturelle l'hypertension. Ils protègent en effet les parois artérielles et empêchent ainsi que des plaques d'athérome ne se forment ou ne se développent ; d'autre part, ils diminuent la tension sur les parois artérielles."

La Coq-10 y est mentionnée

"Des recherches scientifiques et des études cliniques ont démontré que le magnésium et la coenzyme Q-10 avaient un effet hypotenseur. Il est conseillé aux personnes atteintes d'hypertension artérielle de commencer à prendre, dès que possible, les nutriments cellulaires essentiels et d'en informer leur médecin.

Ce programme complète la médication habituelle. N'arrêtez pas ou ne modifiez pas votre traitement médicamenteux sans consulter votre médecin."

Des résultats d'études cliniques sont présentés, ainsi que quelques lettres de témoignage envoyées par des patients aidés. Les nutriments cellulaires essentiels spécifiques dans le traitement de l'hypertension. Voir détails dans le livre : Vitamine C, E, arginine, magnésium, calcium et bioflavonoïdes.

Les chapitres 5, 6 et 8 traitent des problèmes cardiaques, de l'insuffisance cardiaque et des troubles du rythme cardiaque (Arythmie), de l'angine de poitrine, et des effets de la médecine cellulaire sur ces problèmes. Avec résultats d'études cliniques et différents produits testés, plus des témoignages comme dans les autres chapitres.

Le chapitre 7 concerne le diabète et les maladies cardiovasculaires qui y sont liées, qui bien sûr est un facteur d'inflammation des parois du système circulatoire, car l'insuline est une molécule très agressive. "Des millions d'Européens souffrent d'un dérèglement du métabolisme des sucres. L'infarctus, l'attaque cérébrale, et autres troubles circulatoires font partie des conséquences les plus redoutées du diabète."

Chapitre 9 : Risques cardiovasculaires dus à l'environnement, au mode de vie et à des facteurs héréditaires. Les nutriments cellulaires essentiels contribuent à diminuer les risques cardiovasculaires dus à l'environnement, au mode de vie et aux facteurs héréditaires tels que :

- Une alimentation déséquilibrée
- Le tabagisme

• Le stress
• Les contraceptifs
• Les diurétiques et autres médicaments
• Les dialyses
• Les interventions chirurgicales
• Les facteurs héréditaires de risques cardiovasculaires

Le dixième chapitre explique en profondeur les tenants de la Médecine Cellulaire mise au point par le docteur Rath et son équipe de médecins et scientifiques.

C'est le récapitulatif des tous les micronutriments, et leur(s) rôle(s) dans le bon fonctionnement des cellules, et donc de l'organisme.

Ainsi qu'une comparaison des objectifs thérapeutiques et de l'efficacité entre médecine traditionnelle et Médecine Cellulaire.

Le chapitre suivant est édifiant, et nous explique pourquoi nous n'avons pas accès à cette médecine intelligente, principalement parce que les industries pharmaceutiques ne sont pas intéressées par les minuscules bénéfices de la vente de suppléments alimentaires et de guide d'une bonne alimentation... c'est sûr que des traitements de cancer qui rapportent des dizaines de milliers d'euros par an et par patient sont énormément plus lucratifs !

Donc, encore la même conclusion chez le docteur Rath, on nous ment et on nous laisse mourir dans la souffrance pour des raisons d'intérêts financiers !

Le dernier chapitre nous rappelle les étapes de l'histoire qui ont amené au concept de la Médecine Cellulaire :

• La conférence historique du Dr Rath du 4 mai 2002 à l'Université de Stanford
• Etudes cliniques : inverser naturellement le cours des maladies cardiovasculaires est possible

Le brevet Rath/Pauling contre les maladies cardiovasculaires

Le Dr Matthias Rath avec le soutien du Pr Linus Pauling, a reçu un brevet en 1994 pour une méthode qui consiste à éliminer les plaques de lipoprotéines qui obstruent le système cardiovasculaire, sans chirurgie. C'est à la portée de tous, et cela arrête immédiatement le processus d'obstruction des veines et des artères. Le professeur Pauling a expliqué que cet affaiblissement des parois artérielles est la forme chronique (à long terme) du scorbut.

La dose recommandée par l'OMS de 60 mg de vitamine C par jour peut prévenir la forme aiguë (urgente) du scorbut, mais pas la forme chronique, qui provoque la désintégration progressive du corps, les veines étant affaiblies et obstruées au cours des années. La prise de mégadoses de vitamine C arrête immédiatement ce processus d'encrassement des artères et l'inverse, et peu à peu les vaisseaux et les artères se dégagent des lipoprotéines qui les colmatent. L'ajout de lysine aux mégadoses de vitamine C accélère grandement le processus de décolmatage, la lysine s'attachant aux lipoprotéines pour les évacuer dans les selles. Vous verrez la différence dès les premières semaines de ce régime !

Vous pouvez voir et imprimer ce brevet ici (en Anglais) : US5278189A, United States. Prevention and treatment of occlusive cardiovascular disease with ascorbate and substances that inhibit the binding of lipoprotein (A) https://patents.google.com/patent/US5278189A/en

Titre traduit : Prévention et traitement des maladies cardiovasculaires occlusives avec de l'ascorbate et des substances qui inhibent la liaison des lipoprotéines(a).

Résumé : L'invention concerne un procédé de prévention et de traitement de maladies cardiovasculaires, telles que l'athérosclérose, en administrant des doses thérapeutiquement efficaces d'un médicament comprenant de l'ascorbate, des inhibiteurs de liaison de la lipoprotéine (a) et des antioxydants. Ce qui est revendiqué est :

Composition pharmaceutique consistant essentiellement en ascorbate, acide traexamique, lysine et acide nicotinique, les dits ingrédients en une quantité efficace pour traiter les maladies cardiovasculaires occlusives associées à Lp (a).

Procédé de traitement d'une maladie cardiovasculaire occlusive comprenant l'étape consistant à administrer à un sujet une composition thérapeutique comprenant de l'ascorbate et de l'acide tranexamique en une quantité suffisante pour diminuer la liaison de la liproprotéine (a) aux parois des vaisseaux sanguins.

4/ MCV selon le Dr de Lorgeril

D'après le livre du Dr de Lorgeril "Prévenir l'infarctus et l'accident vasculaire cérébral", de 2011, ISBN 978-2916878881

Livre co-écrit entre le médecin et chercheur au CNRS de Lyon, Michel de Lorgeril, et Patricia Salen, nutritionniste diététicienne assistante de recherche à Grenoble, France. Le Dr de Lorgeril était le principal investigateur dans l'étude de Lyon des années 1990, et Mme Salen en était responsable des aspects nutritionnels.

Pour rappel, l'étude de Lyon, durant les années 1980-90, avait pour la première fois démontré de façon rigoureuse l'effet protecteur de l'adoption d'un régime méditerranéen traditionnel, avec jusqu'à 70% de rechute d'infarctus en moins et donc aussi une longévité accrue.

Ce livre est donc une référence scientifique sur le sujet de la prévention des maladies cardiovasculaires et des cancers par l'alimentation. Des approfondissements de ces découvertes auraient dû être diligentés par les autorités médicales responsables de la santé de leurs citoyens, mais ce ne fut pas le cas, et d'ailleurs des raisons classiques en sont données dans ce livre, comme le lobbying puissant des industries pharmaco médicales qui ne souhaitent pas perdre des parts de marché même en contrepartie du bien-être des populations.

La première partie concerne la prévention de l'infarctus, première cause de mortalité en France et dans le monde. Les accidents cardiovasculaires (AVC) étant la troisième cause après les cancers. L'introduction nous dit que bien que compliquées à expliquer ou à comprendre, les maladies cardiovasculaires sont faciles à empêcher, et ce livre nous explique comment faire. Même en France, où les secours arrivent vite et sont très bien organisés, formés et équipés, encore 50% des victimes d'infarctus meurent dans l'heure qui suit. Dans certaines populations fragiles, le taux de mortalité à quelques jours peut même monter à 80%.

Malheureusement les médecins n'ont pas de formation en nutrition, ni le temps d'en expliquer les longs tenants à leurs patients, et le raccourci est généralement d'utiliser des médicaments, sans aucune explication sur les possibilités de prévention bien connues qui sont très efficaces.

La pollution atmosphérique a aussi une grande part dans la survenue des maladies cardiovasculaires, par l'inflammation générée par les micros et nano particules, comme celles provenant des pots d'échappement, du chauffage au bois ou des centrales urbaines, et des industries. (Mais aussi des poussières des pneus qui frottent sur la route)

Les habitudes alimentaires sont bien sûr le terrain de base pour la prévention. Notamment les carences accumulées au fil des années à cause d'aliments trop pauvres en micronutriments ou transformés et rendus ingérables.

L'exercice physique est aussi essentiel, car la sédentarité n'est pas naturelle pour l'humain qui a toujours eu des journées actives.

En chapitre 3 sont présentées les preuves ultimes que c'est notre mode de vie qu'il faut améliorer pour prévenir ces maladies, et non pas espérer que quelques aliments ou suppléments spéciaux nous changerons la vie de façon miraculeuse.

Ce livre présente des conclusions basées sur les découvertes de l'étude de Lyon, et des autres qui ont été menées ensuite par d'autres groupes de médecins et scientifiques. Il ne s'agit pas de spéculations ou d'expériences dans des tubes, mais de faits qui ont été vérifiés sur des personnes vivantes.

C'est une histoire compliquée qui a mené à la mise en place de l'étude de Lyon, mais qui est complètement dévoilée dans ce livre. Pour résumer, le pôle cardiologique de Lyon était le seul qui ne changeait pas les habitudes de vie des patients après une greffe de cœur. Et cela menait à des taux de mortalité élevés, puisque les patients restaient sédentaires, buvaient trop, fumaient et vivaient comme avant la survenue de leurs problèmes cardiaques. Et c'est grâce à cette situation qu'ils ont pu constater qu'un changement alimentaire et de style de vie changeait la donne, et permettait aux patients de vivre beaucoup plus longtemps. C'est un concours de circonstances et de personnages exceptionnels, comme souvent en science et ailleurs, qui a permis d'aboutir à ces découvertes et preuves scientifiques incroyables

Les corrections du mode de vie furent simples :

- Arrêt du tabac
- Pour l'alcool, uniquement du vin durant les repas
- Diète méditerranéenne
- Exercice physique organisé

Le cholestérol n'était pas un facteur qui changeait les résultats. Car les lésions d'athérosclérose étaient d'une très grande variété, et que ce serait un non-sens que d'attribuer cela au cholestérol. Encore une chose apprise et prouvée pour de bon grâce à cette étude !

Le chapitre 4 concerne les formidables découvertes de l'étude de Lyon. Les intervenants de cette étude étaient le Dr Michel de Lorgeril, Patricia Salen, le Directeur de l'INSERM Serge Renaud, le Chef de service de l'Hôpital Cardiologique de Lyon Pr Jacques Delaye, le Pr André-Fouet, le Pr Beaune, le Pr Delahaye, Pr Froment, Pr Normand, Pr Touboul, ainsi que les Professeurs Epstein, Ducimetière, Nordoy, Rutishauser, Righetti, et les Docteurs Paillard et Guidollet.

L'étude de Lyon (ou Lyon Diet Heart Study en anglais) avait été conçue dans les années 1980, et le but était de trouver comment réduire la production de plaquettes coagulantes dans le corps pour lutter contre la formation des caillots dans les artères. Ils pensaient que diminuer l'activité des plaquettes serait une solution.

Des épidémiologistes avaient auparavant présenté les Méditerranéens (surtout les Grecs) et les Japonais comme ayant moins de maladies cardiovasculaires. Le modèle nutritionnel méditerranéen fut donc adopté car plus facile à accepter et à mettre en place en France. Changer les habitudes alimentaires de personnes est très difficile, et ils se sont inspirés des travaux de Paul Watzlavick et Milton Erickson pour le faire. Il fut découvert que ce régime n'avait pas d'effet sur l'activité plaquettaire, mais de gros effets sur la santé en général.

Les patients devaient baisser leur prise de produits animaux et de leurs graisses, dans le but de réduire le taux de cholestérol. C'est à dire moins de viandes grasses et charcuteries, presque pas d'œufs, produits de la mer gras déconseillés, même le poison gras, et même les amandes, les noix et arachides, ainsi que les avocats étaient déconseillés. Il n'a pas été possible de conseiller de boire plus de vin rouge, pour des raisons éthiques, bien qu'ils soient persuadés aujourd'hui que cela aurait encore amélioré les résultats.

L'objectif fut de rester juste en dessous, à 35% de graisses dans le total calorique quotidien, pour ne pas trop restreindre les participants. Pour ceux qui n'aimaient pas l'huile d'olive, ils pouvaient prendre de l'huile de colza.

Pour résumer, il s'agissait de manger :

- Moins de produits animaux, viandes, charcuteries et produits laitiers
- Plus de produits végétaux, fruits, légumes, légumineuses, et céréales

Tous les détails sur cette "diète méditerranéenne modernisée" sont page 255

Principaux résultats de l'étude de Lyon

Avec les pré-résultats positifs, ils ont reçu des pressions de tout publier immédiatement, mais cela aurait terminé l'essai, et le groupe a bataillé pour pouvoir poursuivre même après suppression des soutiens financiers, afin de mener l'étude à terme et avoir des résultats plus probants et consolidés sur le moyen terme de plusieurs années supplémentaires. L'analyse finale fut publiée en 1999.

Cette étude démontra qu'en passant à une diète méditerranéenne traditionnelle, des patients réduisaient par 50 à 70% leurs risques de refaire un accident cardiovasculaire, que ce soit l'infarctus, l'AVC, ou l'insuffisance cardiaque, et il y avait moins de mortalité aussi. Aucun traitement, encore aujourd'hui, n'a montré une efficacité préventive telle. C'est une découverte majeure !

Cette étude a heureusement été citée des milliers de fois depuis, et a inspiré beaucoup d'études supplémentaires de par le monde. La notion moderne de nutrition comme prévention des MCV et des cancers est partie de là. Une douzaine d'études ont été initiées depuis sur diverses populations, avec des résultats similaires, de moins de maladies et d'une espérance de vie allongée. Malgré tout, les résultats auraient été encore meilleurs si tous les participants avaient suivi plus précisément les conseils nutritionnels donnés, et si certains n'avaient pas été en phase terminale de vie avant le début de l'essai. Certains avaient un cœur très endommagé par de précédents infarctus.

De nombreux patients avaient des déficits nutritionnels, carences en acides gras ou acides aminés essentiels, en vitamines du groupe B ou en vitamine C, ou en minéraux et oligo-éléments comme le sélénium. Et plus les déficits étaient grands, plus les problèmes cardiaques étaient graves. Pour résumer, pour avoir de bons muscles cardiaques il faut avoir suffisamment de sélénium et de vitamine C. Cela a été prouvé comme étant très important pour le fonctionnement cardiaque.

Mais aujourd'hui aucun docteur ou cardiologue ne recherche les déficiences éventuelles de leurs patients en vitamine C ou en sélénium. En 2011 une grande étude épidémiologique sur 20 000 personnes a mis en évidence le manque de vitamine C et les risques d'insuffisance cardiaque, confirmant leur découverte de plus de 10 ans plus tôt. Mais notre système vasculaire est aussi important, et surtout la bonne santé de sa paroi interne, l'endothélium, et de systèmes biologiques qui dépendent de notre nutrition. Voir le chapitre sur l'hypertension.

Plus loin, dans le chapitre sur l'infarctus il explique comment rendre son cœur résistant. Au moins 3 moyens connus pour cela :

- L'exercice physique modéré
- La moindre consommation d'alcool
- La consommation de certains polyphénols végétaux
- Les oméga-3 renforcent aussi la santé du muscle cardiaque.

Suivent des explications sur la formation des caillots qui conduisent à l'infarctus. Cette formation de caillot est directement liée au mode de vie. Par exemple la viande contient un acide gras, dit arachidonique, fabriqué à partir de l'oméga-6 linoléique, qui augmente l'activité des plaquettes qui forment les caillots. Le ratio oméga-3/oméga-6 est crucial pour maintenir l'équilibre entre fluidification et coagulation du sang, et ce n'est pas compliqué de le maintenir au bon équilibre, puisque c'est justement celui qu'on trouve dans le régime méditerranéen traditionnel.

Il rappelle que le cholestérol ne joue aucun rôle dans l'activité des plaquettes coagulantes.

Celles-ci servent à bloquer les coupures ou fissures de la paroi artérielle, et ne rentrent donc en fonction qu'après une agression de cette paroi, par une substance toxique, comme les éléments de la fumée de cigarette par exemple. Après la coagulation se forme une structure plus solide, la fibrine, des filaments qui enserrent les plaquettes et les collent contre la paroi, et le caillot commence sa formation ainsi.

Les fumeurs et les diabétiques ont des taux de fibrinogène, la molécule à l'origine des filaments de fibrine, plus élevés que les autres. Ceux qui pratiquent l'exercice physique ou qui consomment du vin de façon modérée pendant les repas, ont au contraire moins de fibrinogène.

La nicotine stimule la sécrétion d'adrénaline qui elle-même stimule l'activité des plaquettes, et le monoxyde de carbone présent dans la fumée est un vrai agresseur de la paroi des artères. Un vrai cocktail anti-santé !

Le chapitre 4 sur le cholestérol est important, car 7 millions de Français consomment des médicaments anti-cholestérol, alors que la théorie en est fausse. Les traitements anti-cholestérol sont aussi inutiles que nuisibles nous dit-il, et il nous conseille de lire son livre "Cholestérol, mensonges et propagande", ainsi que les livres sur le sujet, aux éditions Thierry Souccar.

Il nous explique ensuite en détails 2 théories sur l'athérosclérose. Il mentionne la lipoprotéine (a) dans un encart, mais ne fait pas référence aux travaux du Dr Matthias Rath et Linus Pauling et leurs découvertes et publications sur le sujet. A la question, "pourquoi la Lp(a) favorise les thromboses ?", il répond qu'elle interfère avec la fibrinolyse en diminuant son activité, et favorise ainsi la formation des caillots solides et obstructifs. Il mentionne un parallélisme entre Lp(a) et cholestérol, les deux étant pareillement élevés chez les patients. Il rappelle que les experts ignorent généralement cette Lp(a) qui est pourtant coupable, et non pas le cholestérol qui ne joue aucun rôle dans la coagulation, ni dans la biologie des plaquettes ou dans la fibrinolyse.

Le chapitre 5 concerne les AVC, qui n'arrivent pas qu'aux personnes âgées, puisqu'un tiers des victimes ont moins de 65 ans. Les AVC hémorragiques représentant au moins 40% de tous les AVC. Beaucoup de médicaments favorisent les AVC hémorragiques, comme les statines et les fluidifiants.

Il semble que l'athérosclérose observée dans les artères cérébrales est différente de celle des artères coronaires, car celles du cerveau sont de constitution différente, n'ayant pas de capacité musculaire pour la contraction spasmodique.

La troisième partie du livre concerne les facteurs de risque conventionnels de l'infarctus et de l'AVC. Un encart sur le tabac est particulièrement intéressant, car il mentionne la toxicité du monoxyde de carbone comme étant particulièrement agressif pour la paroi des artères.

A mon avis cela parallèle les explications du Dr Laurent Schwartz qui a découvert durant ses recherches sur la nocivité des cigarettes pour les fabricants de tabac, que le plus dangereux était le CO2 aspiré en fumant, issu de la combustion. En effet ces deux gaz sont acidifiants, comme on le sait bien dans les milieux écologiques, puisqu'on entend tout le temps dire que les océans s'acidifient en absorbant le CO2 de l'atmosphère.

Notre corps étant majoritairement de l'eau, et nos cellules baignant dans une matrice d'eau et de collagène, on imagine le mal que peuvent nous faire ces gaz, en acidifiant notre eau. Normalement le CO2 est un déchet de combustion que notre corps rejette par l'expiration pulmonaire, alors quelle absurdité d'en avaler en fumant ou en buvant des sodas. Ce CO2 est peut-être, d'ailleurs, l'élément le plus nocif des boissons gazeuses, avant les sucres ajoutés...

Les chapitres suivants abordent les diabètes, l'hypertension, le cholestérol, l'obésité, la sédentarité, la pollution et les problèmes chroniques, les traitements conventionnels pour prévenir l'infarctus. On y apprend plein de détails sur les médicaments toxiques et appareils utilisés.

La suite explique comment modifier son mode de vie, concernant l'exercice physique et sexuel, la gestion du stress, et passe en revue quelques médecines alternatives, et à partir de la page 241, il explique en détails la nutrition à adopter pour prévenir les MCV, et donc les cancers et nombre d'autres maladies.

C'est donc un livre très complet, sérieux et très utile que je conseille de lire, ou au moins d'utiliser pour changer de mode de vie, et donc être beaucoup moins malade dans l'avenir.

5/ MCV selon le Dr Greger

D'après le livre du Dr Michael Greger et son équipe de médecins bénévoles, "Mieux manger peut vous sauver la vie", de 2018, ISBN 978-2266285155 - (ancien titre : "Comment ne pas mourir")

C'est page 51 qu'il aborde le sujet : Comment ne pas mourir d'une maladie cardiaque

Il explique que les dépôts graisseux qui forment la plaque d'athérome sur la paroi interne de nos artères sont la première cause de mortalité humaine. Ce processus s'accumule au fil des décennies, envahissant lentement le volume intérieur des artères, bloquant le passage du sang, ce qui peut provoquer des douleurs dans la poitrine lorsque le cœur n'est pas assez alimenté en oxygène, connue sous le nom d'angine de poitrine.

Et si un morceau de plaque vient à casser, un caillot de sang peut se former dans l'artère, et la boucher, causant ce qu'on appelle une crise cardiaque, un infarctus du myocarde, ce qui peut détruire le muscle cardiaque. Cela peut vous tuer dans l'heure qui suit.

La tendance générale est de considérer cela comme une usure normale du cœur, après des milliards de battements durant des décennies. Mais de grandes quantités de preuves montrent qu'il y a des endroits dans le monde où les humains ne souffrent pas de ces problèmes. Comme dans l'enquête dite "de Campbell" ou "The China Study", qui concerne l'étude des habitudes alimentaires de centaines de milliers de Chinois en milieu rural. Par exemple dans la région de Guizhou qui comprend un demi-million de personnes, sur 3 ans, pas une seule mort chez les moins de 65 ans n'a été attribuée à un problème coronarien.

Un autre exemple concerne les années 1930 et 1940, et des médecins occidentaux missionnaires qui travaillaient dans des hôpitaux en Afrique subsaharienne, qui avaient remarqué que les locaux ne souffraient pas des maladies mortelles typiques qui dévastaient déjà les pays plus développés. En

Ouganda, un pays de plusieurs millions d'habitants, les maladies cardiovasculaires étaient considérées comme quasi inexistantes. [3]

Ils ont procédé à des autopsies sur des locaux et des Américains du Missouri, d'âges identiques, et sur 632 personnes de chaque côté, ils ont trouvé 132 morts par crise cardiaque aux USA, contre 1 en Ouganda ! Les Ougandais avaient 100 fois moins de crises cardiaques que les Américains, dans les années 1930.

Choqués par ces résultats, ils ont mené des centaines d'autopsies supplémentaires en Ouganda, et n'ont trouvé qu'un seul cœur légèrement endommagé, mais qui avait cicatrisé, sur un total de 1400 personnes. Ce n'est pas génétique, car les études montrent qu'après avoir émigré vers les pays développés, ces populations développent très vite les mêmes maladies, lorsqu'ils adoptent le régime alimentaire moderne.

Bien que les régimes alimentaires de ces deux pays au taux très faibles de maladies cardiaques, la Chine et l'Ouganda, soient très différents, ils ont en commun d'être basés sur des végétaux, comme les céréales complètes et les légumes. La richesse en fibres et le peu de produits animaux semblent faire la différence.

La maladie coronarienne commence dès l'enfance

En 1953, les autopsies de 300 américains morts durant la guerre de Corée, ont montré que 77% des soldats âgés de 22 ans en moyenne, avaient déjà des marques d'athérosclérose. Certains de ces jeunes avaient même des artères bouchées à 90% ou plus. [20]

Plus tard il a été découvert que les premiers signes étaient présents chez presque tous les enfants de plus de 10 ans autopsiés. Les plaques complètes peuvent apparaître dès l'âge de 20 ans, et à 40 ou 50 ans elles commencent à nous tuer.

Plus encore, les médecins ont trouvé que les problèmes commencent dans le ventre de la mère, si celle-ci a des taux de cholestérol élevés, le fœtus en souffre. [23] De nos jours beaucoup de femmes arrêtent de fumer et de boire lors de leur grossesse, mais elles devraient aussi mieux manger.

Les autopsies montrent que la quantité de plaques est directement liée au taux de mauvais cholestérol, le LDL, présent dans le sang. Le cholestérol alimentaire vient des produits animaux. Le taux de cholestérol optimal se situe entre 50 et 70 mg/dl, ce qui est le taux présent à la naissance et chez les populations largement épargnées par les maladies cardiovasculaires, et ce serait le taux auquel l'athérosclérose cesse de progresser.

L'étude de Framingham a rapporté qu'aucune mort due à la maladie coronarienne ne se produisait chez les personnes ayant un niveau de LDL de 70 mg/dl, soit un total de cholestérol de 150 mg/dl.[30]

Le Dr Roberts a constaté qu'il n'existe que 2 moyens de parvenir à 70 mg/dl, soit prescrire un traitement à vie à tous les américains, soit adopter une régime alimentaire basé sur des aliments végétaux complets. [31]

Les gens ne réalisent pas que la solution médicamenteuse, par exemple la prise de statines, n'est pas aussi efficace que voulu, et surtout cela ne traite que le symptôme. Par contre c'est très lucratif, rien que le statine de la marque Lipitor rapporte 140 milliards. [32] Certains ont même proposé d'en ajouter dans l'eau de boisson publique, avec le fluor.

Les statines ont souvent d'autres effets secondaires, comme la perte musculaire, l'atteinte du cerveau et la perte de mémoire, un accroissement du risque de diabète, et le doublement du risque de cancer du sein. Pourquoi prendre tous ces risques, quand une alimentation végétale a montré qu'elle pouvait autant faire baisser le cholestérol, sans les risques. [39]

C'est même l'inverse au niveau des effets secondaires, qui sont positifs avec l'alimentation végétarienne, avec un moindre risque de cancer, de diabète et une protection du foie et du cerveau, comme c'est montré dans ce livre.

Un autre chapitre s'appelle : Les maladies cardiaques sont réversibles

Il n'est jamais trop tard pour commencer à bien manger, comme l'ont démontré Nathan Pritikin, Dean Ornish et Caldwell Esselstyn Jr, en prenant des malades cardiaques avancés, et en les mettant à la même alimentation que les populations asiatiques et africaines qui n'en souffrent pas. Non seulement les maladies cardiaques se sont arrêtées de progresser, mais elles se sont inversées.

Les plaques d'athérome se sont dissoutes progressivement, et les artères se sont donc débouchées, sans chirurgie, et même dans le cas où les 3 artères étaient atteintes. Le corps n'attendait qu'une alimentation saine pour se réparer et se remettre à bien fonctionner. [40]

C'est le secret bien gardé de la médecine, le corps peut s'auto-guérir, comme quand on se cogne ou on se coupe. Sauf si on le fait à répétition sur le même endroit bien sûr, comme c'est le cas avec une mauvaise alimentation. [41]

Les endotoxines qui abîment vos artères

Les artères ne sont pas de simples tuyaux mécaniques, ce sont des organes vivants et dynamiques. Un seul repas au fast-food peut les rigidifier en quelques heures, réduisant par deux leur souplesse. Et c'est connu depuis 20 ans. [43]

C'est un état inflammatoire qui dure plusieurs heures, et quand on remange un repas nocif toutes les quelques heures, on finit par mettre le corps en mode d'inflammation chronique. Les dégâts de la malbouffe ne se produisent pas seulement après quelques décennies, mais immédiatement après un mauvais repas.

Pendant longtemps les chercheurs pensaient que la réaction inflammatoire était due aux graisses ou aux protéines animales, mais ils ont découvert récemment qu'il s'agissait de toxines bactériennes, des endotoxines. Ces bactéries qui causent l'inflammation, même quand elles sont mortes, sont présentes dans la viande, même cuite. Rien ne détruit ces toxines. Donc après un repas avec des produits animaux, ces toxines peuvent passer dans le sang et y causer une réaction inflammatoire des artères, qui dure plusieurs heures. [44]

Le Dr Ornish a rapporté 91% de douleur de poitrine en moins chez les patients qui mangeaient principalement végétarien depuis seulement quelques semaines. Le corps se répare très rapidement, avec ou sans exercice physique. [45, 46] Bien sûr le nettoyage complet des plaques d'athérome prend plus longtemps. Par comparaison, ceux qui ont juste suivi les prescriptions de leur médecin, ont connu dans la même période, une augmentation de 186% des crises d'angine de poitrine ! [47]

Références :

[3] 1959 https://www.ncbi.nlm.nih.gov/pubmed/23045195
[20] 1960 https://www.ncbi.nlm.nih.gov/pubmed/13838030
[23] 1997 https://www.ncbi.nlm.nih.gov/pubmed/9389731
[30=31] 2008 https://www.ncbi.nlm.nih.gov/pubmed/18849550
[39] 2003 https://www.ncbi.nlm.nih.gov/pubmed/14527636
[40] 2010 https://www.ncbi.nlm.nih.gov/pubmed/20816134
[41] 2012 https://www.ncbi.nlm.nih.gov/pubmed/22561031
[43] 1997 https://www.ncbi.nlm.nih.gov/pubmed/9036757
[44] 2011 https://www.ncbi.nlm.nih.gov/pubmed/20849668
[45=47] 1998 https://www.ncbi.nlm.nih.gov/pubmed/9863851
[46] 1983 https://www.ncbi.nlm.nih.gov/pubmed/6336794

6/ MCV selon le Dr Caldwell *(Ajout 2022)*

D'après le livre du Dr Caldwell Esselstyn Jr., "Prevent and Reverse Heart Disease: The Revolutionary, Scientifically Proven, Nutrition-Based Cure", de 2007, ISBN 9781101215838

Titre du livre traduit : « Prévenir et inverser les maladies cardiaques : le remède révolutionnaire, scientifiquement prouvé et basé sur la nutrition »

Le Dr Esselstyn a été chercheur et clinicien à la Cleveland Clinic pendant plus de trente-cinq ans. En 1991, il a été président de l'Association américaine des chirurgiens endocriniens et a organisé la première conférence nationale sur l'élimination des maladies cardiaques.

En 2005, il est devenu le premier récipiendaire du prix Benjamin Spock pour la compassion en médecine.

« Prévenir et inverser les maladies cardiaques » défie la cardiologie conventionnelle en posant une idée révolutionnaire convaincante : nous pouvons, en fait, abolir l'épidémie de maladies cardiaques dans ce pays en modifiant notre alimentation.

S'appuyant sur les résultats révolutionnaires de son étude nutritionnelle de vingt ans, le Dr Caldwell Esselstyn, ancien chirurgien, chercheur et clinicien à la Cleveland Clinic, soutient de manière convaincante qu'un régime à base de plantes et sans huile ne peut pas seulement prévenir et arrêter la progression des maladies cardiaques, mais aussi inverser ses effets.

En outre, il peut éliminer le besoin d'interventions chirurgicales coûteuses et invasives, telles que les pontages et les stents, quelle que soit la progression de la maladie.

Le Dr Esselstyn a commencé ses recherches avec un groupe de patients qui ont rejoint son étude après l'échec des procédures médicales traditionnelles pour traiter leur maladie cardiaque avancée.

Quelques mois après avoir suivi un régime à base de plantes et sans huile, leurs symptômes d'angine de poitrine se sont atténués, leur taux de cholestérol a considérablement baissé et ils ont connu une nette amélioration du flux sanguin vers le cœur.

Vingt ans plus tard, la majorité des patients du Dr Esselstyn continuent de suivre son programme et restent à l'épreuve des crises cardiaques.

« Prévenir et inverser les maladies cardiaques » explique la science derrière ces résultats spectaculaires et offre aux lecteurs le même plan simple basé sur la nutrition qui a changé la vie de ses patients pour toujours.
De plus, le Dr Esselstyn propose plus de 150 délicieuses recettes que lui et sa femme, Ann Crile Esselstyn, ont appréciées pendant des années et utilisées avec leurs patients.

Clairement écrit et soutenu par des preuves scientifiques irréfutables, des photos surprenantes d'angiogrammes et des histoires personnelles inspirantes, « Prevent and Reverse Heart Disease » permettra aux lecteurs de prendre en charge leur santé cardiaque. C'est un appel puissant à un changement de paradigme dans le traitement des maladies cardiaques.

Avis d'autres médecins (traduits du livre) :

- "Le Dr. Caldwell Esselstyn a dirigé des recherches pionnières démontrant que la progression d'une maladie coronarienne, même grave, peut souvent être inversée en apportant des changements complets au régime alimentaire et au mode de vie." Par le Dr Dean Ornish, fondateur, président et directeur de l'Institut de recherche en médecine préventive et auteur du programme du Dr Dean Ornish pour l'inversion des maladies cardiaques.

- "Un scientifique intransigeant nous montre ses secrets pour réussir à nettoyer les artères rouillées de tant de patients, et cela ne fait même pas mal." Par le Dr Mehmet Oz, coauteur de "You: The Owner's Manual"

- "Le Dr Esselstyn a toujours été en avance sur son temps. Son attention sur les pouvoirs de guérison d'une bonne nutrition sur les artères coronaires malades s'est maintenant avérée juste, soulevant une autre notion impensable : que les patients cardiaques peuvent se guérir eux-mêmes." Par la Dre Bernadine Healy, ancienne directrice du National Institutes of Health.

- "Ce programme puissant vous rendra pratiquement à l'épreuve des crises cardiaques. Sur la base de décennies de recherche, le Dr Caldwell Esselstyn a montré non seulement comment prévenir les maladies cardiaques, mais aussi comment les inverser, même pour les personnes touchées depuis de nombreuses années. Je recommande fortement ce livre important." Par le Dr Neal Barnard, fondateur et président du Physicians Committee for Responsible Medicine, et auteur de "Breaking the Food Seduction".

- "Ce livre "Prévenir et inverser les maladies cardiaques" offre une approche pratique permettant aux gens de retrouver leur santé perdue. Compte tenu de la prévalence mondiale de la maladie coronarienne, ce livre devrait devenir le best-seller de tous les temps." Par le Dr John McDougall, auteur du "Programme McDougall"

Extraits traduits : "Voici les faits. La maladie coronarienne est la principale cause de mortalité chez les hommes et les femmes dans la civilisation occidentale. Aux États-Unis seulement, plus d'un demi-million de personnes en meurent chaque année. Trois fois ce nombre souffrent de crises cardiaques connues. Et environ trois millions d'autres ont des crises cardiaques « silencieuses », éprouvant des symptômes minimes et n'ayant aucune idée, jusqu'à ce que les dommages soient causés, qu'elles sont en danger de mort. Au cours de sa vie, un Américain sur deux et une Américaine sur trois souffriront d'une forme ou d'une autre de la maladie."

"Le coût de cette épidémie est énorme, de loin supérieur à celui de toute autre maladie. Les États-Unis dépensent plus de 250 milliards de dollars par an pour les maladies cardiaques. C'est le double de ce que le gouvernement fédéral alloue chaque année pour toute la recherche et le développement, y compris la R&D pour la défense et la sécurité nationale."

"Mais voici la statistique vraiment choquante : presque tout cet argent est consacré au traitement des symptômes. Il paie pour les médicaments cardiaques, pour les médicaments dissolvant les caillots et pour les techniques mécaniques coûteuses qui contournent les artères obstruées ou les élargissent avec des ballons, de minuscules couteaux rotatifs, des lasers et des stents. Toutes ces approches comportent un risque important de complications graves, y compris la mort. Et même s'ils réussissent, ils ne procurent qu'un soulagement temporaire des symptômes. Ils ne font rien du tout pour guérir la maladie sous-jacente ou pour empêcher son développement chez d'autres victimes potentielles."

"Je crois que la maladie coronarienne est évitable, et que même après qu'elle soit en cours, sa progression peut être stoppée, ses effets insidieux inversés.

Je crois, et mon travail au cours des vingt dernières années l'a démontré, que tout cela peut être accompli sans intervention mécanique coûteuse et avec une utilisation minimale de médicaments.

La clé réside dans la nutrition, en particulier dans l'abandon du régime toxique américain et dans le maintien d'un taux de cholestérol bien inférieur à celui recommandé historiquement par les experts en politique de la santé. »

« L'essentiel du programme nutritionnel que je recommande est qu'il ne contienne pas un seul aliment connu pour provoquer ou favoriser le développement de maladies vasculaires.

Voici les règles de mon programme dans leur forme la plus simple :

- Vous ne pouvez rien manger qui ait une mère ou un visage (pas de viande, de volaille ou de poisson).
- Vous ne pouvez pas manger de produits laitiers.
- Vous ne devez pas consommer d'huile d'aucune sorte, pas une goutte. (Oui, vous les adeptes du régime méditerranéen, qui comprend l'huile d'olive, comme je l'expliquerai au chapitre 10.)
- En règle générale, vous ne pouvez pas manger de noix ou d'avocats.

Vous pouvez manger une merveilleuse variété d'aliments délicieux et riches en nutriments :

- Tous les légumes sauf l'avocat.
- Légumes verts à feuilles, légumes racines, légumes rouges, verts, violets, oranges et jaunes et tout le reste.
- Toutes les légumineuses—haricots, pois et lentilles de toutes variétés.
- Tous les grains entiers et tous les produits, tels que le pain et les pâtes, qui en sont fabriqués, à condition qu'ils ne contiennent pas de graisses ajoutées.
- Tous les fruits.

Ça marche. Dans la première étude continue de douze ans sur les effets de la nutrition chez les patients gravement malades, que je décrirai dans ce livre, ceux qui ont suivi mon programme ont atteint un arrêt total de la progression clinique et une inversion sélective significative de la maladie coronarienne.

Chez les patients pleinement conciliants, nous avons vu l'angine disparaître en quelques semaines et les résultats anormaux des tests d'effort reviennent à la normale."

Pourquoi ne puis-je pas avoir d'huiles « saines pour le cœur » ? (Chapitre 10)

AU COURS DES ANNÉES 90, les gros titres ont été soudainement remplis des merveilles du « régime méditerranéen ».

Il a été largement salué comme une approche alimentaire beaucoup plus saine pour le cœur que le régime américain moyen, en grande partie sur la base des recherches d'un groupe de scientifiques français dirigé par le Dr Michel de Lorgeril de l'Université Joseph Fourier de Grenoble.

Connu sous le nom de Lyon Diet Heart Study, la recherche a donné naissance à des dizaines d'articles de magazines et de journaux et de livres de cuisine de style méditerranéen.

Pour cette étude, les chercheurs français ont rassemblé 605 sujets, tous ayant survécu à une première crise cardiaque, et les ont divisés en deux groupes. Les profils des deux étaient très similaires en ce qui concerne les facteurs de risque de maladie coronarienne, notamment les taux de cholestérol et d'autres lipides sanguins, la pression artérielle et le tabagisme.

Environ la moitié des sujets (302) ont été invités à suivre un régime de style méditerranéen, que l'American Heart Association définit comme suit :

- Riche en fruits, légumes, pain et autres céréales, pommes de terre, haricots, noix et graines
- Il comprend l'huile d'olive comme source importante d'acides gras monoinsaturés
- Produits laitiers, poissons et volailles consommés en quantités faibles à modérées, peu de viande rouge
- Œufs consommés de zéro à quatre fois par semaine
- Vin consommé en quantités faibles à modérées

Les participants de ce groupe ont accepté de consommer un régime contenant en moyenne 30 pour cent des calories quotidiennes provenant des graisses, 8 pour cent de graisses saturées, 13 pour cent de graisses monoinsaturées, 5 pour cent de graisses polyinsaturées et seulement 203 milligrammes par jour de cholestérol.

"Après un peu plus d'un an, les chercheurs ont constaté que ceux qui suivaient le régime méditerranéen se débrouillaient beaucoup mieux que le groupe témoin.

Les résultats, ont-ils rapporté, étaient « frappants ».

Après près de quatre ans, les résultats étaient plus clairs que jamais. Ceux qui suivaient le régime expérimental étaient 50 à 70 % moins susceptibles de souffrir de toutes les maladies cardiaques enregistrées par les chercheurs, des événements mineurs nécessitant une hospitalisation aux urgences majeures telles que l'angine de poitrine, les accidents vasculaires cérébraux ou l'insuffisance cardiaque, les crises cardiaques et même la mort."

"À la fin de l'étude, près de quatre ans après son début, 25 % des sujets suivant le régime méditerranéen – un sur quatre – étaient décédés ou avaient subi un nouvel événement cardiovasculaire. Je pense que ce sont des résultats misérables pour une maladie non maligne. Nous pouvons faire beaucoup mieux."

"Au cours d'une table ronde au 2e Sommet national sur le cholestérol et les maladies coronariennes, en 1997, Colin Campbell, auteur de l'étude "China Study", a été interrogé sur ses réflexions sur les résultats de l'étude "Lyon Diet Heart Study" et pour comparer ces résultats. avec ceux qu'il a trouvés en étudiant la santé et la nutrition dans la Chine rurale, où les maladies coronariennes sont pratiquement inexistantes. Colin n'hésita pas un instant.

Les régimes méditerranéen et chinois rural sont pratiquement les mêmes, a-t-il répondu. "Je dirais que l'absence d'huile dans l'alimentation chinoise rurale est la raison de leur succès supérieur."

"En fait, la littérature médicale est remplie de preuves des effets nocifs de l'huile monoinsaturée."

"Et encore une fois, j'invoque ma propre expérience. À l'été 2004, j'ai reçu un appel du révérend William Valentine de Caroline du Nord. En 1990, il avait subi un quintuple pontage coronarien.

Depuis cette opération, il suivait attentivement un programme de nutrition à base de plantes. Son poids était passé de 95 kg à une assiette de 70 kg, qu'il avait maintenue au fil des ans. Mais à la mi-2004, il souffrait d'une récidive d'angine, surtout lorsqu'il faisait de l'exercice, et parfois même au repos.

Il avait lu mon programme dans un bulletin d'information sur la santé et il voulait mon avis. Il était extrêmement anxieux à l'idée de subir un pontage ou une nouvelle intervention, et voulait vraiment l'éviter. Mais il ne pouvait pas imaginer ce qu'il pourrait faire de plus, à lui seul, pour freiner l'angine de poitrine.

Et comme il mangeait des grains entiers, des légumineuses, des légumes et des fruits, j'ai d'abord été déconcerté.

À court de suggestions, je demandai au révérend Valentine de me raconter, encore une fois, tout ce qu'il mangeait, et de ne rien omettre.

Cette fois, il a ajouté à la liste. Il avait oublié, dit-il, de mentionner qu'il consommait de l'huile d'olive « bonne pour le cœur » à chaque déjeuner et dîner et dans les salades.

C'était ce qu'ils appellent un moment eurêka. Immédiatement, je lui ai conseillé d'abandonner l'huile d'olive. Il l'a fait et en sept semaines, son angine de poitrine avait complètement disparu."

"Le Dr COLIN CAMPBELL, professeur à l'Université Cornell qui a dirigé et co-écrit The China Study, observe qu'il existe « deux mondes » de la médecine, deux visions radicalement différentes de la manière d'aborder la santé. « Un consensus privilégie les médicaments comme remède, l'autre privilégie la nourriture », explique-t-il ; La médecine occidentale, pour la plupart, a choisi les médicaments. Selon lui, nous nous sommes trompés."

B. Prévention des cancers

L'ensemble des cancers constitue la deuxième cause de mortalité partout dans le monde.

1/ "Le discours officiel" résume ce qu'en disent les autorités médicales.

2/ "Théorie Niedzwiecki et Rath" présente le livre des Docteurs Niedzwiecki et Rath qui concerne le cancer. Le sérieux des intervenants et de la théorie devraient nous pousser à l'essayer dans une étude scientifique à grande échelle, puisqu'elle permettrait de guérir les cancers dans toute situation, indépendamment d'un changement de régime alimentaire et de mode de vie.

3/ "Étude de Lyon" présente des extraits de livre du Docteur de Lorgeril, qui fut le principal investigateur de la fameuse "Étude de Lyon" qui a scientifiquement prouvé l'efficacité remarquable d'un changement de mode de vie et de l'adoption d'un régime de type méditerranéen traditionnel, contre les MCV, mais aussi contre les cancers.

4/ "Nutrition anticancer" concerne le livre du Docteur Greger, qui avec son équipe de médecins bénévoles, passe en revue chaque semaine des centaines de publications scientifiques.

5/ "Dr Schwartz" présente la théorie et les suppléments découverts par le Docteur Laurent Schwartz qui permettent de bloquer le développement du cancer.

6/ "Beljanski" présente rapidement la découverte de ce docteur qui guérissait aussi des cancers avec des suppléments.

7/ "Bicarbonate" présente la théorie du Docteur Simoncini qui détruit beaucoup de tumeurs avec sa méthode très simple.

8/ "Vitamine C" présente quelques informations provenant de différents docteurs qui ont utilisé l'acide ascorbique contre les cancers.

1/ Cancer, le discours officiel

Selon l'Organisation Mondiale de la Santé

D'après son site internet officiel en français : https://www.who.int/topics/cancer/fr/

Le cancer est un terme général appliqué à un grand groupe de maladies qui peuvent toucher n'importe quelle partie de l'organisme. L'une de ses caractéristiques est la prolifération rapide de cellules anormales qui peuvent essaimer dans d'autres organes, formant ce qu'on appelle des métastases. De nombreux cancers peuvent être prévenus en évitant les principaux facteurs de risque, comme le tabagisme. Un nombre significatif de cancers peuvent être soignés par la chirurgie, la radiothérapie et la chimiothérapie surtout s'ils sont détectés suffisamment tôt.

Prévention du cancer

Un tiers au moins de l'ensemble des cas de cancer sont évitables. La prévention constitue la stratégie à long terme la plus rentable pour lutter contre le cancer.

Le tabagisme est le facteur de risque évitable le plus important de la mortalité par cancer dans le monde car il cause, selon les estimations, 22% des décès par cancer par an. En 2004, 1,6 million des 7,4 millions de décès par cancer étaient dus au tabagisme.

Sédentarité, facteurs diététiques, obésité et surpoids

La modification des habitudes alimentaires est un autre moyen important de la lutte contre le cancer. Il existe un lien entre surpoids/ obésité et de nombreux types de cancer tels ceux de l'œsophage, du côlon et du rectum, du sein, de l'endomètre et du rein. Les régimes alimentaires riches en fruits et en légumes pourraient avoir un effet protecteur contre de nombreux cancers. À l'inverse, une consommation excessive de viande rouge ou en conserve peut-être associée à un risque accru de cancer colorectal. En outre, des habitudes alimentaires saines qui permettent de prévenir l'apparition de cancers associés à l'alimentation abaisseront également le risque de maladie cardio-vasculaire.

La pratique régulière d'un exercice physique et le maintien d'un poids corporel normal, associés à un régime alimentaire sain, réduiront considérablement les risques de cancer. Des politiques et des programmes nationaux doivent être mis en œuvre pour sensibiliser les gens et réduire l'exposition aux facteurs de risque de cancer, et pour veiller à ce qu'ils reçoivent les informations et le soutien dont ils ont besoin pour adopter des modes de vie sains.

Consommation d'alcool

La consommation d'alcool est un facteur de risque de nombreux types de cancer, notamment ceux de la cavité buccale, du pharynx, du larynx, de l'œsophage, du foie, du côlon et du rectum et du sein. Le risque de cancer augmente avec la quantité d'alcool consommée.

Pollution environnementale

La pollution de l'air, de l'eau et du sol par des substances chimiques cancérigènes explique 1% à 4% de l'ensemble des cancers (CIRC/OMS, 2003).

Cancérogènes professionnels

Plus de 40 agents, mélanges et modes d'exposition présents dans l'environnement professionnel sont cancérogènes pour l'homme et donc classés dans les cancérogènes professionnels (Siemiatycki et al., 2004).

Le cancer selon l'American Institute for Cancer Research

D'après leur site officiel : https://www.aicr.org

Les dix recommandations de prévention du cancer :

1. Maintenir un poids santé est la chose la plus importante que vous puissiez faire pour réduire votre risque de cancer.
2. L'activité physique sous toutes ses formes contribue à réduire le risque de cancer.
3. Baser nos régimes sur les aliments d'origine végétale (comme les légumes, les fruits, les grains entiers et les haricots), qui contiennent des fibres et d'autres nutriments, peut réduire notre risque de cancer.
4. Il existe de fortes preuves que la consommation de « fast-foods » et d'un régime « de type occidental » sont des causes de gain de poids, de surpoids et d'obésité, liées à 12 cancers.
5. Le groupe d'experts recommande de limiter la viande rouge et d'éviter la viande transformée.
6. Il existe de fortes preuves que la consommation de boissons sucrées entraîne un gain de poids, un excès de poids et l'obésité, liés à 12 cancers.
7. Pour la prévention du cancer, les preuves sont claires et convaincantes : l'alcool, quelle que soit sa forme, est un puissant cancérigène.
8. Prudence contre l'attente de tout complément alimentaire à réduire le risque de cancer autant qu'un régime alimentaire sain peut le faire.
9. Selon le rapport d'expert, l'allaitement profite à la fois à la mère et à l'enfant.

10. Toute personne ayant reçu un diagnostic de cancer devrait recevoir des conseils nutritionnels spécialisés de la part d'un professionnel dûment formé.

Le cancer selon le Dr Axel Kahn, Président de la Ligue contre le cancer.

D'après une interview publiée dans le magazine "Pour la science Hors-Série" n 105 de Décembre 2019.

Dans cette interview il explique qu'il travaillait sur l'adaptation et la régulation des gènes du foie par rapport à l'alimentation. Ils avaient déterminé plusieurs mécanismes qui expliquaient comment le glucose influençait l'expression des gènes. Et en 2002 sortirent les premières études reliant l'état de santé d'enfants à la quantité de nourriture disponible pour leurs grands-parents. Ils ont découvert une forme d'hérédité non génétique.

Il dit que oui, les gènes agissent en fonction du code qu'ils contiennent, mais ils sont aussi contrôlés, à court et long terme, par tous les mécanismes épigénétiques, qui sont la manifestation de l'environnement.

A la question, l'épigénétique intervient-elle dans la formation des cancers, il répond, je cite :

"A ma connaissance, des modifications du seul niveau d'expression des gènes sont incapables de provoquer un cancer. Il naît de conditions particulières (rayons ionisants, pollution, inflammation ...)"

Et voilà, les toxines polluantes et l'inflammation déclenchent le cancer, pas uniquement les mutations des gènes ni la modification de leur expression !

Deuxième problème majeur, le fait que les cellules cancéreuses deviennent invisibles pour le système immunitaire, qui ne les attaque pas. Car je cite "la cellule cancéreuse est capable d'inactiver les cellules immunitaires afin de n'être pas détruite".

Donc, toute action anticancéreuse devra venir de l'extérieur de notre organisme, puisque notre système de défense n'agit plus. De nombreuses études sur les micronutriments présents dans les fruits et légumes notamment, montrent leurs effets bloquants du développement des cancers.

Plus loin dans cette interview, concernant le rôle de l'inflammation et du microbiote, le Pr Kahn rappelle que les principaux facteurs de risque de cancer, par nombre de morts en France, sont le tabac (45 000 morts), l'alcool (15 000) et l'obésité (3 500)

Leur prochaine campagne sera axée sur la malbouffe et l'obésité... pourquoi ne pas plutôt l'axer sur la bonne bouffe et la joie de se bouger ? En effet, c'est une joie de manger des fruits et légumes frais, ainsi que de se dépenser physiquement. Et ces deux habitudes règlent, comme par hasard, la plupart des problèmes de santé.

Il ajoute que l'inflammation est le premier facteur de cancérogenèse, puis c'est la modification du métabolisme, et enfin le microbiote intestinal... Voilà, à force de tourner autour du pot depuis des décennies, ils vont bien finir par tomber dedans ; Oui, en effet, citoyennes et citoyens, c'est bien notre alimentation et notre activité physique qui déterminent majoritairement notre bonne santé.

2/ Cancer, théorie Rath et Niedzwiecki

D'après le livre des Dr Matthias Rath et Aleksandra Niedzwiecki, "Victoire sur le cancer - Cancer La fin d'une maladie de civilisation - Livre I - La percée scientifique", de 2011, ISBN 978-9076332826. Gratuit sur leur site officiel : http://www.dr-rath-foundation.org/2018/08/victory-over-cancer/

Extraits : "Ce livre documente une découverte scientifique révolutionnaire qui conduira au contrôle naturel du cancer, sans avoir à développer de nouvelles recherches de haute technologie.

Le fait que le rôle des micronutriments dans la lutte contre le cancer ne soit ni compris ni appliqué pour lutter contre cette maladie n'est pas une coïncidence. Il a été délibérément mis de côté et conservé dans l'intérêt de l'industrie pharmaceutique et de ses profits.

Ce livre donne à des millions de personnes l'opportunité d'agir et de mettre un terme à la dépendance de la santé aux intérêts économiques."

"Depuis des millénaires, une maladie qui, jusqu'à aujourd'hui, était en grande partie incurable a frappé l'humanité : il s'agit du cancer. Pendant près d'un siècle, cette maladie a été la cible d'une industrie d'investissement, le secteur pharmaceutique, qui a fait de l'épidémie du cancer un commerce de plusieurs milliards d'euros. Le résultat était prévisible. En ce début de 21ème siècle, cette maladie continue de se propager à l'échelle mondiale ; pour la plupart des types de cancers, le nombre de décès annuels augmente continuellement et les dépenses de soins de santé imputables à la chimiothérapie et aux autres méthodes de soins douteuses explosent et ruinent financièrement aussi bien les patients que la collectivité."

Ce livre met fin à cette tragédie. Les méthodes de soins naturelles, présentées dans ce livre, sont en mesure - ce qui a été prouvé scientifiquement - d'inhiber tous les mécanismes clés des cellules cancéreuses qui font que le cancer est une maladie mortelle.

Les faits

Fait N° 1 : En 2008, en Amérique du Nord et en Europe seulement, 5,6 millions de personnes meurent chaque année du cancer. En 2010, les séances de chimiothérapie ont coûté à elles seules 56 milliards de dollars aux USA.

Fait N° 2 : L'épidémie du cancer continue de se propager, malgré tout le battage médiatique qui est fait à propos de prétendues "avancées" en matière de lutte contre cette maladie.

Fait N° 3 : L'objectif thérapeutique de la chimiothérapie et de la radiothérapie est de tuer les cellules cancéreuses en intoxiquant l'ensemble de l'organisme.

Fait N° 4 : La toxicité de la chimiothérapie est effrayante. La chimiothérapie doit son origine aux molécules du gaz moutarde de la 1ère guerre mondiale.

Fait N° 5 : Les substances toxiques utilisées en chimiothérapie entraînent une consommation plus importante d'autres médicaments.

Des mécanismes clés

La production d'enzymes qui dégradent le collagène est la condition indispensable au développement d'un cancer et à sa propagation, quelle que soit sa forme et quel que soit l'organe dans lequel la tumeur primitive s'est développée. Et toutes les cellules cancéreuses utilisent des enzymes qui détruisent le collagène pour former des métastases dans d'autres organes. Avec la publication de ce livre, les mécanismes de la formation des métastases sont "démystifiés" et désormais compréhensibles par tout un chacun.

La lysine comme agent essentiel

Deux groupes de molécules sont capables de bloquer ces mécanismes de dégradation du collagène. Le premier groupe est celui des inhibiteurs d'enzymes endogènes qui peuvent stopper en quelques instants l'action de celles qui détruisent le collagène. Le second groupe est constitué de composants de notre alimentation ou de compléments alimentaires qui bloquent les enzymes.

La plus importante de ces substances est l'acide aminé naturel L-lysine. Une quantité suffisamment importante de lysine apportée par le biais de l'alimentation ou de compléments alimentaires permet de bloquer les points d'ancrage dont se servent les enzymes de dégradation du collagène pour se fixer aux molécules du tissu conjonctif. La lysine peut, de cette façon, inhiber la dégradation incontrôlée du tissu conjonctif. Notre organisme peut stocker de grosses quantités de lysine et la prise quotidienne de plusieurs grammes de cet acide aminé n'a aucun effet secondaire, car celui-ci connaît cette molécule et il se contente d'excréter les quantités non utilisées.

Quelle quantité de lysine notre organisme peut-il assimiler ?

- Un corps humain pesant 75 kg contient environ 11 kg de protéines.
- 50% de cette masse sont des protéines du tissu conjonctif, du collagène et d'élastine.
- L'acide aminé lysine constitue environ 12% de la masse de collagène et d'élastine.
- Un corps humain pesant 75 kg contient donc approximativement 500 gr de lysine.

Un collagène sain

La clé de la prévention et du contrôle des maladies est une production optimale de molécules de collagène primordiales pour un tissu conjonctif sain et qui constituent la base d'un contrôle efficace du cancer et des autres maladies.

La vitamine C : Catalyse et contrôle la production de collagène dans le noyau des cellules. La vitamine C stimule aussi la formation de "ponts" chimiques entre les fibres de collagène, ce qui donne une bonne stabilité à l'ensemble de la structure.

La lysine : Élément constitutif du collagène, apporté uniquement par le biais de l'alimentation. Notre organisme ne peut pas produire lui-même de lysine.

La proline : Un autre acide aminé élément constitutif important du collagène. La proline peut être synthétisée par notre organisme, mais seulement en quantités limitées. Si une personne souffre d'une maladie chronique (entraînant une dégradation enzymatique du collagène à long terme), la capacité de l'organisme à produire de la proline peut s'épuiser.

Pourquoi n'est-ce pas reconnu ?

Actuellement, plusieurs milliers de patients souffrant d'un cancer nous ont fait parvenir des témoignages et un grand nombre d'entre eux ont joint des copies de leurs dossiers médicaux. Plus de 10 ans après avoir reçu le diagnostic d'un cancer, nombreux sont ceux qui mènent aujourd'hui une vie normale.

Le chapitre 3 concerne les faits scientifiques qui rendent cette percée irréversible, par la Dre Niedzwiecki. En 1999, lors de la création de notre propre Institut de Recherches, le Dr Rath m'a demandé d'en prendre la direction. Grâce à des pionniers de la recherche sur le cancer, tels que le Dr Shrirang Netke et, par la suite, le Dr Waheed Roomi, nos travaux dans ce domaine ont pu progresser très rapidement. Dès 2001, nous savions que la direction donnée par le concept du Dr Rath, élaboré dix ans auparavant, était la bonne. Notre premier défi consistait à identifier le groupe de substances naturelles le plus efficace qui permettrait de freiner la diffusion des cellules cancéreuses dans l'organisme. Jusqu'à aujourd'hui, nous avons publié plus de 60 rapports scientifiques portant sur ce sujet. Nous allons vous exposer de nombreux faits relatifs à l'incroyable possibilité de pouvoir enfin vaincre le cancer.

En plus de la vitamine C et de la lysine, il y a certains autres micronutriments importants qui peuvent permettre de bloquer naturellement les mécanismes de cette maladie ; et tous ces micronutriments ont ensemble un effet de synergie, c.-à-d. qu'ils jouent un rôle d'équipe et renforcent ainsi mutuellement leur effet en matière de contrôle du cancer.

Les mécanismes-clés du cancer

- Diffusion des cellules cancéreuses et formation de métastases
- Multiplication des cellules cancéreuses et développement de la tumeur
- Formation de nouveaux vaisseaux sanguins tumoraux (angiogenèse)
- Déclenchement de la mort naturelle des cellules cancéreuses (apoptose)

Micronutriments importants pour contrôler naturellement le cancer

Cette "équipe" de micronutriments peut être scindée en plusieurs ensembles selon certains mécanismes d'action qui sont importants pour contrôler le cancer. Il s'agit par exemple :

- du soutien de la production de tissu conjonctif et du maintien de sa stabilité : vitamine C, lysine, proline, cuivre, manganèse.
- des inhibiteurs de la dégradation du tissu conjonctif : lysine, proline, vitamine C, N-acétylcystéine (NAC), thé vert, sélénium.
- des inhibiteurs de la formation de nouveaux vaisseaux sanguins (angiogenèse) : thé vert, NAC.
- des facteurs déclenchant la mort des cellules cancéreuses (apoptose) : vitamine C, thé vert, NAC, sélénium, arginine, proline.

Plus la concentration en micronutriments est importante, plus la dégradation du collagène environnant est réduite.

Les micronutriments empêchent la propagation de plus de 40 types de cancers humains

Nous avons testé l'effet de synergie de ces micronutriments sur plus de 40 types de cancer humains différents. Parmi les types de cancer étudiés, se trouvent certaines des formes qui affectent le plus fréquemment des millions de personnes, tels que le cancer du poumon, du côlon, du pancréas, de la peau, des ovaires, du sang et bien d'autres encore.

Les résultats de nos travaux sur ce grand nombre de cancers humains nous ont montré que la combinaison des micronutriments étudiée permettait de stopper complètement la propagation de toutes les lignées de cellules cancéreuses que nous avons testées. La seule différence était la concentration de micronutriments nécessaire pour atteindre cet objectif.

Bien entendu, cela ne signifie pas que les micronutriments peuvent stopper l'évolution d'un cancer, quel que soit son stade. C'est particulièrement vrai lorsque la maladie est à un stade avancé, de même que lorsque le système immunitaire - et, par conséquent, la faculté de l'organisme à lutter contre la maladie - a été détruit par la "chimiothérapie".

Inhibition complète avec une faible concentration de micronutriments :

- Cancer du sein - Lymphome de Hodgkin Inhibition complète avec une concentration modérée de micronutriments - Cancer des poumons - Cancer du côlon - Cancer du col de l'utérus - Cancer de la peau (mélanome) - Cancer des os (ostéosarcome) - Cancer des testicules - Cancer du sang (lymphome non hodgkinien) - Cancer du pancréas

Inhibition complète avec une forte concentration de micronutriments :

- Cancer du foie - Cancer de la vessie - Cancer des reins - Cancer des ovaires - Cancer de la prostate - Tumeur cérébrale (glioblastome) - Cancer du sang (leucémie, LMP)

Notre Institut de Recherches ne subit pas l'influence des activités d'investissement pharmaceutiques, ni celle d'un quelconque autre investisseur financier privé. Notre Institut de Recherches et l'ensemble du groupe d'entreprises du Dr Rath appartiennent à une fondation à but non lucratif. Par conséquent, nous ne tirons aucun profit en vous communiquant ces informations. Notre seul intérêt est votre santé. Y a-t-il un meilleur moyen de gagner votre confiance ?

Site internet www.drrathresearch.org. Site Internet officiel de notre Institut de Recherches en Californie http://www.wha-www.org/en/library/index.html

Le deuxième Tome de leur livre y est aussi en téléchargement gratuit, "Cancer La fin d'une maladie de civilisation - Livre II - Le commerce d'investissement fait avec le cancer va prendre fin", ISBN 9076332835.

Livre II - Le commerce d'investissement avec le cancer va prendre fin. Au cours de son histoire, l'humanité a sans cesse été condamnée à revivre les pires tragédies qu'elle avait déjà connues, et ce pour une raison bien simple : la génération qui est venue après chacune de ces catastrophes avait oublié les leçons du passé. L'épidémie du cancer qui, à elle seule, a coûté la vie à plus d'un milliard de personnes au cours du XXème siècle, n'est pas une exception. La percée scientifique documentée dans le livre I fournit la base scientifique de la fin de "l'épidémie du cancer". Toutefois, la fin de cette maladie de civilisation qu'est le cancer ne pourra être possible que si : - nous apportons une réponse à la question de savoir pour quelles raisons cette percée n'a lieu que maintenant, - nous citons ouvertement les forces économiques, dont l'existence dépend en grande partie de la perduration de l'épidémie du cancer, - nous mettons au grand jour le passé sombre de ces groupes d'intérêts, - nous tirons les leçons de l'histoire. Ce livre est le document de base qui permettra à l'humanité de faire prévaloir son droit de vivre dans un "monde sans cancer".

3/ Cancer selon le Dr de Lorgeril

D'après les livres du Dr de Lorgeril, "Le nouveau régime méditerranéen. Pour protéger sa santé et la planète", de 2017, ISBN 978-2501111898, et "Prévenir l'infarctus et l'accident vasculaire cérébral", de 2011, ISBN 978-2916878881

En termes d'alimentation, le régime méditerranéen modernisé, est le plus efficace pour la prévention des cancers, selon les résultats scientifiques. La diète méditerranéenne est sans aucun doute un régime anticancer. Attention, les bonnes habitudes alimentaires doivent être conservées tout le temps. Le cancer qui se déclare à l'âge de la retraite a mis des décennies à se former, et a donc commencé dès l'âge de 30 ans par exemple. L'âge moyen d'une personne qui meurt d'un cancer est de 60 ans.

L'étude de Lyon sur la diète méditerranéenne initiée par le Dr de Lorgeril est la référence internationale en la matière, et après des résultats si spectaculaires il y a plus de 20 ans, il est évident que les pouvoirs en place ne désirent pas découvrir tous les effets positifs d'une alimentation adaptée, puisque aucune suite n'y a été donnée. Peut-être un jour nos sociétés changeront et leurs citoyens connaîtront enfin la bonne santé sans pilules, en sachant ce qui est bon ou pas à manger.

Il explique l'effet Warburg de fermentation du glucose par les cellules cancéreuses (théorie du cancer retenue par le Dr Laurent Schwartz qui préconise un régime cétogène), et dit que c'est une bonne idée d'adopter un régime antidiabétique ou au moins pauvre en sucres, à index glycémique faible, qui va diminuer les pics de glucose et d'insuline dans le sang.

Autre théorie : des cellules musculaires de la paroi artérielle qui migrent et prolifèrent. Des biologistes ont élaboré cette théorie dans les années 1970. Les plaques d'athérosclérose seraient dues à une prolifération tumorale de cellules musculaires, prenant la forme de plaques. C'est ainsi qu'ils ont découvert le premier facteur de croissance tumoral, le PDGF (Platelet-derived growth factor)

Tout est parti de l'observation que les personnes à haut risque de cancer, sont aussi à haut risque de maladies cardiovasculaires. Toutes ces maladies sont causées par notre nouveau mode de vie ! Après certaines opérations d'angioplastie sur les artères, on peut parfois rapidement constater la prolifération de plaque par la migration de cellules, puis leur multiplication tumorale qui peut aller jusqu'à boucher l'artère

L'essentiel des habitudes alimentaires des méditerranéens traditionnels est :

- Les végétaux sont la base du repas
- Ils consomment des produits animaux de façon modérée
- Ils profitent d'une très grande diversité alimentaire
- Ils mangent selon les saisons
- Ils mangent beaucoup de céréales complètes, de légumes et de légumes et fruits secs.

Il explique que c'est Ancel Keys, aux USA après la deuxième guerre mondiale, qui parla de la "diète méditerranéenne, après avoir constaté que les populations méditerranéennes étaient indemnes de maladies des artères coronaires, alors que c'était déjà la première cause de mortalité aux USA.

Et c'est Serge Renaud qui fit revivre le concept dans les années 1980, en parlant du "régime Crétois", se basant sur "l'étude des 7 pays" de Keys. [1]

C'était à la fameuse unité 63 de l'INSERM à Lyon, d'où Michel de Lorgeril lancera "l'étude de Lyon" visant à tester l'efficacité de ce régime sur des patients déjà victimes d'un infarctus. [2]

Cette étude a révélé moins de décès cardiaques et d'infarctus du myocarde, de 50 à 70% moins de risques, et moins de complications autres, moins d'embolie pulmonaire, moins d'AVC, moins d'insuffisance cardiaque, mais aussi moins de cancers, et une amélioration de l'espérance de vie.

Cela étonna beaucoup tous les scientifiques prenant part à l'étude. Ils décidèrent donc de vérifier tout à fond, et ne découvrir aucune erreur ni aucun biais. Ce fut une des études les plus méticuleusement auscultée, car ayant donné des résultats si inattendus pour des médecins et scientifiques qui considèrent l'alimentation comme étant sans lien important avec la bonne santé.

L'étendue des effets pour la santé du régime méditerranéen traditionnel est vaste. Il protège contre les maladies cardiovasculaires de tous types, et donc aussi contre l'hypertension artérielle, mais aussi contre le diabète, la goutte, et bien sûr contre les cancers et les maladies inflammatoires, ainsi que contre le surpoids et l'obésité, et contre les syndromes métaboliques (prédiabète).

Les aliments clés, sont en résumé, les légumes et légumineuses en quantité mais aussi de grande variété, les fruits de saison, dont les agrumes présents en méditerranée, les céréales complètes, et surtout le blé rustique faible en gluten.

Les matières grasses proviennent surtout de l'huile d'olive et de colza, puis des produits de la mer, qui apportent aussi des protéines de haute qualité, de l'iode, de la B12, des minéraux et les oméga-3 tellement nécessaires et bénéfiques.

Et pour finir les produits de la ferme, surtout des volailles et des lapins, des œufs et des produits laitiers fermentés, comme les yaourts et fromages de brebis et de chèvre. Les vaches sont peu présentes sur les côtes de la méditerranée. La viande est considérée comme un condiment et non la base du repas, à l'inverse de ce que nous faisons maintenant, alors qu'en plus nous sommes devenus très sédentaires. La charcuterie n'est présente que dans certaines zones.

Dans l'étude de Lyon, la moyenne était de 30% de lipides, dont 8% de graisses saturées. La cuisine est faite de façon simple, avec pas ou peu de cuisson, et à faible température, avec de rares fritures. Il précise que ce modèle méditerranéen peut être modifié en supprimant un des éléments, comme l'alcool pour les anti-alcool, ou le pain de blé pour les anti-gluten. Même si ces aliments possèdent des avantages particuliers qui peuvent presque être considérés comme protecteurs. Et il rappelle l'importance de nos bactéries intestinales qui participent à notre métabolisme.

Le mode de vie est crucial

Il raconte 3 histoires vécues qui l'ont amené à ces choix nutritionnels pour prévenir les maladies, y compris cardiovasculaires ou cancers. Ce livre n'est pas un nouveau régime anticancer, mais il se trouve que ces changements de mode de vie sont aussi protecteurs contre cette maladie. Il n'y a pas de nombre défini de facteurs qui protègent, mais c'est un ensemble de mode de vie qu'il faut adopter.

Il dit que c'est la même logique scientifique que contre les MCV, puisque c'est lors de cette étude de Lyon très encadrée qu'il a découvert en 1998 que ce régime méditerranéen protégeait aussi de façon très significative contre les cancers.

Les régimes anticancers

C'est un sujet compliqué, mais le principe général est d'essayer d'aider le système immunitaire ou les thérapies entreprises, comme la chimiothérapie, la radiothérapie ou la chirurgie, tout en protégeant au maximum les cellules saines.

Notre existence amène forcément à la création de cellules cancéreuses, que notre système doit éliminer, et nous devons faire notre possible pour l'aider et prévenir leur progression en tumeurs. Il faut donc lutter contre la dégradation de notre ADN, grâce aux antioxydants de notre alimentation.

Il parle de supprimer l'oxygène qui est nécessaire aussi aux cellules tumorales, ce qui parait difficile, car sans oxygène on meurt ! En tout cas l'exercice physique est reconnu comme aidant à la prévention des cancers, ce qui paradoxalement oxygène fortement le corps. Mais il explique que ce pourrait être la brièveté du stress oxydatif généré par l'effort physique, qui stimulerait le système immunitaire. Peut-être que trop de sport deviendrait contre-productif ?

Les médicaments anticholestérol

Concernant le diabète et les cancers, ils ont eu des progressions parallèles dans nos sociétés. Donc un succès contre les cancers passera par un succès contre les diabètes et prédiabètes. De même pour la prévention, l'une va avec l'autre. Il dit qu'il est d'ailleurs absurde de prescrire des médicaments anticholestérol (dont les statines), qui sont inutiles pour prévenir les maladies cardiovasculaires, mais qui en plus augmentent le risque de diabète de façon tragique, jusqu'à plus 60% chez la femme ménopausée, qui est justement la plus à risque d'avoir un cancer. Les statines peuvent faire beaucoup de mal, et aussi aggraver le risque de dépression et augmenter le risque de cancers.

Les cancers du sein ou de l'ovaire sont beaucoup plus présents chez les porteuses du gène BRCA1 ou 2, bien que certaines n'en souffrent jamais. On a découvert que les traitements hormonaux de la ménopause augmentaient le nombre de cancers et de maladies cardiovasculaires.

Aujourd'hui les femmes fument plus que les hommes, et on voit l'augmentation des cancers bronchiques et des maladies cardiovasculaires dans cette population.

La sédentarité

L'exercice physique nous protège des maladies cardiovasculaires, de l'hypertension, du diabète et prédiabète, de l'obésité, et même des cancers. Nous disposons de données scientifiques solides montrant que l'exercice physique est plus efficace que les médicaments pour diminuer le surpoids, le diabète et aussi les cancers et les maladies cardiovasculaires.

Alcool et cancer

Il dit que tout dépend de la dose, et que sans excès ce n'est pas un problème. Il ne partage pas l'avis de l'Institut National du Cancer (INCa) sur ce sujet. Mais il y aurait une exception pour le cancer du sein, car chaque verre d'alcool augmenterait le risque de 10%. Donc même une consommation faible serait dangereuse dans ce cas-là, sauf, selon les études, si la femme est grande consommatrice de végétaux contenant des vitamines du groupe B. Seule la diète méditerranéenne serait protectrice pour les femmes, et elles pourraient continuer à boire du vin en mangeant. Les thés aussi sont très riches en polyphénols, surtout le thé vert, dont certains pourraient diminuer le risque de cancer de la prostate

Il n'y a malheureusement que 2 pages sur la vitamine C, et 10 études citées, toutes utilisant de très petites doses par rapport aux recommandations des médecins qui ont des succès avec, et 2 concernent les plantes. Le collagène est cité mais pas non plus dans la mesure de son rôle critique avéré pour le corps humain.

L'étude de Lyon n'étudiait pas ce régime contre les cancers, mais tous les cas ont été enregistrés et documentés pendant les 4 années de suivi. Il y eu moins de cancer dans le groupe avec le moins d'oméga-6, ceux-ci étant pro-inflammatoire. C'est l'étude de Lyon qui a lancé le mouvement de la nutrition anti-cancer. Plus d'une douzaine de groupes ont ensuite mené des études épidémiologiques sur diverses populations dans le monde, et ont confirmé les résultats de l'étude de Lyon, c'est à dire moins de cancers et une meilleure espérance de vie. C'est le seul modèle alimentaire qui ait fait ses preuves sur le plan scientifique.

Il déplore que tout cela soit resté caché, notamment en France, jusqu'à la publication en 2007 du livre "Anticancer" de David Servan-Schreiber", c'est à dire 10 ans après la publication des résultats de Lyon contre les cancers.

Il est temps que les médecins réalisent que les techniques modernes d'imagerie et de détection sont inutiles à la prévention, puisqu'elles ne peuvent que fonctionner quand la maladie est déjà en place.

- [1] 1984 https://www.ncbi.nlm.nih.gov/pubmed/6739443
  PMID: 6739443
  Titre traduit : L'étude des sept pays: 2 289 décès en 15 ans.

- [2] 1994-1999 INSERM, Etude de Lyon
  1994 : https://www.ncbi.nlm.nih.gov/pubmed/7911176?dopt=Abstract
  Titre traduit : Régime méditerranéen riche en acide alpha-linolénique dans la prévention secondaire des maladies coronariennes.
  1999 : https://www.ncbi.nlm.nih.gov/pubmed/9989963?dopt=Abstract
  Titre traduit : Régime méditerranéen, facteurs de risque traditionnels et taux de complications cardiovasculaires après infarctus du myocarde : rapport final de l'étude Lyon Diet Heart.

L'étude de Lyon (par l'Inserm de Bron) en 1994, la plus sérieuse jamais faite, avait conclu à une réduction de 73% des décès par maladie cardiovasculaire et infarctus du myocarde non mortels, après un changement diététique par l'adoption d'un régime méditerranéen !

Les résultats 5 ans plus tard se confirmaient :

"Conclusions de 1999 : L'effet protecteur du régime alimentaire méditerranéen a été maintenu jusqu'à 4 ans après le premier infarctus, confirmant les analyses intermédiaires précédentes. Les principaux facteurs de risque traditionnels, tels que l'hypercholestérolémie et l'hypertension artérielle, se sont révélés être des prédicateurs indépendants et conjoints de la récidive, indiquant que le régime alimentaire méditerranéen n'a pas modifié, au moins qualitativement, les relations habituelles entre les principaux facteurs de risque et la récurrence. Ainsi, une stratégie globale visant à réduire la morbidité et la mortalité cardiovasculaires devrait inclure principalement un régime cardioprotecteur. Il devrait être associé à d'autres moyens (pharmacologiques ?) Visant à réduire les facteurs de risque modifiables. D'autres essais combinant les deux approches sont justifiés."

4/ Cancer selon le Dr Greger

D'après le livre du Dr Michael Greger et son équipe de médecins bénévoles, "Mieux manger peut vous sauver la vie", 2018, ISBN 978-2266285155 - (ancien titre : "Comment ne pas mourir")

Un régime alimentaire sain peut protéger la dégradation de l'ADN et même empêcher les cancers. Le cancer du poumon est la pire mort à laquelle il ait assisté. C'est le plus mortel, qui pourtant pourrait être évité, et tue 160 000 personnes par an, conséquence directe du tabagisme. Il en est diagnostiqué 200 000 par an aux USA, plus que les 3 formes de cancer suivants, côlon, sein et pancréas réunis. [1]

La maladie cardiaque n'est pas encore reconnue comme étant la conséquence d'une mauvaise alimentation, par contre il est reconnu que 90% des cancers du poumon sont dus au tabac. Les fumeurs ont 23 fois plus de risque d'en développer un, et les fumeuses 13 fois plus, par rapport aux non-fumeurs. Depuis toujours, l'industrie du tabac engageait des médecins pour faire la publicité des cigarettes. Ensuite dans les années 1980, ils ont engagé des médecins et scientifiques pour produire des études qui niaient la relation tabac et cancer. Pas étonnant que tant de gens se soient mis à fumer, et que l'habitude soit si dure à changer. [4]

Arrêtez tout de suite, et seulement 20 minutes après, votre cœur se calmera et votre tension baissera, et en quelques semaines votre circulation sanguine et votre fonction pulmonaire s'amélioreront. En quelques mois, les cils qui servent à nettoyer les alvéoles pulmonaires repousseront, et avant 1 an sans fumer, votre risque de maladie coronarienne aura diminué de 50%. [5]

Notre corps possède une incroyable capacité de régénération, donnez-lui cette chance. 85% des femmes atteintes d'un cancer du poumon meurent dans les 5 ans après, à 90% par les métastases, la propagation du cancer. [8]

La fumée alimentaire

Un quart des cancers du poumon touchent des gens qui n'ont jamais fumé. [21] Une partie est due au tabagisme passif, mais la cuisson des aliments, surtout la friture, dégage des toxines cancérigènes, même avant l'apparition de la fumée. [22,23,24] Pensez donc à ajouter une bonne ventilation dans votre cuisine. Certains aliments comme la viande et le poisson semblent être plus cancérigènes que d'autres, le bacon étant le pire. [25,32]

Faites le plein de brocolis

La fumée elle-même contient beaucoup de toxines qui affaiblissent le système immunitaire, et elles peuvent même endommager l'ADN. [6] Des scientifiques ont étudié le pouvoir de protection du brocoli, sur des fumeurs. Avec une portion par jour, après 10 jours, les dégâts sur l'ADN avaient diminué de 41%. C'est la preuve que les légumes ont des effets protecteurs puissants, même pour notre ADN. [7]

Comment ne pas mourir d'un cancer digestif

Le cancer colorectal tue 50 mille américains chaque année, 40 mille pour celui du pancréas, et 18 mille de l'œsophage.

Les agents protecteurs anticancer peuvent être classés en différentes catégories :

- Ceux qui empêchent le développement du cancer
- Les antioxydants qui empêchent la mutation de l'ADN
- Et ceux qui empêchent la prolifération et la croissance des tumeurs
- La curcumine est particulière car elle agit dans ces trois domaines. Par exemple 38% de mutation d'ADN en moins avec 1 petite cuillère par jour de poudre de curcuma du commerce. [13,14,15,16]

Le taux de cancer est bien moins élevé en Inde qu'aux USA. Les Américaines ont 10 fois plus de cancers colorectaux que les Indiennes, 17 fois plus de cancers du poumon, 12 fois plus de cancers des reins, 8 fois plus de la vessie, et 5 fois plus de cancers du sein ! C'est à peu près les mêmes ratios pour les hommes d'ailleurs.

L'utilisation du curcuma dans l'alimentation quotidienne a été avancé comme une raison à cela. En étudiant les fumeurs, ils ont trouvé qu'en mangeant du curcuma, les structures cancéreuses au niveau du rectum diminuaient de 40%. Et le seul effet négatif était la coloration des selles en jaune. [16] Et pour les polypes cancéreux déjà installés, une diminution de 50% après 6 mois, si on ajoute de la quercétine à la curcumine (se trouve dans les oignons rouges et le raisin). [17] Et lorsque le cancer colorectal est déjà développé et intraitable par chimio ou rayons, en quelques mois, de l'extrait de curcuma a interrompu la progression du cancer chez 33% des patients. [18]

Malgré ces taux de sauvetage de vie impressionnants, supérieurs à la chimio et aux rayons, le curcuma n'est jamais proposé comme premier traitement contre le cancer... c'est sûr que sans brevet déposable, il n'y a aucun intérêt financier à cela, et pourtant, tant de vies et de souffrances seraient épargnées. [19]

Les très faibles taux de cancer en Inde peuvent s'expliquer par les épices qu'ils utilisent au quotidien, mais aussi par le fait qu'ils sont les plus grands consommateurs de fruits et légumes, et seulement 7% de la population adulte consomme quotidiennement de la viande. [20] Ils consomment des légumes verts tous les jours, des légumineuses comme les haricots, les pois cassés, les pois chiches et les lentilles, très riches en agents anticancéreux

Les phytates

La clé contre le cancer colorectal semble être les fibres. En Ouganda, qui avait le taux le plus faible enregistré, le chirurgien Denis Burkitt, y a passé 24 ans à travailler dans différents hôpitaux, sans jamais avoir eu à traiter un seul cas de cancer du côlon. Après toutes ces recherches il a conclu que c'était la quantité de fibres qui faisait la différence, les Ougandais se nourrissant essentiellement d'aliments végétaux complets. [30,31,32,33]

Mais au niveau mondial, la recherche a montré que cela ne dépendait pas de la quantité de fibres ingérée, mais peut-être des phytates, présents dans les graines des plantes, donc dans les céréales complètes, les haricots, les noix et les graines. [34,35,36] Les phytates éliminent l'excès de fer dans l'organisme, évitant ainsi la génération de radicaux libres nocifs. [36] La viande contient un type de fer très associé au cancer du côlon, ce qui la rendrait doublement néfaste. [37]

Attention, les aliments végétaux raffinés, non complets, ne contiennent pas de phytates. Les phytates ont récemment été démontrés comme facilitant l'absorption de minéraux, on pensait le contraire jusqu'alors, et donc les personnes qui consomment le plus d'aliments riches en phytates présentent une meilleure densité osseuse et moins de fracture de la hanche. Ils agissent comme les médicaments anti-ostéoporose, mais sans les effets secondaires parfois catastrophiques. [41,42,43,44] Les phytates inhibent la croissance de presque toutes les cellules cancéreuses, colon, sein, utérus, prostate, foie, pancréas et peau. [48,49] Ils renforcent aussi l'action des globules blancs. [51] Et ils peuvent interrompre l'alimentation de tumeurs existantes. [52]

8 fois moins de risque de cancer du côlon avec une alimentation riche en produits végétaux et pauvre en viande. [46] Un changement simple peut déjà faire beaucoup. L'Institut National du Cancer américain a trouvé qu'ajouter 50 grammes de haricots par jour, réduisait la récurrence de polypes colorectaux de 65%. [47]

Cancer du pancréas

C'est le plus fatal de tous, seulement 6% des malades survivent après 5 ans. 20% pourraient être causés par le tabagisme, puis l'obésité et la consommation d'alcool.

Poulet et cancer du pancréas

L'étude EPIC, sur 477 000 individus, a conclu à une augmentation de 72% de risque de cancer du pancréas pour ceux qui mangeaient 50 grammes de poulet par jour. C'est l'équivalent d'un petit bout de blanc de poulet. [90]

En laboratoire, la curcumine a montré des effets contre les cellules cancéreuses du pancréas. [95] Mais certaines tumeurs peuvent être résistantes à la curcumine, seulement 2% des tumeurs ont réagi positivement à la curcumine, mais c'est équivalent aux résultats de la chimio.

Pour ce cancer fulgurant la prévention est la condition vitale, et passe donc par une alimentation saine, pas de tabac ni d'alcool, ni d'obésité.

Cancer de l'œsophage

18 000 nouveaux cas aux USA et 15 000 morts. Principal risque le tabac ; puis le reflux gastrique qui crée une inflammation des parois, ce qui peut être changé par l'alimentation. L'alcool en augmentant le risque.

Cancers du sang, les leucémies

Il s'agit de tumeurs qui circulent dans le sang au lieu de s'accumuler en un endroit. Elles débutent souvent dans la moelle osseuse, là où sont fabriqués les globules rouges, blancs et les plaquettes. A l'université d'Oxford, ils ont suivi 60 000 personnes et ont trouvé que les végétariens présentent moins de risque de cancers, et deux fois moins de risque de développer une leucémie que ceux qui mangent de la viande. [6,7]

Certaines molécules présentes dans les légumes peuvent agir. Le sulforaphane, contenu dans les crucifères (brocoli, chou-fleur, kale, autres choux, navets, roquette, radis, ...) tue les cellules leucémiques en laboratoire. [8] Sur une étude de 500 femmes ayant une leucémie, sous traitement de chimio et rayons, celles mangeant 3 portions de légumes par semaine ont eu un taux de survie supérieur de 40%. [9] L'étude de l'Iowa, sur 35 000 femmes arriva aussi à la conclusion que celles qui mangeaient des légumes avaient moins de risques. [11] Celle de la clinique Mayo aboutit aux mêmes conclusions, avec 5 portions de légumes par semaine, le risque est divisé par deux. [12]

Les antioxydants de ces légumes agissent fortement contre les cancers, mais pas les suppléments d'antioxydants. Par exemple, en 2010, un apport important de vitamine C par l'alimentation fait diminuer le risque de lymphome, mais une dose plus élevée de vitamine C (300 mg/jour) sous forme de pilules n'a pas semblé bénéfique. Même constat avec les caroténoïdes antioxydants. [13,14] Les compléments ne comportent que quelques antioxydants, alors que nos cellules en utilisent des centaines différentes en synergie. Les fruits et légumes sont le meilleur choix puisqu'ils contiennent une immense variété de molécules actives.

Cancer du sein

Chaque année 40 000 femmes en meurent aux USA, et 230 000 sont diagnostiquées.

Au moment où les docteurs dépistent une tumeur, elle peut être présente depuis 40 ans ou plus. [2] Il peut prendre très longtemps à se développer. Certains peuvent même commencer dans le fœtus à cause de l'alimentation et du mode de vie de la mère. [4,5]

L'institut pour la recherche sur le cancer américain a des recommandations qui se résument ainsi : "Les régimes alimentaires à base d'aliments complets d'origine végétale, légumes, céréales complètes, fruits et légumineuses, réduisent les risques de nombreux cancers, ainsi que d'autres maladies". [13]

Le suivi de 30 000 femmes ménopausées sans antécédents de cancer du sein, a montré une chute de 60% des risques, en suivant uniquement 3 des 10 recommandations de l'Institut, soit limiter l'alcool, manger essentiellement des aliments d'origine végétale et conserver un poids normal. Les effets positifs d'un changement de mode de vie se développent dès les premières semaines de vie saine. La diminution de protéines animales est un facteur majeur, puisqu'elles contiennent l'hormone de croissance du cancer appelée IGF-1. [16,17]

Les grillades cancérigènes

Dès 1939 on avait découvert la présence de substances cancérigènes dans les aliments grillés. Maintenant identifiées, ce sont les AH, amines hétérocycliques, des composés qui se forment lorsque des tissus musculaires de bœuf, de porc, de poisson et de volailles sont cuits à haute température, à la poêle ou au gril. [51,52]

Cholestérol et cancer

Le cholestérol LDL stimule la croissance des cellules cancéreuses, qui s'en nourrissent de façon stupéfiante, et l'utilisent pour diverses actions. [76,78,79] Mais les médicaments réduisant le cholestérol sont associés à de plus grands risques de cancer. Une étude publiée en 2013 conclut que les femmes ayant pris des statines pendant une décennie ont 2 fois plus de risques de développer un cancer du sein. [83]

Cancer et lait

28 000 morts aux USA chaque année. L'homme est le seul à continuer à boire du lait après son sevrage maternel. Il contient des hormones de croissance qui semblent stimuler la croissance du cancer. De nombreux liens ont été découverts entre la prise de produits laitiers et les cancers, comme le confirment les scientifiques d'Harvard. [9,10,11]

Par exemple, le cancer de la prostate a été multiplié par 25 au Japon depuis la deuxième guerre mondiale, ce qui coïncide avec un changement de leur alimentation, notamment une consommation d'œufs multipliée par 7, de viande par 9, et de produits laitiers par 20 ! [13]

Cela s'est d'ailleurs produit dans de nombreux autres pays. [14] De nombreuses études sont citées qui montrent l'augmentation des cancers avec la consommation régulière de produits laitiers...

Et comme il est désormais établi que les produits laitiers ne contribuent pas à la solidité osseuse, à part durant l'adolescence. Là aussi les études scientifiques citées sont nombreuses. Et les résultats montrent même des effets négatifs pour les buveurs de lait adultes, comme une augmentation des fractures, des maladies cardiovasculaires, et des cancers, pour chaque verre de lait supplémentaire, surtout pour les femmes. 3 verres de lait par jour sont associés à un doublement de la mortalité prématurée pour les femmes et les hommes. [25,26,27,28,31]

Les œufs, la choline et le cancer

Une étude d'Harvard qui a suivi 1 000 hommes atteints d'un cancer de la prostate, montre qu'un œuf par jour multiplie par 2 la progression du dit cancer et des métastases osseuses. Le seul aliment pire que les œufs étant la viande de volaille. Les mangeurs de poulet et de dinde multipliaient par 4 le risque de propagation du cancer. [33]

Ce sont les toxines de la cuisson qui semblent s'accumuler plus dans la viande de volaille que dans les autres. [34] Il semble que pour les œufs, ce soit la choline la responsable, car un taux sanguin élevé en choline a été associé à l'augmentation des cancers de la prostate. [35,36,37,38]

L'équipe d'Harvard conclut que les hommes qui mangent 2,5 œufs par semaine, voient leurs risques de mourir d'un cancer de la prostate augmenter de 81% ! [39] La choline des œufs, comme la carnitine de la viande, est transformée en toxine triméthylamine par le microbiote des carnivores. [40,41] Cette toxine, une fois oxydée dans le foie, augmente aussi les risques d'infarctus, d'AVC et de mort prématurée. [42]

Les industriels le savent, mais le cachent. Heureusement, comme l'a démontré notamment le Dr Ornish dans ses études cliniques, passer à un régime végétalien permet de ralentir le développement du cancer, et même de l'inverser chez certains sujets.

5/ Cancer selon le Dr Schwartz

D'après les livres du Dr Laurent Schwartz, "La fin des maladies ?", de 2019, ISBN 979-1020907059, "Cancer : Un traitement simple et non toxique", de 2016, ISBN 978-2365491778, "Cancer - Guérir tous les malades ?", de 2013, ISBN 978-2755611472. Et son site internet : https://guerir-du-cancer.fr/

Le docteur Laurent Schwartz (auteur du best-seller Cancer : un traitement simple et non toxique) a consacré sa vie à l'étude du cancer et au soin des malades, en France et aux États-Unis. Cancérologue de renom, formé à Strasbourg et à Harvard. Longtemps détaché à l'Ecole Polytechnique française, il a abandonné la pratique habituelle de cancérologie pour chercher un moyen plus efficace de lutter contre les cancers. Ses recherches l'ont conduit à constituer, au sein de l'École Polytechnique, un laboratoire pluridisciplinaire, rassemblant médecins, biologistes, chimistes, mathématiciens et physiciens.

Après des années de recherche sur cette maladie qui nous terrorise, le docteur Laurent Schwartz expose enfin ses conclusions au public. Préfacé par le professeur Luc Montagnier (Prix Nobel de médecine), il revient sur les premiers résultats encourageant de son traitement métabolique consistant à reprogrammer positivement les cellules cancéreuses plutôt que de les détruire systématiquement. On ne guérit pas plus du cancer aujourd'hui qu'il y a 30 ans, et on en meurt tout autant, et on voit une explosion globale du nombre des cancers, et la mortalité des jeunes augmente.

Il a retenu la théorie de l'effet Warburg, du Prix Nobel de médecine Otto Warburg, comme processus du cancer, c'est la fermentation des cellules qui ne brûlent plus le sucre, dû à une inflammation intense, qui finit par provoquer un cancer. Il mentionne dans une de ses conférences, que dans le passé, les scientifiques, pour provoquer un cancer chez une souris, la frottait longtemps pour créer une forte inflammation, qui se transformait ensuite en cancer.

Il a essayé des centaines de molécules sur près de 20 000 souris, pour trouver une synergie de molécules simples qui puissent être efficace, car si une seule molécule suffisait, elle aurait déjà été trouvée. Il ne semble pas connaître le travail du Dr Mathias Rath avec la Dre Aleksandra Niedzwiecki, qui ont pris la même voie, mais ont cherché des synergies de plus de 2 molécules, en ajoutant tant que les résultats n'étaient pas satisfaisants.

Le Dr Schwartz explique aussi dans une conférence de 2019 à la cité des sciences de La Villette, qu'il ne connaît rien à la vitamine C, mais que par contre il a connu une malade dont il a pu vérifier la réalité du dossier, qui a été guérie avec des injections massives de vitamine C. (https://youtu.be/5_6_z_DPwxY)

Il explique que le cytoplasme de la cellule est riche en potassium et pauvre en sodium, et l'influx nerveux se propage par un flux entrant de sodium et sortant de potassium… Est-ce pour cela qu'on va mieux en mangeant plus de végétaux, notamment grâce à l'apport en potassium ?

Finançant ses recherches contre le cancer avec les fonds récoltés par des contrats de recherche avec l'industrie du tabac, il a aussi découvert que dans le fait de fumer, le plus toxique n'était pas les goudrons du tabac, mais le CO2 avalé lors de l'aspiration !

En effet, comme le savent bien les écologistes, le CO2 est un gaz acidifiant, qui, dans le cas du tabagisme, agresse les alvéoles pulmonaires et acidifie l'eau de notre corps, comme il acidifie l'océan qui absorbe le CO2 de l'atmosphère. Ses travaux financés sur fonds propres, comme Matthias Rath et de nombreux autres scientifiques délaissés par les autorités, ont amené à des découvertes spectaculaires, puisque ses molécules simples permettent depuis 20 ans de ralentir, voire de stopper les cancers, avec souvent une rémission de plusieurs années.

Bien sûr, comme l'a montré l'étude de Lyon du Docteur de Lorgeril, la prévention des cancers passe par une alimentation de type méditerranéenne traditionnelle, et par un mode de vie adapté. Il rappelle aussi que les cancers de la peau ne sont pas causés par les UV, puisqu'ils sont souvent situés au niveau de l'anus, qui voit bien peu le soleil chez la plupart des gens. Encore un mensonge des autorités médicales. Il y a par ailleurs de plus en plus de morts par mélanome malgré une illusoire protection par les crèmes solaires.

Des traitements de plus en plus chers mais pas plus efficaces. Le cancer coûte à certains et rapportent beaucoup à d'autres. En France Sanofi encaisse 424 millions par an de la sécurité sociale, rien que pour un médicament qui pourrait être remplacé par de l'aspirine. Ce médicament est vendu 2,26 euros en

Angleterre mais 37,11 euros en France, aux frais du contribuable. Plus que de la puissance de certains lobbys, nos malades meurent de notre conformisme et de notre incapacité à remettre en question un dogme que tous nous savons faux. Le cancer est très probablement une maladie simple. Aujourd'hui le cancer est pensé comme une invasion par des cellules malignes et folles, il est traité comme un ennemi par des frappes chirurgicales, des poisons ou des rayonnements. Ce dogme est faux.

Par exemple, des études montrent que l'ablation de la prostate ne change rien quant à la survie des patients, et qu'au contraire elle est dangereuse. Comme l'étude de 2012 publiée dans le célèbre "New England Journal of Medecine". Or, la mortalité par cancer de la prostate a baissé de moins de 1% en cinquante ans, autant dire pas du tout. Ces faits sont camouflés par les laboratoires et le gouvernement. Il n'y a aucune maladie incurable il y a 40 ans, qui soit aujourd'hui curable, progrès zéro.

Avant-guerre, le cancer est compris par des Prix Nobel comme une maladie cousine du diabète. Ces scientifiques de renom avaient compris que la cellule cancéreuse est inondée de glucose qu'elle ne peut digérer et donc elle grossit.

De multiples publications, venant de laboratoires de différents pays montrent que l'on peut, chez l'animal, arrêter la croissance de la tumeur avec des molécules simples et non toxiques. Hier aussi le diabète et la tuberculose étaient des maladies complexes et par là incurables. Le cancer lui aussi va devenir une maladie simple et par là curable.

Cette méthode commence aux USA avec le médecin généraliste Bergson, qui apprend par un patient qu'un médecin de New York s'occupe de cancers avec succès. Il se renseigne et se met donc lui aussi à traiter ses patients avec l'acide lipoïque à faible doses, et avec de la naltrexone, et publie plusieurs cas extraordinaires. Des cas de cancers fulgurants qui vivent encore plusieurs années après, au lieu des quelques mois habituels pour ces cas-là. L'existence de ces malades fut vérifiée par l'institut national du cancer américain. Mais aucun essai clinique ne fut démarré, silence total.

Le docteur Schwartz donne l'exemple d'un de ses patient, Antonello, qui prend, en plus du traitement traditionnel, et associé avec un régime cétogène, riche en matières grasses, avec peu de protéines et pas de sucres, de l'acide lipoïque qu'il achète en Italie, car interdit en France, et de l'hydroxycitrate acheté en France. Dès le début du traitement, les métastases péritonéales régressent, lentement mais sûrement, et au bout de 6 mois un scanner confirme la régression des nodules. Il va bien trois ans après, il a repris le travail.

Il dit que des patients lui ont fait découvrir le ClO2, le dioxyde de chlore, qui ajoute une force de frappe supplémentaire en synergie avec les autres suppléments, qui permet même de faire régresser le cancer. Par contre il dit que l'effet diminue après 2 ou 3 ans... C'est peut-être parce que le dioxyde de chlore neutralise la vitamine C, ce qui empêche la fabrication de collagène et devient détrimentaire sur le long terme.

Il précise que techniquement et médicalement, ils sont totalement en dehors des clous avec ces méthodes non reconnues, mais qui sont pourtant les seules à fonctionner.

D'autres patients lui ont fait découvrir le bleu de méthylène comme complément qui a aussi de gros effets positifs chez certains patients. Pour de nombreux malades, la méthode Schwartz leur sauve la vie, alors cela vaut le coup de lire ses livres, en complément de l'adoption d'un mode de vie sain, comme décrit par le Docteur de Lorgeril bien sûr !

6/ Cancer selon le Pr Beljanski

D'après le livre du Pr Mirko Beljanski, "Cancer : l'approche Beljanski", de 2011, ISBN 978-2813202284

C'est un livre écrit par la femme du feu Pr Mirko Beljanski, qui explique ses découvertes et son combat. Elle dirige aujourd'hui sa Fondation. En France, après avoir obtenu son diplôme d'Etat de Docteur ès Sciences, il fut engagé par le CNRS en tant que biologiste et chercheur pour travailler à l'Institut Pasteur. Mirko Beljanski encouragea son épouse à poursuivre des études en biologie, ce qui permit à Monique d'intégrer, elle aussi, le CNRS.

Ensemble, ils rejoignirent l'équipe de recherche dirigée par le Professeur Macheboeuf.

Dès 1975, Mirko Beljanski avait démontré que toute molécule possédant un potentiel cancérogène déstabilisait l'ADN des cellules cancéreuses et stimulait la synthèse de ces ADN. Il mit aussi au point l'Oncotest, un test biochimique d'évaluation de l'impact des molécules de l'environnement sur le fonctionnement des gènes ; et surtout, proposa une nouvelle vision de la cancérogenèse qui s'est trouvée confirmée, lorsqu'il a montré que des extraits naturels avaient la propriété d'inhiber la synthèse des ADN cancer et non celle des ADN sains.

Il mit au point quatre extraits : trois extraits spécifiques réalisés à partir de Pao Pereira, de Rauwolfia Vomitoria, et de Ginkgo biloba, ainsi et des ARN-fragments très prometteurs.

Mirko Beljanski a également montré que l'un des produits, le Pao Pereira (Geissospermum Vellosii), possède un large spectre antiviral. Il s'est alors penché sur la lutte contre le VIH, virus du Sida.

Il publia 133 articles dans des revues scientifiques à comité de lecture. Au cours des années, un nombre croissant de médecins écrivirent à Mirko Beljanski pour lui commander ses produits pour leurs patients et en faire l'éloge.

François Mitterrand, Président de la République française, a eu recours aux produits Beljanski® pour contrôler ses métastases de cancer de prostate très avancé. Il allait de mieux en mieux et a pu finir son second mandat grâce à ces produits lorsque le secret fut dévoilé dans le livre du Dr. Claude Gubler, « Le Grand Secret ».

Les extraits Beljanski sont aujourd'hui mondialement reconnus pour leur efficacité :

- Le Pao Pereira (Geissospermum Vellosii) anciennement appelé PB-100 (Pao Beljanski 100), maintenant connu sous les noms de Pao V® et Pao V FM®;
- Le Rauwolfia Vomitoria, anciennement appelé BG-8 et aujourd'hui connu sous le nom de Rovol V®;
- Un extrait spécifique de Ginkgo biloba, obtenu avec une méthode inédite, connu sous le nom de Ginkgo V®;
- Les ARN-fragments connus sous le nom de ReaLBuild®.

Aujourd'hui, les travaux de Mirko Beljanski se poursuivent aux Etats-Unis où les produits sont fabriqués en exclusivité par la société Natural Source International, Ltd. Le CIRIS et la Fondation Beljanski déploient de très grands efforts afin de continuer la recherche et réaliser des essais cliniques en milieux hospitaliers avec les extraits Beljanski.

Pour plus d'informations il existe le site de la FONDATION BELJANSKI & ASSOCIATION CIRIS https://www.beljanski.info/

Cette association à but non lucratif de la loi de 1901, consacre l'essentiel de son budget à la recherche et à l'information en favorisant le partage d'expériences et d'informations pour permettre à tous d'avoir la chance de bénéficier des extraits Beljanski, efficaces et non toxiques. Le CIRIS tient à cet engagement fort d'information, d'aide et de soutien aux malades, à travers la diffusion de témoignages, notamment chaque année lors de la journée annuelle d'information du CIRIS ouverte à tous, et par sa présence à différents salons et réunions partout en France, avec 2735 membres et témoins de la méthode Beljanski.

7/ Cancer selon le Dr Simonici

D'après le livre du Dr Tullio Simoncini, "Cancer is a Fungus : A Revolution in Tumor Therapy", de 2007, ISBN 978-8887241082 **Titre traduit :** « Le cancer est un champignon : une révolution dans le traitement des tumeurs »

J'ai ajouté ce livre pour la méthode simple qui permettrait de détruire les tumeurs, en injectant du bicarbonate de sodium dans ou près des tumeurs. Celles-ci baignant dans un milieu très acide, le fait de l'alcaliniser subitement avec cette poudre, peut supposer un effet choquant. De plus sa théorie du cancer qui serait un champignon commun, le Candida albicans, se rapproche étrangement de la théorie de l'effet Warburg, ayant en commun la fermentation du sucre.

D'après le site internet et vidéo en français
http://www.curenaturalicancro.com/fr/

La thérapie du Dr Simoncini est expliquée dans la vidéo "L'HYPOTHÈSE FONGIQUE"

Sur la base d'années de recherche scientifique et clinique, au centre de chaque tumeur cancéreuse, il y a un champignon commun, Candida albicans. La bonne nouvelle, c'est que les tumeurs peuvent être traitées avec un puissant agent antifongique bon marché et facilement disponible.

D'après le point de vue microbiologique, c'est toujours le Candida qui envahit les différentes parties anatomiques, suscitant diverses réactions en fonction des organes dont il se nourrit.

Ces comportements sont fonction de la quantité et de la qualité des tissus affectés. Un organe dont le tissu connectif a été envahi se défend par une hyperproduction cellulaire qui tente d'enkyster les colonies fongiques qui essaient de coloniser complètement l'organisme. C'est de cette manière que la totalité des variétés histologiques des néoplasies peut être expliquée et cette variété histologique n'a aucune influence sur la détermination de la cause, qui est toujours et uniquement le Candida.

D'un point de vue pratique, c'est toujours le même Candida qui attaque différents tissus, chaque fois s'adaptant lui-même au type d'environnement qu'il trouve. Les caractérisations d'espèce usuellement assignées aux différents Candida (Candida albicans, C. krusei, C. parapsilosis, C. glabrata, C. tropicalis et d'autres) sous-estiment le fait qu'ils proviennent tous d'un seul progéniteur qui, quand il mute génétiquement pour attaquer un hôte, se transforme lui-même en telle ou telle population. (59)

R. L. Hopfer, par exemple, a trouvé pas moins de quatre espèces différentes de Candida dans les cultures post-mortem d'un patient leucémique.

N. Aksoycan a démontré que sept populations différentes de Candida avaient en réalité la même structure antigénique.

F. C. Odds rapporte comment la même population de Candida a pu coloniser différentes aires anatomiques à différents moments.

J. **Hellstein** a trouvé une origine clonale commune de Candida albicans à la fois chez des populations commensales et chez des populations pathogènes.

Son livre avait été traduit dans de nombreuses langues, mais semble indisponible maintenant. Le livre décrit comment une infection fongique forme toujours la base de chaque formation néoplasique, et cette formation essaie de se propager dans tout l'organisme sans s'arrêter.

Pour le moment, la croissance constante, uniforme et implacable d'une tumeur n'est en rien affectée par les traitements oncologiques actuels. Un taux de guérison du cancer qui oscille autour de 7% est mentionné dans les livres et traités classiques malgré toutes les astuces et distorsions des statistiques. Après avoir effectué les corrections nécessaires, cela revient à pratiquement zéro. Le reste est de la propagande pour l'oncologie orthodoxe. Sur la base des considérations scientifiques de ce livre qui démontrent que le cancer est provoqué par des masses fongiques (du type Candida), le bicarbonate de sodium est le seul remède utile qui est maintenant disponible pour guérir la maladie.

8/ Cancer selon le Dr Servan-schreiber *(Ajout 2022)*

D'après le livre du Dr David Servan-schreiber "Anticancer (nouvelle édition) : Les gestes quotidiens pour la santé du corps et de l'esprit", de 2014, ISBN 9782361321048

Contre le cancer, donnons les bonnes armes à nos défenses naturelles. Prévenir, mais aussi s'aider à guérir en complément des thérapies traditionnelles en renforçant son immunité.

David Servan-Schreiber retrace l'aventure scientifique qui l'a fait découvrir un mode de vie anticancer :
- les aliments bénéfiques,
- combattre le stress chronique,
- s'aider par le sport,
- mais aussi comment éliminer les poisons émotionnelles qui minent notre immunité.

Il ne parle pas seulement en tant que médecin et chercheur. Il révèle ici qu'il a été atteint, lui aussi, d'un cancer du cerveau et comment il a survécu au-delàs de toute espérance.

En partageant cette expérience dans cette nouvelle édition revue et augmentée, il espère qu'il aidera chacun, quelle que soit sa situation, à mettre toutes les chances de son côté.

En introduction à cette nouvelle édition, il explique que 17 ans auparavant il a appris qu'il avait un cancer au cerveau. Dans ce livre il raconte les années qui ont suivi, son retour à la santé, même meilleure qu'avant, en utilisant ses connaissances de médecin et de chercheur, pour trouver dans la littérature scientifique ce qui pouvait l'aider à guérir. Il a dépassé de très loin le diagnostic fatal qu'il avait alors reçu !

Son premier livre "Anticancer" avait rencontré un immense succès, traduit en 35 langues, distribué dans 50 pays.

A la page 60 il aborde le problème majeur qu'est l'inflammation, ce processus qui soutient la formation de nouveaux tissus et la guérison, en mobilisant le système immunitaire, mais qui devient néfaste et alimente la formation du cancer quand elle dure trop longtemps.

Il rappelle que dès 1863, le fondateur de la pathologie moderne, Rudolf Virchow, avait découvert que des patients développaient un cancer aux endroits précis où ils avaient reçu un coup, et aux endroits où un frottement répété s'opérait, comme celui d'un outil ou d'une chaussure.

Il avait observé au microscope que des cellules blanches se trouvaient au sein des tumeurs, et avait interprété cela comme étant une réparation tissulaire qui tournait mal.

Ce n'est qu'en 1986 qu'un médecin de Harvard aux USA, le Pr Harold Dvorak, a repris des recherches dans cette direction.

Voici sa publication de 1986 dans le New England Journal of Medecine :

"Tumors: Wounds that do not heal: Similarities between tumor stroma generation and wound healing"

Accès gratuit ici :

https://www.researchgate.net/publication/19623714_Tumors_Wounds_that_do_not_heal_Similarities_between_tumor_stroma_generation_and_wound_healing

Titre traduit : « Tumeurs : des plaies qui ne guérissent pas : similitudes entre la génération de stroma tumoral et la cicatrisation des plaies »

Résumé traduit : Les tumeurs qui réussissent, c'est-à-dire les tumeurs qui se développent progressivement chez l'hôte, sont des parasites obligatoires. Elles ont développé la capacité d'anticiper et de renverser la réponse de cicatrisation de l'hôte comme moyen d'acquérir le stroma dont elles ont besoin pour grandir et se développer.

Elles miment les plaies en déposant un gel extravasculaire de fibrine-fibronectine. De tels gels, dans les tumeurs comme sur les sites de lésion locale, signalent à l'hôte de mobiliser la réponse de cicatrisation. Cette réponse est stéréotypée et similaire dans les tumeurs et les plaies.

Dans les tumeurs, cependant, le signal de la matrice fibrine-fibronectine qui évoque la réponse de cicatrisation n'est pas auto-limité ; il continue à fonctionner et un nouveau gel se dépose en continu.

Ainsi, les tumeurs apparaissent à l'hôte sous l'apparence de blessures ou, plus exactement, d'une série interminable de blessures qui initient continuellement la guérison mais ne guérissent jamais complètement.

(C'est aussi sur ces bases scientifiques que le Dr Laurent Schwartz, médecin et professeur à la grande école Polytechinque France (l'X), a développé sa théorie du cancer et ses médicaments efficaces. Voir ses livres, dont certains sont cités ici dans mon livre.)

Le Pr Dvorak nota que plus d'un cancer sur six était directement lié à une inflammation chronique, comme le cancer de l'utérus apparaissant presque toujours après une infection chronique par le papillomavirus. Ou le cancer du côlon chez les personnes ayant une inflammation chronique des intestins. Pour le cancer de l'estomac c'est à la suite d'une infection chronique par Helicobacter pylori, et pour celui du foie c'est après un hépatite B ou C chronique. Le cancer du poumon étant la résultante d'une inflammation chronique des bronches par les produits toxiques présents dans les fumées...

Aujourd'hui l'inflammation chronique est reconnue internationalement comme étant un facteur majeur de développement des cancers.

Lors de la cicatrisation, la production des molécules toxiques, nécessaires pour stimuler le système immunitaire, s'arrête au bout d'un moment, mais dans le cas du cancer cela continue et nourrit les cellules cancéreuses, et étend l'inflammation.

Maintenant passons aux solutions qu'il a trouvées.

Page 97 il explique que notre alimentation moderne n'est plus adaptée à nos gènes qui ont plusieurs centaines de milliers d'années. Nos corps sont faits pour se nourrir de chasse et de cueillette, beaucoup de légumes et de fruits, parfois de la viande et des œufs d'animaux sauvages, et très peu de sucre ou de farine.

Aujourd'hui, la majorité des calories que nous ingurgitons proviennent de produits qui n'existaient pas lorsque nos gènes se sont développés, et qui plus est sont des sources majeures de nourriture pour les cellules cancéreuses, comme les sucres et les farines, ainsi que les huiles riches en Oméga 6 irritant.

Voilà pour résumer ce livre très fourni en informations et en explications, on arrive aux mêmes conclusions que les autres livres de médecins que je résume ici dans mon livre, il faut retrouver une alimentation et une activité physique, mais aussi émotionnelle adaptées à notre morphologie, à ce que notre corps permet, et non à ce que notre intellect imagine ou désire.

9/ Cancer et Vitamine C *(Ajout 2022)*

Voici une découverte scientifique moderne extrêmement importante, qui confirme l'importance du collagène pour contenir le développement des cancers. D'autres études l'avaient déjà montré, mais aucun écho n'est parvenu à la presse ni dans les milieux médicaux, puisque la vitamine C y est toujours ignorée, du moins en France.

Car n'oublions pas que sans ascorbate (vitamine C), point de production de collagène, et donc prolifération de cancers !

Article trouvé dans Science et Avenir :
https://www.sciencesetavenir.fr/sante/cancer/des-chercheurs-decouvrent-comment-eviter-que-les-cellules-cancereuses-s-activent_160040

Titre : Des chercheurs découvrent comment éviter que les cellules cancéreuses s'activent

Extrait : "Des chercheurs de l'École de médecine Icahn de l'hôpital new-yorkais Mount Sinai (États-Unis) ont suivi de près des cellules cancéreuses afin de comprendre quel était le mécanisme par lequel elles restaient "endormies" ou se réveillaient pour entraîner une nouvelle tumeur."

"les chercheurs ont mis en évidence chez la souris que les cellules cancéreuses dormantes produisaient du collagène de type 3 (des protéines structurales de la matrice extracellulaire). Tant que ce "lit" autour de ces cellules reste bien pourvu de collagène, elles ne se réveillent pas. Mais lorsqu'il s'épuise, une voie de signalisation est déclenchée, entraînant alors le "réveil" de la cellule tumorale."

L'étude originale a été publiée dans la revue scientifique Nature Cancer

Accès gratuit :

« A tumor-derived type III collagen-rich ECM niche regulates tumor cell dormancy » https://www.nature.com/articles/s43018-021-00291-9

Titre traduit : Un cocon de Matrice Extra Cellulaire riche en collagène de type III dérivé d'une tumeur régule la dormance des cellules tumorales

Extraits traduits : Les cellules cancéreuses se disséminent et se reproduisent dans des organes distants, où elles peuvent rester dormantes pendant de nombreuses années avant de former des métastases cliniquement détectables.

Ici, nous avons étudié comment les cellules tumorales disséminées détectent et remodèlent la matrice extracellulaire (ECM) pour maintenir la dormance.

La protéomique de la MEC a révélé que les cellules cancéreuses dormantes assemblent un cocon de MEC enrichie en collagène de type III.

Le collagène de type III dérivé d'une tumeur est nécessaire pour maintenir la dormance tumorale, car sa perturbation restaure la prolifération des cellules tumorales.

La microscopie a en outre révélé que la transition de dormance à réactivation s'accompagne de changements dans l'architecture et l'abondance du collagène de type III.

L'analyse d'échantillons cliniques a révélé que les niveaux de collagène de type III étaient augmentés dans les tumeurs de patients atteints d'un carcinome épidermoïde de la tête et du cou sans ganglions lymphatiques.

Nos données soutiennent l'idée que la manipulation de ces mécanismes pourrait servir de barrière aux métastases par induction de la dormance des cellules tumorales disséminées.

Le collagène de type III induit la dormance des cellules tumorales.

Des études antérieures ont montré que le collagène stromal de type III limite la formation de métastases à partir de tumeurs mammaires [51], mais ce phénotype n'a pas été exploré dans le contexte de la régulation de la dormance."

Selon le Dr Cathcart :

Il a traité plus de 30 000 patients dans sa carrière, et il affirme que le Dr Ewan Cameron en association avec le Pr Linus Pauling (15, 16, 17) a montré l'utilité de l'ascorbate dans le traitement du cancer ; bien que ces études n'aient utilisé qu'un maximum de 10 grammes par jour de vitamine C, alors que Cathcart et d'autres spécialistes ont du succès avec des doses bien plus grandes.

Citation de Cathcart : "Des doses de vitamine C importantes comme de 1 à 10 grammes par 24 heures ne font que du bien limité. Mais lorsque l'ascorbate est utilisé en quantités massives, comme 30 à 200+ grammes par 24 heures, ces quantités fournissent directement les électrons nécessaires pour éteindre les radicaux libres de presque toutes les inflammations."

En 1976 les résultats de cette étude clinique avec 10 grammes par jour par IV, (15) furent spectaculaires, puisque multipliant par 4 le temps moyen de survie de patients cancéreux terminaux, certains ayant survécu 20 fois plus longtemps !

Citation de cette étude de 1976 : "Les résultats d'un essai clinique sont présentés dans lesquels 100 patients atteints de cancer en phase terminale ont reçu une supplémentation en ascorbate dans le cadre de leur traitement de routine. La durée de survie moyenne est plus de 4,2 fois plus longue chez les sujets ayant reçu l'ascorbate (plus de 210 jours) que chez les témoins (50 jours)." [15]

Puis en 1978 ils ont fait une deuxième étude clinique [16], qui a donné des résultats encore plus positifs, mais toujours avec seulement 10 grammes par jour.

Citation de cette étude de 1978 : "Une étude a été réalisée sur les temps de survie de 100 patients atteints de cancer en phase terminale à qui on avait administré un supplément d'ascorbate, généralement 10 g / jour. Les deux groupes de patients étaient en partie les mêmes que ceux utilisés dans notre étude précédente de 1976.

Les durées de survie ont été mesurées non seulement à partir de la date "d'incurabilité", mais également à partir de la date connue de la première visite à l'hôpital pour le cancer qui a finalement atteint la phase terminale. Les patients traités par l'ascorbate ont eu une durée de survie moyenne environ 300 jours supérieure à celle des témoins. Des durées de survie supérieures à un an après la date d'inaptitude au traitement ont été observées chez 22% des patients traités à l'ascorbate et chez 0,4% des témoins.

La durée de survie moyenne de ces 22 patients traités par l'ascorbate est de 2,4 ans après avoir atteint le stade apparemment terminal ; 8 des patients traités par l'ascorbate sont toujours en vie, avec un temps de survie moyen après un traitement de 3,5 ans."

Et en 1991, le Dr Cameron publie son protocole (17) :

"Un protocole d'utilisation de la vitamine C dans le traitement du cancer, mis au point depuis plusieurs années à l'hôpital Vale de Leven en Écosse, est présenté. L'expérience clinique a montré que ce protocole était à la fois sûr et efficace. Il n'est pas nécessaire de le suivre « à la lettre », mais il fournit des conseils généraux aux médecins peu familiarisés avec cette approche thérapeutique. Il recommande que tous les patients cancéreux traités de cette manière reçoivent un traitement initial d'ascorbate par voie intraveineuse, suivi d'une dose orale d'entretien à prendre indéfiniment par la suite. L'importance de l'administration continue par opposition à l'administration intermittente est soulignée."

Les autorités médicales ont simplement critiqué les résultats de ces études, et aucune autre étude n'a été faite avec des grosses doses de vitamine C par intraveineuse. Des études ont été faites par prise orale, ce qui n'a pas du tout le même effet, dû à la limitation d'absorption par les intestins, empêchant des quantités suffisantes d'atteindre le sang.

Pourquoi ne pas avoir refait des études par intraveineuse ?

De plus Pauling et Cameron, ainsi que les autres utilisant cette méthode ont toujours dit que la vitamine C n'était pas le seul facteur à modifier, que c'était juste une des mesures à prendre.

Une grande revue sur les études de la vitamine C contre les cancers vient d'être publiée en Hollande en 2019. (11) Elle explique très clairement que la prise orale de vitamine C ne permet des doses jusqu'à 70 fois inférieures aux intraveineuses, et limite complètement la présence de vitamine C dans le sang à 220 µM. Voilà donc pourquoi les résultats de Pauling et Cameron n'ont pas pu être reproduits, parce que leur méthode n'a pas été appliquée correctement, pourquoi ?

Extraits traduits de l'étude de 2019 : "Cet examen évalue l'efficacité et la sécurité de l'administration de vitamine C dans le cancer... Un total de 19 études ont été incluses...

Dans les années 1970, Linus Pauling, lauréat du prix Nobel, avait déjà développé une stratégie d'utilisation de vitamine C intraveineuse (IV) chez les patients cancéreux [1,2]. Il a traité des patients atteints d'un cancer avancé avec de fortes doses de vitamine C et a signalé un effet positif sur la survie. Cependant, ces études ont été méthodologiquement critiquées sur plusieurs aspects tels que la collecte et l'analyse des données. Cela a résulté dans un usage limité de vitamine C chez les patients cancéreux.

D'autres études réalisées par la suite ne purent pas reproduire ces résultats ; Cependant, à l'opposé de l'utilisation intraveineuse de vitamine C par

Pauling et al., dans la plupart de ces études, une supplémentation orale en vitamine C a été utilisée [3]. Les études pharmacocinétiques montrent pourtant que le mode d'administration fait une grande différence dans la concentration plasmatique maximale de vitamine C, et que l'administration par voie intraveineuse est beaucoup plus élevée (jusqu'à 70 fois) qu'après une prise orale [4].

Les concentrations plasmatiques maximales continuent également d'augmenter lorsque la dose de vitamine C par voie intraveineuse augmente, tandis que les concentrations plasmatiques maximales se situent autour de 220 µM, même si les doses orales sont augmentées."

Toutefois il faut signaler que cette revue n'inclut aucune étude menée par le Dr Rath, qui est pourtant devenu le plus grand spécialiste des traitements à base de vitamine C.

Précision de sécurité selon le Docteur Cathcart :

"Le conseil d'Ewan Cameron contre le fait de donner aux patients cancéreux présentant une métastase étendue de grandes quantités d'ascorbate trop rapidement au début doit être pris en compte. Il a découvert qu'une nécrose ou une hémorragie étendue du cancer pouvait parfois tuer un patient présentant des métastases étendues si la vitamine C était démarrée trop rapidement [16].

Deux publications du Dr Cathcart

1 - Titre traduit : Vitamine c, titrant à la tolérance intestinale, anascorbémie et scorbut induit aiguë
Source http://www.mall-net.com/cathcart/titrate.html (1981)

Résumé : Une méthode d'utilisation de la vitamine C en quantités juste en deçà des doses qui produisent la diarrhée est décrite (TITRAGE À LA TOLÉRANCE INTESTINALE). La quantité d'acide ascorbique oral tolérée par un patient sans produire de diarrhée augmente quelque peu proportionnellement au stress ou à la toxicité de sa maladie.

Les doses de tolérance de l'intestin d'acide ascorbique améliorent les symptômes aigus de nombreuses maladies. Des doses plus faibles ont souvent peu d'effet sur les symptômes aigus mais aident le corps à gérer le stress de la maladie et peuvent réduire la morbidité de la maladie. Cependant, si des doses d'ascorbate ne sont pas fournies pour satisfaire ce potentiel de prélèvement sur les nutriments, les premiers tissus locaux impliqués dans la maladie, puis le sang, puis le corps en général deviennent épuisés en ascorbate (ANASCORBÉMIE et SCORBUT INDUIT AIGU). Le patient est ainsi exposé à des complications de processus métaboliques connus pour être dépendants de l'ascorbate.

2 - Titre traduit : Fonction unique de la vitamine c
Source http://www.mall-net.com/cathcart/unique.html

Résumé : La vitamine C est une substance réductrice, une donneuse d'électrons. Quand la vitamine C fait don de ses deux électrons de haute énergie pour récupérer un radical libre, une grande partie du déhydroascorbate résultant est re-réduit en vitamine C et donc utilisé à plusieurs reprises. La sagesse conventionnelle est correcte en ce que seules de petites quantités de vitamine C sont nécessaires pour cette fonction en raison de son utilisation répétée. Le point manqué est que la partie limitante du piégeage des radicaux libres non enzymatique est la vitesse à laquelle les électrons à très haute énergie sont fournis par le NADH pour réduire à nouveau la vitamine C et d'autres piégeurs de radicaux libres.

En cas de maladie, les radicaux libres se forment à un rythme plus rapide que les radicaux des électrons d'énergie sont mis à disposition.

Des doses de vitamine C importantes comme de 1 à 10 grammes par 24 heures ne font que du bien limité. Cependant, lorsque l'ascorbate est utilisé en quantités massives, comme 30 à 200+ grammes par 24 heures, ces quantités fournissent directement les électrons nécessaires pour éteindre les radicaux libres de presque toutes les inflammations. En plus, à des concentrations élevées, l'ascorbate réduit le NAD (P) H et peut donc fournir les électrons de haute énergie nécessaires pour réduire la molécule d'oxygène utilisée dans l'éclatement respiratoire des phagocytes. Dans ces fonctions, la partie ascorbate est principalement gaspillée mais le nécessaire des électrons de haute énergie sont fournis en grandes quantités.

Ce qui rend la thérapie à la vitamine C encore plus utile, c'est qu'elle prend également en charge les fonctions du système immunitaire, travaillant ainsi avec la capacité inhérente du corps à combattre les cellules cancéreuses. Une étude publiée dans le Journal of Angiogenesis Research a montré que de fortes doses de vitamine C restreignent la formation des vaisseaux sanguins qui servent à transporter le flux sanguin et les nutriments vers le site tumoral nécessaire à sa croissance et sa prolifération [9]. En outre, la vitamine C intraveineuse améliore la qualité de vie des patients atteints de cancer en réduisant la gravité des effets secondaires dévastateurs qui accompagnent généralement le traitement conventionnel du cancer comme la chimiothérapie et la radiothérapie [10].

Selon le Dr Thomas Levy

Voici ce que dit le Dr Thomas Levy concernant la vitamine C utilisable contre les cancers, qu'il qualifie de mieux que la chimiothérapie, du 19 août 2013 :

"Bien que la vitamine C soit "seulement" un antioxydant, sa structure chimique unique, ressemblant étroitement au glucose, lui permet de pénétrer dans toutes les zones et tissus hydrosolubles du corps, à l'intérieur des cellules et à l'extérieur des cellules. Elle ne parvient vraiment pas à se concentrer dans les zones grasses, bien qu'elle puisse encore y avoir un impact antioxydant, car elle régénèrera les antioxydants liposolubles, tels que la vitamine E oxydée, vers un retour à leur statut normal de donneur d'électrons."

La vitamine C tue les cellules cancéreuses

Bien que la vitamine C améliore la santé des cellules normales, elle augmente le stress oxydatif à l'intérieur des cellules malignes. En effet, toutes les cellules cancéreuses accumulent du fer et du peroxyde d'hydrogène, et la vitamine C peut générer des radicaux hydroxyles hautement réactifs via la réaction de Fenton qui peuvent tuer la cellule lorsqu'elle est suffisamment activée.

Les cellules normales ont seulement relativement peu de fer et pratiquement pas de peroxyde d'hydrogène, et la vitamine C ne peut pas augmenter le stress oxydatif dans ces cellules. En fait, dans les cellules normales, le seul effet de la vitamine C est une diminution du stress oxydatif.

De plus, lorsqu'une quantité suffisante de vitamine C est présente de façon chronique à l'intérieur des cellules, elles ne peuvent pas accumuler de fer et de peroxyde d'hydrogène, et elles ne peuvent pas devenir malignes en premier lieu.

Si vous êtes réticents à traiter votre cancer avec uniquement avec la vitamine C, prenez-la avec votre chimiothérapie. La façon dont l'information est présentée au public rend relativement rare le fait que quelqu'un ne veuille pas de chimio. La plupart veulent "couvrir toutes les bases" et prendre de la chimio avec tout ce qu'ils peuvent trouver bon, y compris la vitamine C.

La vitamine C neutralisera tout médicament chimio toxique si elle le rencontre directement dans le sang, comme s'il s'agissait de venin de serpent ou de toute autre toxine transmise par le sang. Cependant, lorsque la vitamine C est administrée avant la chimio, ou plusieurs heures après la chimio, elle ne fera qu'aider.

La vitamine C augmente le stress oxydatif à l'intérieur des cellules cancéreuses avec la chimio et augmentera donc la destruction des cellules cancéreuses, tout en aidant à réparer les dommages causés par la chimio aux cellules normales.

De nombreux cas de résolution du cancer par la vitamine C sont documentés dans la littérature. Généralement, les meilleurs effets seront obtenus par des infusions de 50 grammes ou plus par voie intraveineuse, avec de la vitamine C encapsulée dans des liposomes oraux, plusieurs grammes par jour. Comme discuté dans d'autres articles, de nombreux patients atteints de cancer ne s'amélioreront pas ou ne maintiendront pas leurs améliorations s'ils ne traitent pas les infections dentaires, en particulier les traitements de canaux radiculaires, dans le cadre de leur protocole de traitement. 4 références scientifiques sont données à la fin de son article.

10/ Cancer colorectal et alimentation *(Ajout 2022)*

En 2021, de nombreux sites internet, comme Science-et-Avenir, le journal Sud-Ouest, ou Radio Canada, et de grands journaux nationaux ont publié plusieurs articles bien sourcés qui expliquent des liens entre certains cancers et l'alimentation.

C'est encore le processus inflammatoire qui est en cause. Les produits animaux et les produits industriels transformés contiennent des molécules qui déclenchent une réaction de notre corps, une inflammation qui dure plusieurs heures après l'ingestion, dans nos intestins, et dans notre système neuro-cardiovasculaire quand ces toxines entrent dans le système sanguin.

Le déclenchement du cancer intervenant notamment lorsque l'inflammation devient chronique, il faudrait manger de ces produits irritants qu'une seule fois par jour, en ne faisant qu'un repas non végétal par jour, ou mieux encore, comme dans les populations qui ne souffrent ni de cancers, ni d'inflammations chroniques, comme nos ancêtres, ne manger des produits animaux ou ultra transformés qu'une à quelques fois par semaine et en petites quantités.

Dans certains pays on mange des produits inflammatoires à tous les repas, des produits animaux ou industriels tout au long de la journée, du lever au coucher, ce qui ne permet pas à la réaction inflammatoire de s'arrêter après quelques heures, puisqu'elle est continuellement relancée tout au long de la journée, et c'est là que se développe le processus cancéreux.

En juin 2021 des articles titraient :

"Des chercheurs montrent un lien entre la consommation de viande rouge et le cancer"

Jusqu'ici les experts n'étaient pas persuadés de l'existence d'un véritable lien entre la viande rouge et le cancer colorectal, faute de comprendre la mutation des cellules entraînée par sa consommation.

Or, une nouvelle étude publiée dans la revue scientifique Cancer Discovery, a pu identifier les caractéristiques spécifiques des dommages causés sur l'ADN par un régime alimentaire très riche en viande rouge.

La publication de la revue Cancer Discovery :

"Discovery and Features of an Alkylating Signature in Colorectal Cancer"

Accès libre ici : https://cancerdiscovery.aacrjournals.org/content/11/10/2446

Titre traduit : "Découverte et caractéristiques d'une signature alkylante dans le cancer colorectal"

Extraits traduits : "Le cancer colorectal comporte plusieurs facteurs de risque liés au mode de vie, mais les mutations sous-jacentes pour la plupart n'ont pas été observées directement dans les tumeurs. L'analyse de 900 cancers colorectaux avec séquençage de l'exome entier et annotations épidémiologiques a révélé une signature mutationnelle alkylante qui était associée à la consommation de viande rouge et à la localisation distale de la tumeur"

"Cette signature alkylante est associée à des apports élevés de viande rouge transformée et non transformée avant le diagnostic."

"Ensemble, ces résultats relient pour la première fois une signature mutationnelle colorectale à un composant du régime alimentaire et impliquent davantage le rôle de la viande rouge dans l'initiation et la progression du cancer colorectal."

En juillet 2019 des articles annonçaient :

"Cancer colorectal : viande rouge, farine blanche et graisses transformées en cause". Manger trop de viandes rouges, trop d'aliments raffinés (pâtes blanches, pain blanc...), trop de produits industriels à base d'acides gras trans (pâtisseries, céréales, gâteaux ...) dégrade nettement notre état de santé. Surpoids, obésité, diabète, maladie du foie gras...

Des chercheurs espagnols ont analysé des cas de cancers colorectaux. Le résultat est qu'il existe une corrélation entre un sur-risque de cancer colorectal et les régimes proinflammatoires, explique la Dre Mireia Obón-Santacana.

« Les volontaires suivant ce régime étaient deux fois plus exposés à la survenue de cette tumeur. »

En cause, le mécanisme inflammatoire et l'accumulation du stress oxydatif. Les aliments inflammatoires déclenchent aussi des asthmes, des rhumatismes et des diabètes."

Il s'agit de la grande étude espagnole nommée MCC SPAIN

Elle se trouve ici : https://www.mccspain.org/

Extraits traduits : MCC-Spain est une étude populationnelle multi-cas-témoins réalisée entre septembre 2008 et décembre 2013 dans 12 provinces espagnoles, qui comprend des cas de cancer colorectal, de cancer du sein, de cancer gastrique, de cancer de la prostate et de leucémie lymphatique chronique.

Le recrutement des cas de cancer a eu lieu dans les 23 hôpitaux collaborateurs. L'étude a recruté 10 106 sujets : 2 140 cas de cancer colorectal, 1 738 de cancer du sein, 1 112 de cancer de la prostate, 459 de cancer gastrique et 559 de leucémie, ainsi que 4 098 témoins.

« Nous avons observé une association entre le risque de développer un cancer colorectal et le potentiel inflammatoire de l'alimentation. C'est-à-dire que les participants qui suivaient un régime inflammatoire avaient presque deux fois plus de risques de développer un cancer colorectal, qui est le 4ème cancer le plus fréquent dans le monde », explique la Dre Mireia Obón.

« Par conséquent, afin de prévenir de tels cancers, il est très important de suivre les recommandations des agences officielles et des agences internationales. Nous devrions réorienter nos habitudes alimentaires vers un régime méditerranéen, riche en fruits et légumes, noix, grains entiers et huiles saines, comme l'huile d'olive et s'éloigner d'un régime plus pro-inflammatoire », argumente-t-elle.

Un régime inflammatoire se caractérise généralement par la consommation de glucides raffinés, de viande rouge et transformée et de graisses saturées ou trans.

« Dans cette étude, nous nous sommes concentrés sur le rôle de l'alimentation, et en particulier sur sa capacité inflammatoire et antioxydante, car il est prouvé que l'inflammation chronique et le stress oxydatif influencent le développement de ces deux types de cancer », explique le Dr Víctor Moreno, qui est également membre de la faculté de médecine et des sciences de la santé de l'Université de Barcelone (UB).

Et pour clore ce chapitre, une troisième publication :

En date du 03 Nov 2021 de l'Université de Kiel en Allemagne (Christian-Albrechts-Universität zu Kiel).

Titre original : "How chronic intestinal inflammation can cause cancer" https://www.bionity.com/en/news/1173365/how-chronic-intestinal-inflammation-can-cause-cancer.html

Titre traduit : "Comment l'inflammation intestinale chronique peut causer le cancer"

Extraits traduits : "Les maladies inflammatoires chroniques de l'intestin (MICI) sont des inflammations du tractus gastro-intestinal qui se manifestent par phases et s'accompagnent de selles sanglantes, de diarrhée et d'une grave altération de la qualité de vie.

Les patients atteints de MII présentent un risque accru de développer un cancer colorectal.

Ceci est facilité par le fait que l'ADN des cellules de la muqueuse intestinale (épithélium intestinal) est endommagé par des processus inflammatoires chroniques.

En cas d'endommagement de l'ADN, une cellule saine se protège de l'accumulation d'un génome défectueux en ne se divisant pas davantage. Cependant, ces mécanismes de protection sont suspendus dans des conditions inflammatoires, ce qui favorise le développement du cancer de l'intestin.

On ne comprend pas encore pourquoi ces mécanismes de protection deviennent dysfonctionnels en cas d'inflammation chronique."

11/ Spécial leucémie, cancer du sang

Le docteur Frederick R. Klenner, il y a quelques dizaines d'années, avait établi un protocole contre le cancer, axé sur la vitamine C, mais pas uniquement. (Je n'ai pas la place de le reproduire dans ce livre.) Source : http://vitamincfoundation.org

Mais il disait alors : "La vitamine C contrôlera la leucémie myélocytaire avec 25-30 grammes par voie orale par jour. Combien de temps faut-il attendre que quelqu'un commence une perfusion continue d'acide ascorbique pendant deux à trois mois, en donnant 100 à 300 grammes par jour, pour diverses affections malignes ?"

Et voici deux témoignages vidéo plus récents de leucémies guéries rapidement avec des grosses doses de vitamine C, qui ont fait la une des journaux télévisés en Nouvelle-Zélande.

Un riche fermier australien, 2011

Source : https://supervitaminec.com/fermier-sauve-vitamine-c-liposomique/

Reportage de la télé nationale de Nouvelle Zélande sur le cas d'Alan Smith, que les docteurs voulaient « débrancher », et qui est aujourd'hui en pleine forme grâce à des méga-doses de vitamine C. Vidéo originale en Anglais : http://www.3news.co.nz/Living-Proof-Vitamin-C---Miracle-Cure/tabid/371/articleID/171328/Default.aspx

Traduction par JT, Mai 2011 :
C'est le cas très médiatisé d'un riche fermier new-zélandais sauvé de la mort par la vitamine C.

Le Présentateur : C'est l'histoire d'un homme, un producteur laitier, qui est revenu de chez les morts. Les docteurs voulaient débrancher les systèmes de maintien en vie. Mais sa famille refusait d'abandonner.

Ils ont demandé à l'hôpital d'essayer des hautes doses de vitamine C.

Eh bien comme Mélanie Ribu va vous montrer, cela a tourné en bagarre, car les spécialistes ne croyaient pas qu'un tel traitement puisse fonctionner.

Mais ce qu'on peut dire c'est que le fermier n'est plus à la porte de la mort. Et comme sa famille le revendique, il est une preuve vivante.

(00.35) **La journaliste :** Voici le fermier Alan Smith, dans l'unité de maintien en vie, juste avant que les docteurs ne disent à sa famille que les instruments de maintien en vie allaient être éteints, et qu'il allait être permis de mourir.

(00.50) **Sa femme :** Je le regardais et il semblait sans espoir, il ne donnait plus un signe de vie.

La journaliste : La femme, Sonnia et le fils se rappellent de ce qu'on leur avait dit. « Tout était fini ».

Sa femme : Il était sans mots et allongé là, comme mort, alors qu'il avait toujours été celui sur qui on pouvait compter.

(01.20) **La journaliste :** Sonnia et Alan se sont mariés quand ils avaient 17 ans. Ils ont 3 enfants, et le 9 ème petit enfant était en bonne voie quand **Allan a eu un cas sévère de grippe porcine.**

Sa femme : Ils ne pouvaient pas nous aider en quoi que ce soit. La question était « qu'allons-nous faire ? » Et il avait 56 ans.

La journaliste : Retour à l'arrière de la maison (avion atterrit), Alan revient d'un contrôle aérien de sa ferme. On l'appelle l'homme miraculé. (Échange de politesses entre Alan et la journaliste). La survie d'Alan Smith a été décrite comme un des cas les plus remarquables, et son retour à la pleine santé un des plus controversés dans l'histoire médicale de la Nouvelle-Zélande.
Vous avez de la chance d'être en vie.

Alan : Je suis très chanceux ...

Photo 1 : Avant la vitamine C, les docteurs voulaient le « débrancher » ; **Sa grippe porcine avait dégénéré en leucémie fatale ...**

Photo 2 : Comparaison de ses poumons **avant et après seulement 2 injections de vitamine C,** cela prouve **la puissance qu'a la vitamine C pour tuer les agents pathogènes !**

Photo 3 : Après **1 semaine à 6 sachets de vitamine C Liposomique par jour,** Alan juste avant sa sortie d'hôpital ... alors qu'**il aurait déjà disparu si sa famille avait suivi l'avis des médecins !**
Photo 4 : Le **produit miracle qui l'a sauvé, la vitamine C Liposomique,** qui fonctionne même **mieux que des injections de mégadoses de vitamine C !!**

Un policier New Zélandais, en 2014

Source : "Vitamin C for cancer? 'Miracle man' Anton Kuraia's highly controversial treatment" Chaine de télévision "1 NEWS" : https://youtu.be/RBMnRmbNMr0

Diagnostiqué d'une leucémie suivie d'un échec de chimiothérapie, Anton Kuraia n'a eu que quelques semaines à vivre. Il a commencé à planifier ses funérailles. Il a ensuite essayé des injections intensives de vitamine C. Dix mois plus tard, son cancer est toujours en rémission. Le voyage du policier de Whangarei lui a donné un nouveau sens du but et une appréciation de la vie.

Après deux mois de chimiothérapie intensive, il y a eu peu d'amélioration. Il a été renvoyé chez lui de l'hôpital avec des semaines à vivre et on lui a dit qu'il tomberait dans le coma et mourrait. Le policier de Whangarei, âgé de 43 ans et père de trois enfants, fut brisé.

"Je me souviens avoir demandé à mon médecin en oncologie s'il y avait quelque chose que je pouvais faire, quoi que ce soit. Mais il était clair qu'il n'y avait pas d'autres options et qu'une mort certaine serait sur moi."

La chimiothérapie intensive a fait des ravages et Anton est passé de 96 kg à 74 kg.

"Ils ont poussé l'enveloppe aussi fort qu'ils le pouvaient. J'étais tellement malade que je me suis allongé sur mon lit d'hôpital et je n'ai pas pu ouvrir les yeux pour voir ma famille."

Ensuite, il n'y avait plus rien à faire. Après 10 semaines d'hospitalisation et deux cycles de chimiothérapie, Anton est sorti le 31 juillet avec la nouvelle que son cancer était trop agressif et qu'il lui restait huit semaines à vivre.

La vitamine C : C'est alors qu'Anton a envisagé d'autres options. Le rôle des thérapies alternatives dans les traitements contre le cancer a toujours été controversé. Les médecins les approuvent très rarement, au lieu de cela, ils pourraient prudemment dire qu'ils sont heureux que les patients recherchent d'autres options, mais lorsque vous n'avez plus d'options, vous essayez de tout.

Deux jours après le retour d'Anton à la maison, Sebastian est rentré de l'école et a mentionné que l'oncle d'un ami avait utilisé une dose élevée de vitamine C pour aider à combattre son cancer. L'oncle avait vu le Dr Wojcik à la Northland Environmental Health Clinic. Anton s'est connecté à Internet et a recherché sur la vitamine C.

"Je me suis naturellement penché sur la vitamine C à haute dose, les thérapies et les suppléments de l'autre côté de la barrière pharmaceutique.

Le régime d'Anton a subi une refonte majeure, le sucre étant un aliment à supprimer. Les smoothies aux fruits et légumes frais sont devenus à l'ordre du jour.

La forme liquide à haute dose de vitamine C est 90g de liquide clair pris par voie intraveineuse pour contourner l'intestin : "Cela prend 2 à 4 heures et vous vous sentez un peu groggy après." Après 10 semaines de saine alimentation et de perfusions - deux semaines de plus que les experts ne lui avaient donné à vivre - Anton se sentait mieux et a accepté de subir une biopsie de moelle osseuse.

Les résultats ont révélé que le cancer avait diminué à moins de 1%. Le cancer était en rémission complète. Anton décrit ce moment comme "extraordinaire et surréaliste".

Références :

- Livres du Docteur Robert Cathcart : - Curing with high doses of Ascorbic acid (vitamin C), **titre traduit :** « Guérir avec de fortes doses d'acide ascorbique (vitamine C) », et - Dr. med. Robert Cathcart, MD on Vitamin C Provenant de http://www.mall-net.com/cathcart/titrate.html

- Livre de Linus Pauling : "Cancer and Vitamin C: A Discussion of the Nature, Causes, Prevention, and Treatment of Cancer With Special Reference to the Value of Vitamin C." **Titre traduit :** Cancer et vitamine C: une discussion sur la nature, les causes, la prévention et le traitement du cancer avec une référence particulière à la valeur de la vitamine C.

- Article du Dr Thomas Levy : La vitamine C est mieux que la chimiothérapie, sur son site officiel : https://www.peakenergy.com/articles/nh20130819/Vitamin-C-better-than-chemotherapy/

  Son livre en français paru en avril 2017 : La Panacée originelle, la vitamine C, de Thomas E. Lévy, ISBN : 9782879090214

- Nina A Mikirova,Joseph J Casciari,and Neil H Riordan. Ascorbate inhibition of angiogenesis in aortic rings ex vivo and subcutaneous Matrigel plugs in vivo. Journal of Angiogenesis Research. 2010; 2: 2. http://www.ncbi.nlm.nih.gov/pmc/articles/PMC2820478/

- Anitra C. Carr, Margreet C. M. Vissers, and John S. Cook. The Effect of Intravenous Vitamin C on Cancer- and Chemotherapy-Related Fatigue and Quality of Life. Frontiers in Oncology. 2014; 4: 283. http://www.ncbi.nlm.nih.gov/pmc/articles/PMC4199254/

- Revue 2019 PMID : 31035414 - The Effect of Vitamin C (Ascorbic Acid) in the Treatment of Patients with Cancer: A Systematic Review Gwendolyn van Gorkom

- Cameron, E. and Pauling, L. Supplemental ascorbate in the supportive treatment of cancer: Prolongation of survival times in terminal human cancer. Proc. Natl. Acad. Sci. USA, 73:3685-3689, 1976. PubMed 1068480 https://europepmc.org/articles/pmc431183
- Cameron, E. and Pauling, L. The orthomolecular treatment of cancer: Reevaluation of prolongation of survival times in terminal human cancer. Proc. Natl. Acad. Sci. USA, 75:4538-4542, 1978. PMID: 279931 https://www.ncbi.nlm.nih.gov/pubmed/279931
- Cameron, E. and Pauling, L. Cancer and Vitamin C. The Linus Pauling Institute for Science and Medicine, Menlo Park, 1979. PMID: 1787808 https://www.ncbi.nlm.nih.gov/pubmed/1787808

C. Prévention des démences

L'ensemble des démences est en grande progression, comme les cancers, les MCV ou les diabètes, ce qui indique des causes communes à toutes ces épidémies de maladies "de civilisation", la pollution, la malbouffe et la sédentarité, comme le confirment de nombreux docteurs spécialisés.

1/ "Le discours officiel" résume ce qu'en disent les autorités.

2/ "Guérir Alzheimer" présente le livre révolutionnaire du Dr Nehls expliquant le protocole qui depuis 2013 en Californie, permet d'inverser la maladie d'Alzheimer.

3/ "La fin d'Alzheimer" c'est le titre du livre du Dr Bredesen, dont le programme ReCode, annonce "ce livre devrait s'appeler La Fin de toutes les maladies. "

4/ "Nutrition anti-démence" transmet des informations collectées par le Dr Greger et son équipe.

5/ "Théorie Schwartz" résume sa théorie physique qui causerait les démences.

6/ "Vitamine C pour le cerveau" rappelle l'importance de cette vitamine dans la bonne santé du cerveau, études scientifiques à l'appui.

7/ "La pollution" rappelle que la mauvaise qualité de l'air cause une grande partie des démences.

8/ "Les méditations" pointe vers les études qui prouvent les bienfaits des pratiques relaxantes et anti-stress.

1/ Démences, le discours officiel

Selon le Ministère français de la Santé.

Source : https://solidarites-sante.gouv.fr

L'organisation mondiale de la santé (OMS) considère que la maladie d'Alzheimer et les maladies apparentées représentent le problème de santé le plus grave du 21ème siècle et exhorte les pays à voir la démence comme une priorité de santé publique majeure.

La population française continue de vieillir, sous le double effet de l'augmentation de l'espérance de vie et de l'avancée en âge des générations du baby-boom. La part des personnes âgées de moins de 20 ans diminue, alors que celle des 65 ans ou plus augmente (18,8 % de l'ensemble de la population en 2015). Les plus de 75 ans représentent actuellement 9,1 % de la population. L'espérance de vie à 65 ans en France est la plus élevée d'Europe. En 2014, elle atteint 24,0 ans pour les femmes et 19,7 ans pour les hommes (soit respectivement de 2,8 et 3,0 ans de plus qu'en 2000).

Ceux qui sont appelés les séniors sont globalement en bonne santé, quand bien même ils sont fréquemment atteints par un certain nombre de pathologies (déficiences sensorielles, troubles de mémoire immédiate, maladies dégénératives notamment rhumatismales, diabète...). Les femmes sont souvent atteintes d'ostéoporose post-ménopausique ne nécessitant qu'une surveillance régulière ou pour certaines un traitement, afin d'en prévenir les complications. Généralement, ces troubles ne s'accompagnent pas de retentissement important dans leur vie quotidienne. Le recours au médecin et la consommation médicamenteuse progressent régulièrement à partir de 45 ans, les femmes étant nettement plus consommatrices de médicaments, notamment de psychotropes.

Une partie des personnes âgées connaît des problèmes de santé plus sévères, en lien avec la survenue d'un accident cardio-vasculaire ou cérébrovasculaire, d'un cancer ou d'une maladie neurodégénérative (maladie de Parkinson, maladie d'Alzheimer et maladies apparentées, ...). À partir de 70 ans, les limitations fonctionnelles deviennent plus fréquentes, conséquence d'une association de problèmes physiques, sensoriels et cognitifs.

2/ Démences selon le Dr Nehls

D'après l'incroyable livre du Dr Michael Nehls, "Guérir Alzheimer", de 2017, ISBN 978-2330072834.

C'est le premier livre qui explique comment inverser la maladie d'Alzheimer, et il est aussi très complet concernant les explications des causes de la maladie.

Personnellement ce fut une immense chance de trouver ce livre, dans un relais de gare, car il permit à une personne proche de retrouver ses mémoires en quelques semaines à peine.

Michael Nehls est médecin et chercheur en génétique moléculaire, ancien directeur d'une société de biotechnologie. Dans son livre il présente les dernières recherches cliniques – américaines mais aussi européennes – qui prouvent la réversibilité des symptômes d'Alzheimer pendant les premiers stades de la maladie, lorsqu'elle n'affecte que l'hippocampe.

Il est aujourd'hui avéré que c'est là que la maladie débute et progresse en produisant rapidement ses effrayants symptômes (troubles de la mémoire immédiate, perte du sens de l'orientation, régression des facultés cognitives...). Ces résultats spectaculaires apportent la preuve que certaines prescriptions non-médicamenteuses combinées (mode de vie, alimentation, détox, sommeil, sport...) empêchent non seulement la progression de la maladie, mais aussi suppriment les symptômes déjà apparus. Un jour, de plus en plus de patients pourront dire : J'avais Alzheimer. Agréable à lire et parfaitement rigoureux d'un point de vue scientifique, il propose un nouveau regard sur cette maladie.

La méthode qui guérit Alzheimer en Californie depuis 2013

Les grands médias n'en font pas l'écho, ni les émissions télévisées, ni les magazines scientifiques qui ont pourtant une part de responsabilité, mais sachez que depuis 2013 en Californie, USA, des études cliniques ont radicalement amélioré le quotidien de 9 patients sur 10 diagnostiqués « Alzheimer ». [1]

Oui, 90% des personnes ont connu de fortes améliorations, et même 6 sur 10 ont pu reprendre le travail ! Dans notre société encore basée sur le travail intensif, c'est un facteur d'appréciation très fort, que de pouvoir retourner travailler. Les chercheurs ont eu une approche systémique pour inverser cette forme de dégradation du cerveau qui est considérée comme représentant 70% des démences. Les 30% restants sont appelées « démences vasculaires », qui sont donc plus directement liées à un problème du système des vaisseaux sanguins. [2]

C'est le cas des « Angiopathies Amyloïdes Cérébrales (AAC) », un groupe d'angiopathies (maladies des vaisseaux) caractérisées par la présence de dépôts protéiques amyloïdes sur les parois des vaisseaux cérébraux. Le terme « amyloïde

» est utilisé pour décrire l'accumulation de protéines insolubles ayant une configuration bêta plissée et une structure fibrillaire. [3]

Elles sont fréquentes chez le sujet âgé et considérées comme l'une des principales causes d'accidents vasculaires cérébraux hémorragiques et ischémiques.

L'administration médicale française est extraordinaire pour nommer et classifier les « maladies », comme on le voit sur un de leurs sites internet, mais complètement sourde, aveugle et muette concernant les études cliniques qui ont trouvé et prouvé les origines et les guérisons de ces pathologies. Pour quelles raisons, je vous laisse y répondre... dans le cas qui nous intéresse, les chercheurs parlent de « carences » alimentaires et comportementales qui empêchent le renouvellement des neurones et le nettoyage normal du cerveau. On est donc loin d'une « maladie », mais plutôt de comportements que nous avons qui ne sont pas adaptés à notre physiologie cérébrale.

Voici une de ces belles listes : du site du CERVCO [3]

'L'hôpital Lariboisière est spécialisé dans la prise en charge des pathologies vasculaires rares de la rétine, du cerveau ou de la moelle épinière suivantes : CADASIL, leucoencéphalopathies vasculaires familiales, angiopathies amyloïdes cérébrales, tortuosités artériolaires rétiniennes, vasculopathies cérébro-rétiniennes héréditaires avec ou sans mutation des gènes COL4A1 ou TREX1, cavernomes rétiniens et cérébraux héréditaires, hémangioblastomes rétiniens de la maladie de Von Hippel Lindau, maladie de Moya-Moya, malformations artério-veineuses cérébrales, anévrysmes cérébraux familiaux, thromboses veineuses cérébrales, communications artério-veineuses rétiniennes, dissections des artères cervcicales et cérébrales héréditaires, IRVAN, migraine hémiplégique familiale, maladie de Coats, masses télangiectasiques périphériques, télangiectasies maculaires et vitréorétinopathie exsudative familiale.'

Alors à mon avis, et par expérience, si vous souffrez de quelque mal que ce soit, obtenez un bon diagnostic auprès de ces organismes d'Etat payés par les citoyens, puis cherchez beaucoup pour trouver des docteurs ou cliniques au courant des solutions qui existent, car vous avez toutes les chances d'en trouver. De nombreux livres présentent d'ailleurs des guérisons prouvées, et certains sont écrits par de grands médecins, de France ou d'ailleurs, et présentent des milliers de témoignages, voir des dizaines de milliers de succès pour certaines méthodes découvertes par des professionnels médicaux. Encore une fois, pourquoi nos responsables médicaux ferment leurs yeux à ces preuves, je vous laisse y réfléchir.

Le système administratif médical national ne pourra que vous orienter vers des opérations chirurgicales ou des produits corrosifs qui réduiront partiellement vos symptômes, sans pour autant rétablir le système entier de votre corps, cette physiologie spéciale qui a besoin d'éléments essentiels dans notre alimentation et habitudes comportementales, qu'un cocktail de molécules ne pourra jamais remplacer.

Il semble aussi y avoir un problème au niveau du diagnostic lui-même, puisqu'ils séparent les démences en groupes différents, alors qu'elles semblent avoir des mécanismes de base communs ! On nous dit par exemple qu'Alzheimer est complètement différente d'une AAC, et pourtant on retrouve des plaques amyloïdes excessives dans 70% des cas d'Alzheimer.

Donc un problème leur est commun dans la majorité des cas. Il semble que la dégradation du fonctionnement de ces protéines amyloïdes, sensées avoir un rôle de protection, est au cœur de ces démences.

Donc en 2013, le professeur Bredesen, Dale E., (Médecin et Directeur en recherche neurologique à l'université de Los Angeles) et son équipe .... Ont prouvé qu'une approche globale de la vie des patients, et le réajustement de certains facteurs alimentaires et comportementaux, pouvaient rétablir le bon fonctionnement des systèmes qui régulent notamment le cerveau, et lui permette de retrouver et de conserver son bon fonctionnement jusque très tard dans la vie humaine. {5] [6]

Ils ont compris et prouvé que c'étaient des carences et des mauvais comportements essentiellement alimentaires qui menaient aux démences comme l'Alzheimer et les AAC.

Alors, encore une fois, tout revient à l'alimentation, aux 'briques de construction' que nous fournissons à notre corps pour se réparer au quotidien. Et oui, il ne suffit pas de compter les macronutriments comme les glucides, protéines et lipides, notre corps a besoin de milliers de petits éléments différents et complémentaires pour faire fonctionner correctement tous ses nombreux types de cellules.

Cette étude scientifique est publiée gratuitement dans son intégralité sur internet par le journal « Aging » (« Vieillir »), et on peut donc y découvrir tout le protocole des changements demandés aux patients, et y lire aussi les résultats spectaculaires obtenus.

On constate que la plupart des éléments concernent l'alimentation, et que la majorité peuvent être mis en place facilement par un individu qui souhaiterait se soigner, et une partie qui permet d'optimiser les résultats est prise en charge par un médecin qui servira à faire des diagnostics sanguins réguliers et à prendre quelques médicaments pour maintenir certains facteurs à un niveau optimal [5]

Bien sûr c'est en Anglais et utilise du vocabulaire technique, donc nous avions besoin d'un ouvrage qui nous explique les choses plus clairement, et en Français ... et cela a été fait par un grand chercheur allemand, le docteur Michael Nehls, et ce livre est disponible uniquement en Allemand et en Français. Il est dans toutes les librairies.

Ce livre très accessible, nous explique le pourquoi et le comment du succès de cette première étude Américaine, mais fait aussi référence et compare d'autres études cliniques qui ont eu des résultats plus ou moins intéressants. On y trouve donc toutes les explications pour mettre en place la majorité du protocole qui guérit d'Alzheimer, ainsi que des témoignages et des compléments d'information très utiles.

Le cycle qui mène à ces dégradations cérébrales a été découvert, et c'est à partir de sa compréhension pratique que le protocole systémique a été mis en place, et son adaptation pour répondre aux différents facteurs importants, permet d'obtenir des résultats très spectaculaires en des temps très courts. Pour vous donner une idée du mécanisme, il s'agit des nouveaux neurones créés quotidiennement dans l'hippocampe, qui ont pour rôle d'étendre la mémoire, qui meurent car ils sont devenus résistants à l'insuline, et ne peuvent donc plus accepter de sucre en leur sein comme source d'énergie.

Les interventions majeures sont donc de supprimer les pics d'insuline et de fournir des corps cétogènes aux neurones comme source d'énergie. Les résultats sont quasi immédiats, car dès les premiers jours les patients montrent des améliorations impressionnantes dans leur capacités cognitives. Le stress chronique ayant aussi un rôle majeur, de par la cascade de réactions moléculaires qu'il provoque, sa gestion est aussi un élément essentiel du protocole. Ensuite il y a toute une série de suppléments alimentaires à prendre, surtout durant la phase de traitement intense, qui sont des micronutriments nécessaires au bon fonctionnement des systèmes nerveux et cardiovasculaire.

Voici les suppléments listés dans le tableau (dans leur ordre d'apparition) :

Vitamine B12, Curcumin et ashwagandha, DHA et EPA, Magnésium L-threonate, Bacopa monniera, Vitamine D3 et K2, Citicoline (CDP-Choline), Acetyl-L-carnitine (ALCAR), Petits fruits rouges (pour leurs tocophérols et tocotriénols), Sélénium, Vitamine C (ascorbate), acide alpha-lipoïque, Thiamine (vit B1), Acide Pantothenique (vit B5), Resvératrol, Huile de coco.

L'huile de noix de coco est en dernière place de cette liste, mais vous découvrirez dans le livre, qu'elle est un facteur de premier ordre pour fournir de l'énergie directement aux neurones résistants à l'insuline, car prise éloignée des repas, le foie l'utilise très facilement pour fabriquer des corps cétogènes, qui peuvent pénétrer sans encombre au sein des cellules diabétiques pour leur fournir une énergie propre et puissante.

Ce livre du docteur Nehls étant une analyse de plusieurs études cliniques différentes, on y apprend que d'autres éléments non utilisés dans la première étude Californienne sont utiles et efficaces, comme les EGCG présents dans certains thés verts de Chine, qui aident à réguler la fonction amyloïdienne et à désagréger les plaques toxiques déjà accumulées.

Luttons pour que nos responsables politiques et médicaux prennent connaissance de ces résultats révolutionnaires, et aient le courage de les communiquer aux peuples qu'ils représentent et par qui ils sont mandatés. Il en va de la bonne santé des êtres que nous aimons !

Références :

[1] Etude PREDIMED, original publié NEJM – Primary Prevention of Cardiovascular Disease with a Mediterranean Diet

[2] Livre Prévenir les accidents vasculaires par l'alimentation

[3] Angiopathies Amyloïdes Cérébrales Familiales https://www.cervco.fr/fr/maladie/en-savoir-0

[4] Centre de Référence pour les maladies rares des Vaisseaux du Cerveau et de l'Oeil https://www.cervco.fr/fr

[5] Dale E. Bredesen, Reversal of cognitive decline: A novel therapeutic program http://www.aging-us.com/article/100690/text

[6] Long curriculum de Dale Bredesen sur le site du centre de recherche Alzheimer http://www.eastonad.ucla.edu/about-us/faculty-and-staff/item/bredesen-dale-e-md

3/ Démences selon le Dr Bredesen *(Ajout 2022)*

D'après le livre du Dr Dale Bredesen "La Fin d'Alzheimer - Le premier programme qui prévient et inverse le déclin cognitif", de 2018, ISBN 9782365492911

Le Dr Dale Bredesen est neurologue, il a consacré plus de 30 ans à la recherche sur les maladies dégénératives. Il a notamment travaillé dans le laboratoire du prix Nobel Stanley Prusiner, avant d'occuper des fonctions professorales à l'université de Californie. Il a dirigé le programme de recherches sur le vieillissement de l'Institut Burnham avant de fonder l'Institut Buck, dédié au vieillissement.

"Ce livre devrait s'appeler La Fin de toutes les maladies. Vous y trouverez un programme pour prévenir et/ou inverser la plupart des maladies liées au mode de vie." Dr Steven Gundry, auteur du best-seller The Plant Paradox

Je présente ici son premier livre traduit en Français, qui est déjà très fourni, c'est son best-seller La Fin d'Alzheimer, où le Dr Dale Bredesen décrit les bases de son protocole révolutionnaire dit "ReCode", issu de 30 ans de recherches sur la prévention et l'inversion du déclin cognitif et de la maladie d'Alzheimer.

Mais il en a un nouveau de 2021, "La Fin d'Alzheimer - Le programme", ISBN 9782365494915, toujours aux éditions Souccar, où il détaille en plus très précisément le programme qu'il utilise avec ses patients – plusieurs centaines à ce jour.

Alors que les traitements médicamenteux sont en échec, ce livre offre une méthode efficace pour retrouver la santé et améliorer les capacités cérébrales à tout âge.

Ce que nous appelons maladie d'Alzheimer est en réalité la réaction protectrice du cerveau à diverses agressions :

- inflammation,
- résistance à l'insuline,
- toxiques,
- infections,
- déficits en nutriments,
- dérèglements hormonaux...

La bonne nouvelle, c'est que la plupart des facteurs en cause peuvent être corrigés.

Le livre explique comment les identifier, et propose un plan d'action personnalisé qui passe notamment par :

- un régime alimentaire anti-inflammatoire de type cétogène, riche en végétaux et en corps gras ;
- un jeûne d'au moins 12 heures chaque jour ;
- l'amélioration de la qualité et de la durée du sommeil ;
- la diminution de l'exposition aux toxiques et leur élimination ;
- des exercices de stimulation cérébrale ;
- l'activité physique régulière.

J'ai constaté que ce programme ressemble bien à celui du Dr Nehls, aussi présenté dans mon livre, car le Dr Bredesen est l'auteur de l'étude de 2013 en Californie qui avait guérit des patients souffrant d'Alzheimer, et dont le docteur allemand, Michael Nehls, s'était inspiré.

Selon toutes ces informations il m'apparaît que ces démences, Alzheimer, Parkinson, ou l'AAC dont ma propre maman a guéri (Angiopathie Amyloïde Cérébrale), sont avant tout des dégradations du système neuro-cardio-vasculaire provoquées par des carences alimentaires qui ne permettent pas au corps de se maintenir en bon état, comme le manque de collagène réparateur entre autres, et la résistance à l'insuline des bébés neurones qui servent normalement à permettre d'enregistrer de nouvelles mémoires au quotidien.

Un point commun de ces médecins est le régime cétogène, mais d'après d'autres succès au niveau cardiovasculaire, le régime idéal semble être la diète méditerranéenne traditionnelle.

Pour ma chère maman, nous avons suivi ces recommandations et elle a été sous régime cétogène pendant presque 2 ans, puis elle est passée à un régime de type méditerranéen enrichi, quasiment végétarien, à part pour le poisson, et surtout, elle a pris plusieurs grammes de poudre de "Thérapie Rath/Pauling" chaque jour, composée de plusieurs grammes d'acide ascorbique, de proline et de lysine, tous les jours.

Elle est en pleine forme depuis, et a la tête bien posée, et n'a pas fait d'autre AVC depuis plus de 5 ans maintenant, alors que son AAC avancée lui donnait tout au plus 2 ans d'espérance de vie. Les neurologues hospitaliers français s'étaient encore trompés, et n'ont jamais repris contact avec elle depuis qu'elle a montré des signes d'inversement de sa "maladie", cela fait plus de 3 ans. Une honte déontologique de la part de ces professionnels de santé très bien payés par les cotisations des Français...

Le Dr Bredesen est donc l'auteur de publication scientifique de 2014 dans le renommé journal scientifique Aging, qui a lancé de nombreux médecins sur la piste de la guérison des démences.

"Reversal of cognitive decline: A novel therapeutic program" en accès livre ici https://www.aging-us.com/article/100690/text

Titre traduit : "Inversion du déclin cognitif : un nouveau programme thérapeutique"

Résumé traduit : Ce rapport décrit un nouveau programme thérapeutique complet et personnalisé basé sur la pathogenèse sous-jacente de la maladie d'Alzheimer et qui implique plusieurs modalités conçues pour obtenir une amélioration métabolique pour la neurodégénérescence (MEND).

Les 10 premiers patients qui ont utilisé ce programme comprennent des patients présentant une perte de mémoire associée à la maladie d'Alzheimer (MA), une déficience cognitive légère amnésique (aMCI) ou une déficience cognitive subjective (SCI).

Neuf des 10 ont affiché une amélioration subjective ou objective de la cognition commençant dans les 3 à 6 mois, le seul échec étant un patient atteint d'un stade très avancé de la maladie d'Alzheimer.

Six des patients avaient dû arrêter de travailler ou avaient des difficultés avec leur travail au moment de la présentation, et tous ont pu retourner au travail ou continuer à travailler avec de meilleures performances. Les améliorations ont été durables et, à l'heure actuelle, le suivi le plus long des patients est de deux ans et demi à compter du traitement initial, avec une amélioration soutenue et marquée.

Ces résultats suggèrent qu'un essai plus vaste et plus approfondi de ce programme thérapeutique est justifié. Les résultats suggèrent également que, au moins au début du cours, le déclin cognitif peut être entraîné en grande partie par des processus métaboliques.

De plus, étant donné l'échec des monothérapies dans la MA à ce jour, les résultats soulèvent la possibilité qu'un tel système thérapeutique puisse être utile en tant que plate-forme sur laquelle des médicaments qui échoueraient en tant que monothérapies pourraient réussir en tant que composants clés d'un système thérapeutique.

Extraits traduits : Les résultats des 10 patients rapportés ici suggèrent que la perte de mémoire chez les patients présentant une déficience cognitive subjective, une déficience cognitive légère et au moins la phase précoce de la maladie d'Alzheimer, peut être inversée et l'amélioration soutenue avec le programme thérapeutique décrit ici. C'est la première démonstration de ce genre. Cependant, à l'heure actuelle, les résultats sont anecdotiques et, par conséquent, un essai clinique contrôlé plus approfondi est justifié.

De plus, alors que la normalisation d'un seul paramètre métabolique, comme la vitamine D3, peut n'exercer qu'un effet modeste sur la pathogenèse, l'optimisation d'un ensemble complet de paramètres, qui forment ensemble un réseau fonctionnel, peut avoir un effet beaucoup plus significatif sur la pathogenèse. et donc sur la fonction.

Six des 10 patients avaient dû arrêter de travailler ou avaient des difficultés avec leur travail au moment de la présentation, et tous ont pu retourner au travail ou continuer à travailler avec de meilleures performances. Un patient supplémentaire n'avait pas eu de difficulté au travail au moment de la présentation et a continué à travailler sans difficulté.

Remerciements traduits : Je suis reconnaissant du soutien du NIH (AG16570, AG034427 et AG036975), du Mary S. Easton Center for Alzheimer's Disease Research at UCLA, de la Douglas and Ellen Rosenberg Foundation, de la Stephen D. Bechtel, Jr. Foundation, de la Joseph Drown Foundation , l'Alzheimer's Association, le Accelerate Fund, le Buck Institute et la Marin Community Foundation, le Michael and Catherine Podell Fund, M. Craig Johnson et Mme Michaela Hoag. Je remercie le Dr David Jones, le Dr Rammohan Rao et le Dr Varghese John pour les discussions, et Rowena Abulencia pour la préparation du manuscrit. L'auteur de ce manuscrit ne déclare aucun conflit d'intérêts.

Son livre représente un espoir sans précédent pour celles et ceux souffrant de déclin cognitif et d'Alzheimer., grâce aux récits inspirants de patients qui ont réussi à inverser le déclin cognitif et sont aujourd'hui en pleine forme,

Il est très détaillé et commence par une citation qui permet de comprendre une chose très importante par un ingénieur mondialement connu :

"On ne change jamais les choses en luttant contre la réalité. Pour changer quelque chose, il faut développer un nouveau modèle qui rend obsolète le modèle existant. — RICHARD BUCKMINSTER FULLER

Le premier constat du chapitre 1 est édifiant, démontrant bien que ce n'est pas une maladie de la plaque amyloïde qui guérirait avec une pilule, mais bien un état très dégradé du corps, qu'il faut remettre en état en changeant de mode de vie :

"Malgré les milliards dépensés par les autorités publiques, les groupes pharmaceutiques et les spécialistes en biotechnologies pour mettre au point des médicaments anti-Alzheimer, 99,6% des pistes ont été jusqu'à présent des échecs cuisants ne dépassant même pas la phase de test. Et si vous pensez que les 0,4% mis sur le marché sont porteurs d'espoir — après tout, il suffirait d'un seul médicament anti-Alzheimer à condition qu'il soit efficace –, détrompez-vous."

"La thèse de la médecine conventionnelle selon laquelle Alzheimer serait une seule et unique maladie a des conséquences tout aussi tragiques que cette adhésion aveugle à l'hypothèse amyloïde."

Le chapitre 2 raconte l'histoire de Christine, la première malade, qui est venue le voir en 2012.

Le chapitre 4 trace les grandes lignes des choses à éviter :

1• Prévenir et réduire l'inflammation

En évitant déjà les aliments irritants, comme le sucre ou les graisses transformées ou hydrogénées, ou le gluten qu'on retrouve partout.

2• Optimiser ses taux d'hormones, de facteurs trophiques et de certains nutriments

3• Éliminer les substances toxiques

Les chapitres 5 et 6 expliquent ses recherches, et les allers et retours entre les patients et les recherches scientifiques.

Et c'est au chapitre 8 qu'il présente son programme ReCODE : pour inverser le déclin cognitif

Il commence par une excellente citation :

"Il n'y aura pas de changement si nous attendons que quelqu'un d'autre s'en occupe ou si nous le remettons sans cesse à demain. Nous sommes ceux que nous attendions. Nous sommes le changement que nous souhaitons."— BARACK OBAMA

Avant d'expliquer en détail comment procéder, il note les éléments conceptuels qui jouent un rôle clé dans le traitement :

1•Pour chaque anomalie identifiée, notre but n'est pas d'atteindre des valeurs « satisfaisantes » mais d'aller au-delà, vers des résultats optimaux.

2•Traiter autant d'anomalies que possible, pas juste une ou deux.

3•Pour chaque traitement, l'objectif est de s'attaquer à la cause profonde du problème ciblé, pas seulement aux symptômes.

4•Le protocole ReCODE est un programme personnalisé en fonction des résultats d'analyses que nous jugeons anormaux.

5•De même que pour d'autres maladies chroniques comme l'ostéoporose, le cancer ou les maladies cardio-vasculaires, il existe un effet de seuil.

6•Le programme est évolutif.

7•Dans le protocole ReCODE, les médicaments n'occupent pas une place centrale !

8•Plus tôt vous commencez le traitement, plus grandes sont vos chances d'inversion complète.

9•Il existe une solution alternative pour pratiquement toutes les composantes de ReCODE, ainsi que des aménagements s'ils s'avèrent nécessaires, alors ne vous découragez pas !

Tout est détaillé dans ce livre très complet, et aussi bien les particuliers que les médecins trouveront des explications claires et précises des points à étudier ou à suivre.

La liste des aliments à privilégier ou à éviter sont en Annexe A, classés en 3 catégories, ceux à manger à volonté, avec modération, ou à éviter au maximum !

Il fournit une liste de laboratoires en France en annexe B.

L'annexe C explique le dosage des corps cétoniques, cétones.

Et l'annexe D présente la façon de faire un test génétique, car ses travaux montrent une relation avec l'activation de certains gènes.

Un livre aux Editions Thierry Souccar à offrir à tous les parents et grands-parents.

4/ Démences selon le Dr Greger

Voici quelques informations présentées dans le livre du Dr Greger "Mieux manger peut vous sauver la vie" ; (ancien livre : Comment ne pas mourir).

Une fois de plus ces maladies Alzheimer, Parkinson, AAC, dont le nombre de victimes explose dans le monde, sont fortement liées à notre changement d'alimentation, qui affaiblit notre système circulatoire, qui aboutit à une moindre irrigation sanguine du cerveau, et à la mort prématurée de nos neurones, ainsi qu'à un empêchement de la neurogénèse. Mais cela engendre aussi une moindre évacuation des déchets qui s'y accumulent et empêchent les cellules du cerveau de fonctionner correctement. On peut aussi rappeler la notion de résistance à l'insuline des neurones, par excès d'alimentation sucrée, comme décrit dans le livre du Dr Nehls.

Concernant Alzheimer

Selon la Fondation Alzheimer américaine, Alzheimer c'est 1 000 heures de travail non rémunéré par an et par malade, pour la famille et les amis qui s'en occupent, soit presque 3 heures par jour. [59] Des milliards sont dépensés chaque année pour la recherche d'une solution, et 73 000 articles scientifiques ont été publiés durant les 20 dernières années, soit 100 parutions par jour.

Des changements de mode de vie et d'alimentation peuvent prévenir son arrivée. Ce qui est bon pour le cœur est bon pour le cerveau, car le bouchage des artères joue un rôle essentiel dans cette maladie aussi. [61,62,63,64]

Selon l'étude de la revue Neurobiologie du vieillissement (Neurobiology of Ageing), pour la prévention d'Alzheimer, comme pour la prévention des maladies cardiovasculaires et du diabète, les légumes, les légumineuses et les céréales complètes devraient remplacer la viande et les produits laitiers comme base de l'alimentation. [65 = PMID : 24913896]

D'ailleurs, dès 1901 en Allemagne, avec le premier cas étudié par le Dr Alzheimer, lors de l'autopsie de la patiente, il nota que les vaisseaux cérébraux étaient artérioscléreux, c'est à dire dures et bouchés. [67 = PMID : 8713166] L'athérosclérose touche le corps en entier, puisque nous avons des vaisseaux sanguins dans tous nos organes, près de chacune de nos cellules pour les nourrir. [68]

Dès les années 1970 le concept de démence cardiogène fut proposé, puisque le cerveau est extrêmement sensible au manque d'oxygène. Aujourd'hui de nombreux faits montrent un lien entre athérosclérose et Alzheimer. [69,70] Les autopsies montrent que les patients Alzheimer accumulent plus de plaques d'athérome dans le cerveau, et les zones de la mémoire sont sévèrement obstruées. [71,72,73,75]

Au microscope électronique on peut observer des cristaux de cholestérol autour des agrégats de fibres amyloïdes. Les scanners PET ont permis de montrer une corrélation directe entre taux de cholestérol LDL dans le sang et présence de plaques amyloïdes. [85,86]

Preuve que Alzheimer est plus lié à l'alimentation qu'à l'hérédité génétique, en Inde rurale on en compte 3% de malades, le taux le plus bas au monde, chez les lacto-végétariens, contre 19% aux USA, soit 6 fois plus. [90]

Alzheimer est plus fréquente chez les Japonais installés aux USA, que chez ceux qui vivent au Japon, pareil pour les populations d'Afrique ou de Chine. [91,92,94]

Dans les populations qui changent d'alimentation, passant de céréales complètes et légumes, à produits laitiers et viandes, cette maladie explose aussi. Même aux USA, ceux qui ne mangent pas de viande, ni volailles ni poissons, divisent par 2 leur risque d'Alzheimer, et par 3 après 30 ans de végétarisme. [98]

Bien sûr la prédisposition génétique joue quand même un rôle, car si vos deux parents ont le gène ApoE4, qui fabrique la protéine transporteuse du cholestérol dans le cerveau, votre risque est multiplié par 9. [99,100] Mais ce sont les Nigérians qui ont le plus fréquemment ce gène ApoE4, et pourtant ils sont parmi ceux qui souffrent le moins d'Alzheimer. En effet ils ont une alimentation très pauvre en cholestérol, très pauvre en matières grasses animales. [104]

Bien que Alzheimer ne se déclenche généralement qu'après 70 ans, les dépôts de plaques amyloïdes ont été détectés chez 50% des personnes de 50 ans, et 10% des jeunes de 20 ans. [109] Là encore le régime méditerranéen est préconisé pour la prévention. Les bénéfices sont notamment attribués aux milliers de substances antioxydantes que contiennent les fruits et légumes. [110,111,112,113]

Même les jus de fruits et légumes aident déjà, puisque sur 2 000 personnes, une baisse de 76% du risque d'Alzheimer a été notée. Ils soupçonnent un polyphénol d'être l'ingrédient actif, même si les fruits entiers sont préférables au jus. Les polyphénols pourraient aussi neutraliser les métaux lourds dans le cerveau. [121,122,123,127,128]

Les gérontoxines sont aussi à prendre en compte au niveau des démences, puisqu'elles accélèrent le déclin cognitif, en s'accumulant dans le cerveau. [143,144,145] La viande et ses produits dérivés, exposés à des modes de cuisson sèche, et lorsque les graisses et protéines animales sont exposées à de fortes chaleurs, semblent être les sources majeures de gérontoxines, avec la fumée de tabac entre autres. [147,148]

Concernant Parkinson c'est à la page 416

En plus d'augmenter l'incidence des cancers, les polluants chimiques semblent jouer un rôle dans la survenue des maladies neurodégénératives. [2,3]

Le centre de contrôle et de prévention des maladies américain (CDC) conduit régulièrement des tests sur la population, et selon eux, plus de 99% des femmes sont contaminées par plus de 50 polluants chimiques différents, des métaux lourds, des solvants toxiques, des perturbateurs endocriniens, des agents chimiques provenant des plastiques, des biphényles polychlorés (PCB) et des pesticides interdits tels que le DDT. [5]

95% des cordons ombilicales testés contiennent des résidus de DDT, alors que ce pesticide est banni depuis des décennies aux USA. [6] Et il semble que l'organisme de la femme se détoxifie en évacuant les polluants dans le lait maternel ! [7,8,9] Les hommes présentent même des taux supérieurs aux femmes pour certains polluants. [10,11]

Après des décennies de recherches pour comprendre pourquoi les fumeurs souffraient moins de Parkinson, ils ont découvert que c'était la nicotine qui avait un effet protecteur.

Comme le tabagisme tue énormément de personnes en étant à la source d'AVC et de cancers, ils ont continué à chercher, et ont trouvé qu'une protection provenait aussi des légumes riches en nicotine, comme les poivrons, mais uniquement chez les non-fumeurs. Cela peut expliquer le rôle protecteur déjà trouvé pour le régime méditerranéen, ou la consommation de tomates ou de pommes de terre, riches en solanacées. [58,59]

On trouve des taux élevés de pesticides et de PCB dans le sang et les tissus cérébraux des malades de Parkinson. [60,61,62] Certains de ces polluants sont présents dans les produits laitiers, surtout les fromages, s'accumulent dans les graisses animales.

Mais la maladie de Parkinson semble paradoxalement plus liée au lait et peut-être au lactose, qu'aux autres produits laitiers. [72,73,74,75] Le coupable serait donc le galactose, sucre du lait décrit au chapitre 13, qui augmente les risques de fractures, de cancer et de décès. [76,77]

Le Dr James Parkinson, premier à décrire la maladie il y a plusieurs siècles, avait noté une présence de constipation chronique jusqu'à des années avant la maladie. [101] Les hommes qui vont à la selle moins d'une fois par jour, avaient 4 fois plus de risques de développer la maladie. [102]

5/ Démences selon le Dr Schwartz

Au cours de ses recherches, il a compris que le cancer était une maladie simple liée à la digestion cellulaire et à des défauts enzymatiques. Ces mêmes mécanismes jouent peut-être un rôle essentiel dans les maladies neurodégénératives, comme Parkinson et Alzheimer.

Des points communs apparaissent entre le cancer et la maladie d'Alzheimer, voire celle de Parkinson. Toutes ces maladies trouvent leur origine dans l'inflammation des cellules des organes touchés. Au niveau des maladies neurologiques, l'inflammation d'une zone nerveuse spécifique du cerveau va avoir sa maladie propre. Par exemple si c'est l'amygdale qui est enflammé cela va développer la maladie de Parkinson, si c'est la moelle épinière, ce sera la maladie de Charcot (Lou Gehrig's disease ou sclérose latérale amyotrophique).

Les traitements pour soigner Parkinson ou Charcot ou le cancer, seront les mêmes, avec pour but de relancer l'activité mitochondriale. Pour des milliers de patients incurables, cette nouvelle manière de comprendre le vivant et les maladies constitue un pari et un formidable espoir.

Interview du Dr Schwartz sur LaNutrion.fr

Source : https://lanutrition.fr/

Le traitement métabolique est-il intéressant pour tous les cancers ?

Il me semble que la première vraie révolution du traitement métabolique concerne les tumeurs cérébrales, et en particulier la plus violente : le glioblastome. L'espérance de vie est de quelques mois. Les patients à qui j'ai conseillé le traitement métabolique, en conjonction avec le traitement classique – pour peu qu'ils étaient en bon état général, c'est-à-dire capables de prendre le traitement métabolique – vont bien, et ceci plusieurs années après.

La piste du métabolisme est une voie prometteuse non seulement dans le cancer, mais aussi pour guérir ou améliorer les malades atteints de maladie d'Alzheimer et de Parkinson.

Que penser du régime cétogène ?

Le régime cétogène représente une part fondamentale du traitement du cancer. Le cancer est une maladie de la fermentation du sucre. Baisser l'apport en sucre et le compenser en protéines et en graisse paraît important.

Source : page du Dr Schwartz sur Wikipédia

https://fr.wikipedia.org/wiki/Laurent_Schwartz_(oncologue

La maladie d'Alzheimer et celle de Parkinson sont le résultat d'une augmentation de pression sur le parenchyme cérébral [11,12]. Ceci est confirmé chez la souris. Une augmentation de pression est responsable de la sécrétion d'amyloïde, de synucléine ou de la phosphorylation de la protéine tau [11,12].

La diminution du rendement mitochondrial est le point commun entre le cancer et la maladie d'Alzheimer. Le cancer et la maladie d'Alzheimer ont de nombreux points communs.

La plupart des patients sont âgés. Plus de la moitié des cancéreux ont plus de 70 ans à l'heure du diagnostic. L'Alzheimer comme le cancer sont des maladies de l'homme âgé.

Le cancer comme la maladie d'Alzheimer se développe plus fréquemment sur un tissu enflammé. Dans le cas du cancer il s'agit d'une inflammation chronique suite par exemple à l'éthylisme ou au tabagisme. Récemment Lévy [11,12] a démontré que la maladie d'Alzheimer pourrait être la conséquence d'une inflammation causée par l'onde de choc cardiaque.

(Cela ressemble à l'explication du Dr Rath sur le lieu où se produit l'arrêt cardiaque, là où le mouvement physique de pulsation est le plus intense. Donc les démences seraient aussi dues au manque de réparation de ces endroits plus sensibles par manque de vitamine C !?)

D'un point de vue biologique, dans le cancer comme dans la maladie d'Alzheimer, il y a une diminution de l'activité mitochondriale. Dans la maladie d'Alzheimer, cette inhibition mitochondriale résulte en une apoptose, une mort cellulaire responsable des troubles neurologiques. Récemment Mme Hamraz dans sa thèse soutenue à Paris-Cochin [22] a démontré que l'augmentation de pression (causée par l'inflammation) inhibait la mitochondrie et entraînait une diminution de rendement énergétique.

L'hypothèse centrale du Dr Laurent Schwartz est qu'un traitement visant à stimuler la mitochondrie puisse être efficace à la fois dans le cancer mais aussi dans la maladie d'Alzheimer [5}. Ceci est d'autant plus probable que les publications montrent que les mêmes molécules (acide lipoïque, bleu de méthylène, dioxyde de chlore...) ont une efficacité à la fois contre le cancer et l'Alzheimer.

De même, le régime cétogène (c'est-à-dire riche en graisses et pauvre en sucres) semble efficace dans ces deux maladies pourtant cliniquement différentes.

Références

[11] Levy Nogueira, M., da Veiga Moreira, J., Baronzio, G. F., & Schwartz, L. (2015). Mechanical stress as the common denominator between chronic inflammation, cancer, and Alzheimer's disease. Frontiers in oncology, 5, 197.

[12] Nogueira, M. L., Hamraz, M., Abolhassani, M.,... & Schwartz, L. (2018). Mechanical stress increases brain amyloid β, tau, and α-synuclein concentrations in wild-type mice. Alzheimer's & Dementia, 14(4), 444-453.

6/ Démences et vitamine C

Vitamine C et santé du cerveau

Le cerveau a particulièrement besoin de vitamine C, comme nous le savons depuis que les scientifiques ont découvert que les concentrations les plus élevées d'ascorbate (vitamine C) dans le corps se trouvent dans le cerveau et les tissus neuroendocriniens tels que les glandes surrénales.

Il semble qu'une carence chronique en vitamine C, même faible, au niveau du cerveau accélère, ou même provoque, le démarrage des démences par la formation des plaques amyloïdes, ce qui pourrait expliquer pourquoi la diète méditerranéenne, riche en fruits et légumes frais, permet de prévenir aussi les démences comme l'a confirmé le Docteur de Lorgeril par exemple. Il se pourrait que ce soit aussi l'effet de l'athérosclérose des micro-vaisseaux qui prenne une forme spéciale dans le cerveau, utilisant ces plaques amyloïdes plutôt que le cholestérol pour boucher les fissures.

Voici un échantillon d'études qui expliquent les mécanismes de protection de la vitamine C pour le cerveau, dont le rôle d'antioxydant est majeur.

Cette étude de 2009, avance l'importance de la vitamine C contre les AVC et les démences :

Vitamin C Function in the Brain: Vital Role of the Ascorbate Transporter (SVCT2). https://www.ncbi.nlm.nih.gov/pmc/articles/PMC2649700

Titre traduit : Fonction de la vitamine C dans le cerveau : rôle vital du transporteur d'ascorbate

Résumé : L'ascorbate (vitamine C) est une molécule antioxydante vitale dans le cerveau. Cependant, il a également un certain nombre d'autres fonctions importantes, participant en tant que cofacteur à plusieurs réactions enzymatiques, notamment la synthèse des catécholamines, la production de collagène et la régulation de HIF-1α.

L'ascorbate est transporté dans le cerveau et les neurones via le transporteur de vitamine C dépendant du sodium (SVCT2), qui provoque l'accumulation d'ascorbate dans les cellules contre un gradient de concentration. L'acide déhydroascorbique, la forme oxydée de l'ascorbate, est transporté via des transporteurs de glucose de la famille GLUT.

Une fois dans les cellules, il est rapidement réduit en ascorbate. Les concentrations les plus élevées d'ascorbate dans le corps se trouvent dans le cerveau et les tissus neuroendocriniens tels que les surrénales, bien que le cerveau soit l'organe le plus difficile à épuiser en ascorbate. Combinés à une asymétrie régionale dans la distribution des ascorbates dans différentes zones cérébrales, ces faits suggèrent un rôle important pour l'ascorbate dans le cerveau.

L'ascorbate est proposé comme neuromodulateur de la transmission glutamatergique, dopaminergique, cholinergique et GABAergique et des comportements associés.

Les maladies neurodégénératives impliquent généralement des niveaux élevés de stress oxydatif et l'ascorbate a donc été supposé avoir des rôles thérapeutiques potentiels contre les AVC ischémiques, la maladie d'Alzheimer, la maladie de Parkinson et la maladie de Huntingdon.

Cette étude de 2011 pointe le manque de vitamine C comme étant chronique dans les cas d'Alzheimer, et que son action antioxydante est très bénéfique sur plusieurs processus biologiques cérébraux, bien que ne faisant pas régresser les plaques :

Vitamin C restores behavioral deficits and amyloid-β oligomerization without affecting plaque formation in a mouse model of Alzheimer's disease. https://www.ncbi.nlm.nih.gov/pubmed/21558647

Titre traduit : La vitamine C rétablit les déficits comportementaux et l'oligomérisation de l'amyloïde β sans affecter la formation de plaque chez la souris avec la maladie d'Alzheimer.

Résumé : Le stress oxydatif est lié à la pathogenèse de la maladie d'Alzheimer (MA) caractérisée par une altération progressive de la mémoire. Les oligomères amyloïdes-β (Aβ) solubles provoquent une perte cognitive et un dysfonctionnement synaptique plutôt que des plaques séniles dans la MA.

La baisse du statut antioxydant est associée à la démence chez les patients atteints de MA, en particulier de faibles niveaux de vitamine C.

Notre groupe a précédemment signalé une relation entre anti âge et supplémentation en dérivés de vitamine C. Nous rapportons ici que la vitamine C a atténué la formation d'oligomères Aβ et le déclin comportemental dans un modèle de souris AD traité avec une solution de vitamine C pendant 6 mois.

L'atténuation de l'oligomérisation Aβ s'est accompagnée d'une diminution marquée des dommages oxydatifs cérébraux et du rapport $A\beta_{42}$ soluble à $A\beta_{40}$, un indicateur typique de la progression de la MA. De plus, l'apport de vitamine C a restauré la synaptophysine diminuée et la phosphorylation du tau à Ser396.

D'un autre côté, le dépôt de plaque cérébrale n'a pas été modifié par l'apport alimentaire en vitamine C. Ces résultats confirment que la vitamine C est un nutriment fonctionnel utile pour la prévention de la MA.

Cette revue de 2012 explique son importance pour les cellules du système nerveux qui contiennent des concentrations parmi les plus élevées d'acide ascorbique dans les tissus des mammifères. En plus d'une protection contre les AVC, et contre les dégâts après un AVC, la vitamine C protège les neurones des dommages oxydants associés aux maladies neurodégénératives telles que la maladie d'Alzheimer, la maladie de Parkinson et Huntington :

Vitamin C transport and its role in the central nervous system. https://www.ncbi.nlm.nih.gov/pubmed/22116696

Titre traduit : Le transport de la vitamine C et son rôle dans le système nerveux central.

Résumé : La vitamine C, ou acide ascorbique, est importante comme antioxydant et participe à de nombreuses fonctions cellulaires. Bien qu'il circule dans le plasma à des concentrations micromolaires, il atteint des concentrations millimolaires dans la plupart des tissus.

On pense que ces concentrations cellulaires élevées d'ascorbate sont générées et maintenues par le SVCT2 (Slc23a2), un transporteur spécifique pour l'ascorbate.

La vitamine est également facilement recyclée à partir de ses formes oxydées à l'intérieur des cellules. Les neurones du système nerveux central (SNC) contiennent certaines des concentrations les plus élevées d'acide ascorbique dans les tissus des mammifères. L'ascorbate intracellulaire remplit plusieurs fonctions dans le SNC, notamment la protection antioxydante, l'amidation des peptides, la formation de myéline, la potentialisation synaptique et la protection contre la toxicité du glutamate. L'importance du SVCT2 pour la fonction du SNC est confirmée par le fait que sa suppression ciblée chez la souris provoque une hémorragie cérébrale généralisée et la mort le jour postnatal 1.

La teneur en ascorbate neuronal telle que maintenue par cette protéine est également pertinente pour les maladies humaines, car les suppléments d'ascorbate font diminuer la taille de l'infarctus dans les modèles d'accident vasculaire cérébral par ischémie-reperfusion, et puisque l'ascorbate peut protéger les neurones des dommages oxydants associés aux maladies neurodégénératives telles que la maladie d'Alzheimer, la maladie de Parkinson et Huntington. Le but de cette revue est d'évaluer le rôle du SVCT2 dans la régulation de l'homéostasie de l'ascorbate neuronal et la mesure dans laquelle l'ascorbate affecte la fonction cérébrale et les défenses antioxydantes dans le SNC.

Cette étude de 2015 démontre aussi l'importance de la vitamine C dans différents processus biologiques du cerveau, et que même une petite carence en vitamine C chronique a de graves conséquences sur la formation des plaques amyloïdes !

Vitamin C deficiency in the brain impairs cognition, increases amyloid accumulation and deposition, and oxidative stress in APP/PSEN1 and normally aging mice. 2015 https://www.ncbi.nlm.nih.gov/pubmed/25642732

Titre traduit : Une carence en vitamine C dans le cerveau altère la cognition, augmente l'accumulation et le dépôt d'amyloïdes et le stress oxydatif chez APP / PSEN1 et les souris normalement vieillissantes.

Résumé : La carence subclinique en vitamine C est répandue dans de nombreuses populations, mais son rôle dans la maladie d'Alzheimer et le vieillissement normal est sous-étudié. Chez les souris plus jeunes, les mutations à faible teneur en vitamine C (SVCT2 (+/-)) et APP / PSEN1 ont augmenté le stress oxydatif du cortex cérébral (malondialdéhyde, protéines carbonylées, isoprostanes F2) et diminué le glutathion total par rapport aux témoins de type sauvage. À 14 mois, les niveaux de stress oxydatif étaient similaires entre les groupes, mais il y avait plus de dépôts de plaque amyloïde-β dans l'hippocampe et le cortex des souris SVCT2 (+/-) APP / PSEN1 (+) par rapport à APP / PSEN1 (+) souris avec une vitamine C cérébrale normale.

Ces données suggèrent que même une carence intracellulaire modérée en vitamine C joue un rôle important dans l'accélération de la pathogenèse amyloïde, en particulier pendant les premiers stades du développement de la maladie, et que ces effets sont probablement modulés par les voies du stress oxydatif.

Cette étude de 2017 est focalisée sur les effets du vieillissement, et montre les intérêts d'un approvisionnement suffisant en vitamine C, avec son rôle de protection des télomères et du génome, et par exemple ses effets anti-inflammatoires.

Vitamin C, Aging and Alzheimer's Disease.
https://www.ncbi.nlm.nih.gov/pubmed/28654021

Titre traduit : Vitamine C, vieillissement et maladie d'Alzheimer.

Résumé : L'accumulation de preuves dans les modèles murins de sénescence accélérée indique un rôle de sauvetage de l'acide ascorbique dans le vieillissement prématuré. La supplémentation en acide ascorbique a semblé arrêter la croissance cellulaire, le stress oxydatif, l'attrition des télomères, la désorganisation de la chromatine et la sécrétion excessive de facteurs inflammatoires et prolonger la durée de vie.

Fait intéressant, l'acide ascorbique (AA) s'est également révélé moduler positivement le vieillissement inflammatoire et l'immuno-sénescence, deux caractéristiques du vieillissement biologique. De plus, il a été démontré que l'acide ascorbique régule de manière épigénétique l'intégrité et la stabilité du génome, indiquant un rôle clé de la nutrition ciblée dans le vieillissement sain. De plus en plus de preuves in vivo soutiennent le rôle de l'acide ascorbique dans l'amélioration des facteurs liés à la pathogenèse de la maladie d'Alzheimer (MA), bien que les preuves chez l'homme aient donné des résultats équivoques.

Le rôle neuroprotecteur de l'acide ascorbique repose non seulement sur le piégeage général des radicaux libres, mais également sur la suppression des gènes pro-inflammatoires, l'atténuation de la neuroinflammation, sur la chélation du fer, du cuivre et du zinc, et sur la suppression du peptide amyloïde bêta (Aβ) fibrillogenèse.

Les données épidémiologiques établissant un lien entre l'alimentation, l'un des facteurs de vie modifiables les plus importants et le risque de maladie d'Alzheimer augmentent rapidement. Ainsi, les interventions alimentaires, en tant que moyen de moduler épigénétiquement le génome humain, peuvent jouer un rôle dans la prévention de la MA.

La présente revue vise à fournir un aperçu à jour des principaux mécanismes biologiques associés à la supplémentation / biodisponibilité en acide ascorbique dans le processus de vieillissement et de la maladie d'Alzheimer. De plus, nous aborderons de nouveaux domaines de recherche et les orientations futures.

7/ Démences et pollution

Voici des extraits traduits des conclusions d'une étude de revue, présentée dans un article de Science et Avenir, “La pollution de l'air à l'origine d'Alzheimer” :

Are noise and air pollution related to the incidence of dementia? A cohort study in London, England PMID: 30206085

https://www.ncbi.nlm.nih.gov/pubmed/30206085

Titre traduit : Le bruit et la pollution atmosphérique sont-ils liés à l'incidence de la démence ? Une étude de cohorte à Londres, en Angleterre

Objectif : Étudier si l'incidence de la démence est liée aux niveaux résidentiels de pollution atmosphérique et sonore à Londres.

Participants : 130 978 adultes âgés de 50 à 79 ans se sont inscrits au 1er janvier 2005, sans antécédents de démence ni de résidence en foyer de soins.

Conclusions : Nous avons trouvé des preuves d'une association positive entre les niveaux résidentiels de pollution de l'air à Londres et le diagnostic de démence, qui n'est pas expliquée par des facteurs de confusion connus.

La démence, qui englobe à la fois la démence vasculaire et la maladie d'Alzheimer, est désormais signalée comme la principale cause de décès en Angleterre et au Pays de Galles, représentant 12% de tous les décès enregistrés.

En termes d'années de vie perdues, le fardeau mondial de la maladie en 2013 a classé la démence au cinquième rang des principales causes, notant sont importance croissante en tant que cause de décès.

Par conséquent, la prévention primaire de toute démence est un problème majeur de santé publique mondiale pour les décennies à venir. Pour la maladie d'Alzheimer par exemple, alors qu'il a été estimé que de petits retards dans son apparition et sa progression pourraient réduire considérablement sa charge future estimée, la recherche s'est principalement concentrée sur les facteurs liés au mode de vie, où une grande revue systématique a estimé qu'environ un tiers de la maladie d'Alzheimer pourrait attribuable à des facteurs de risque potentiellement modifiables tels que le tabagisme et l'inactivité physique.

Bien que la pollution atmosphérique soit un facteur de risque bien établi de maladies cardiovasculaires et respiratoires,

Un récent examen systématique des preuves épidémiologiques reliant la pollution atmosphérique aux résultats liés à la démence a identifié 18 études, la plupart signalant des associations indésirables. Par la suite, une grande étude basée sur la population en Ontario, au Canada, a rapporté que vivre près des routes principales était associé à une incidence plus élevée de démence, avec une analyse plus approfondie révélant des associations correspondantes avec les niveaux de dioxyde d'azote (NO2) et la masse des particules fines d'un diamètre inférieur ou égal à 2,5 µm (PM2,5).

Ces résultats soulèvent des questions sur les mécanismes de développement précoce de la neuroinflammation et de la neurodégénérescence, et nécessitent une exploration et une réplication plus poussées dans d'autres cohortes de grande population avec différents modèles d'exposition, y compris le bruit de la circulation qui a été lié au déclin cognitif chez les adultes.

Les nanoparticules atteignent le cerveau via le bulbe olfactif

Sur les huit ans de suivi, 2.181 sujets ont été diagnostiqués comme victimes de démence, soit 1,7% de l'échantillon. 39% ont développé la maladie d'Alzheimer, et 29% une démence vasculaire, et 2% avaient les deux.

8/ Démences et méditations

Les études scientifiques montrent clairement depuis plusieurs décennies que les différentes formes de méditation et de pratiques physiques lentes changent le fonctionnement du cerveau, et bien sûr aident aussi dans la gestion du stress, qui est aussi une cause biologique d'inflammation des cellules et de certains organes. Le cortisol est nécessaire mais, comme l'insuline, très corrosif pour les parois des artères, et donc les excès doivent en être évités.

Selon les spécialistes, les méditations agissent sur le psychisme mais aussi sur le corps physique. Elles :

- Améliorent la régulation des émotions
- Améliorent la mémoire
- Calment le centre de la peur, de l'anxiété et du stress, l'amygdale
- Augmentent la focalisation de l'attention
- Réduisent la sensibilité à la distraction
- Favorisent l'endormissement, offrant un sommeil réparateur, contrairement aux somnifères.
- Permettent de réduire la prise d'antalgiques
- Permettent de moins ressentir la douleur
- Diminuent de 50% les rechutes de la dépression, par rapport à un suivi classique
- Mais elles améliorent aussi l'expression de nos gènes et ralentissent le vieillissement cellulaire, tous deux étant souvent influencés par notre stress !

Participez au projet de l'INSERM de Caen, la Silver Santé Study

Sur le site https://silversantestudy.fr/

Projet de recherche visant à améliorer le bien-être & la santé mentale des seniors.

Les participants à cette étude se verront proposer différentes interventions, comme par exemple l'apprentissage d'une langue étrangère ou la pratique régulière de la méditation. Les résultats seront évalués en combinant différentes approches, des mesures du sommeil, des comptes rendus établis par les participants eux-mêmes, des mesures comportementales, etc.

Les programmes MBSR et MBCT sont parmi les plus réputés.

Site officiel : https://www.association-mindfulness.org/index.php

MBSR (Mindfulness-Based-Stress-Reduction ou Réduction du Stress Basée sur la Pleine Conscience) est le programme fondateur créé par Jon Kabat Zinn en

1979 à l'Université du Massachusetts. MBSR a connu plusieurs adaptations, dont la première et la plus connue est MBCT (Mindfulness-Based Cognitive Therapy). Ancrés dans le courant de la médecine intégrative, ces protocoles ont permis de nombreuses études scientifiques, depuis leur origine. De par leur format, MBSR et MBCT donnent aux chercheurs un outil fiable sur lequel ils peuvent s'appuyer.

Ces programmes se déroulent sur 8 semaines, avec un même groupe. Ils demandent un engagement de la part du participant qui met en place une pratique régulière de méditation de Pleine Conscience entre les séances. Ces programmes permettent un apprentissage et une intégration progressive de la Pleine Conscience à travers des pratiques de méditation à réaliser quotidiennement, associées à des mouvements de yoga, des connaissances scientifiques et des apports issus de la psychologie ou des sciences de la communication. Le terme « Mindfulness-Based » (basée sur la Pleine Conscience) traduit cette complexité d'éléments. Ils intègrent différentes approches au côté de la méditation de Pleine Conscience, dont la pratique traditionnelle est bien plus vaste que ce qui est abordé dans le champ et le temps d'un programme en 8 semaines au format préétabli.

L'intention principale de ces programmes est avant tout préventive et éducative. Par la mise en place d'une pratique régulière, les participants développent leur autonomie et leur capacité à prendre soin d'eux, à trouver un meilleur équilibre et une meilleure qualité de vie.

MINDFULNESS ET SCIENCE : Depuis une trentaine d'années, la science s'intéresse à la méditation et cherche à expliquer ses bénéfices cognitifs et émotionnels et, plus généralement, son impact positif sur la santé. Ce champ de recherche a permis de mieux expliciter l'interconnexion entre le corps, l'esprit, le cerveau, l'expérience subjective et le bien-être. Les scientifiques ont ainsi tâché d'apporter des preuves à ce que les contemplatifs décrivent depuis des millénaires. Cette évolution de la recherche doit beaucoup à l'émergence des approches basées sur la Pleine Conscience qui sont apparues dans le secteur médical à la fin des années 1970.

Voir le livre “Cerveau & Méditation”, Par Matthieu Ricard & Wolf Singer

Source : Son site internet MatthieuRicard.org
https://www.matthieuricard.org/

Il est moine bouddhiste depuis quarante ans, Matthieu Ricard est un méditant très chevronné, régulièrement sollicité par les universités du monde entier pour se prêter aux expériences sur le cerveau. Neurobiologiste, directeur émérite du Max Planck Institute for Brain Research, Wolf Singer est l’un des plus grands spécialistes mondiaux du cerveau. Pendant huit ans, ils ont partagé leurs savoirs et se sont interrogés ensemble sur le fonctionnement de l’esprit.

La méditation modifie-t-elle les circuits neuronaux ? Comment se forment les émotions ? Quels sont les différents états modifiés de la conscience ? Qu’est-ce que le « moi » ? Le libre arbitre existe-t-il ? Que peut-on dire de la nature de la conscience ?

Chaque fois, Matthieu Ricard et Wolf Singer confrontent deux traditions de pensée. L’une, la philosophie bouddhiste, est une connaissance à la première personne, résultat des pratiques millénaires des moines tibétains. L’autre, les neurosciences, est une connaissance à la troisième personne, issue d’expérimentations en laboratoire. Les deux approches sont radicalement différentes, mais elles aboutissent souvent aux mêmes conclusions. Pour développer une véritable « science de l’esprit » leur rapprochement, esquissé depuis quelques années, est indispensable. C’est ce que propose cet ouvrage : un dialogue approfondi entre les sciences contemplatives et les sciences modernes, pour percer les mystères de l’esprit humain.

D. Prévention du diabète

Le diabète de type 2 est en grande progression, comme les cancers, les MCV ou les démences, ce qui indique des causes communes à toutes ces épidémies de maladies “de civilisation” ou de “surabondance”, la pollution, la malbouffe et la sédentarité, comme le confirment de nombreux Docteurs spécialisés.

Citons les recherches du Dr Taylor de l’université de Newcastle qui ont inspiré plusieurs livres par d’autres médecins.

1/ “Le discours officiel” résume ce que disent les autorités sur le diabète et sa prévention. Cela correspond aux résultats des études scientifiques.

2/ “La méthode Mosley” présente le livre du Dr Mosley et sa méthode pour se débarrasser du diabète en 8 semaines ou moins. On y retrouve le régime méditerranéen, l’exercice physique et la réduction des stress.

3/ “Seignalet” présente le livre du Dr Seignalet, et son avis sur le diabète.

4/ “Les 3 régimes” présente un livre et des articles publiés par la maison d’Éditions très bien fournie de Thierry Souccar, et les 3 méthodes recommandées.

5/ “Le Dr Greger” présente des extraits du livre du Dr Greger, avec des précisions scientifiques et nutritionnelles, avec une orientation végétale.

6/ “Le diabète des neurones” mentionne les explications du Dr Nehls sur la résistance à l’insuline des neurones qui cause les pertes de mémoire, et comment y remédier.

7/ “La vitamine C” parle de la ressemblance entre la molécule du glucose et celle de la vitamine C, et les explications des Dr Rath et Klenner sur le rôle de la vitamine C dans les cas de diabète.

8/ “Quelques études” présente quelques études scientifiques portant sur des découvertes significatives dans le domaine du diabète.

1/ Diabète, le discours officiel

Le gouvernement connait bien les moyens de prévenir le diabète de type 2, plus de 90% des diabètes, en changeant d'alimentation, en faisant de l'exercice physique, avec le besoin de perdre du poids. Par contre, comme toujours, les citoyens ne semblent pas être informés ou ne pas réaliser à quel point c'est important de ne pas tomber malade.

Source du Ministère français de la santé :

https://solidarites-sante.gouv.fr/

Le diabète de type 1, représente 5 à 10% des cas de diabète. Il est dû à une absence de sécrétion d'insuline par le pancréas. On ne connaît aucun moyen de prévenir le diabète de type 1. Il apparaît en général dans l'enfance ou l'adolescence et son traitement repose sur l'insulinothérapie à vie.

Le diabète de type 2, le plus fréquent (92% des cas en France), est favorisé par une insulino-résistance, c'est-à-dire une baisse de sensibilité des cellules à l'insuline ce qui en entraîne un besoin accru, auquel les cellules sécrétrices du pancréas finissent par ne plus pouvoir répondre.

Le diabète type 2 apparaît généralement après 40 ans, sa fréquence augmente avec l'âge avec un pic entre 75 et 79 ans (20 % des hommes et 14 % des femmes traitées pour diabète dans cette tranche d'âge en 2013).

Il peut être méconnu pendant plusieurs années. En 2006, l'étude nationale nutrition santé a estimé que près de 20 % des cas de diabète de type 2 chez l'adulte entre 18 et 74 ans n'étaient pas diagnostiqués.

Le diabète de type 2 : une épidémie mondiale

D'après les estimations de l'OMS, le nombre des personnes atteintes de diabète dans la région Europe est passé de 33 millions en 1980 à 64 millions en 2014 ; le diabète de type 2 représente plus 90 % de ces cas. Cette hausse du nombre de cas est en partie liée au vieillissement et à l'augmentation de la population, mais l'épidémie est étroitement liée à la progression de l'obésité et de l'ensemble des facteurs de risque liés aux habitudes de vie.

Le diabète : un facteur de risque majeur de maladie cardio-neurovasculaire

Le diabète, le type 1 comme le type 2, expose à un risque aggravé de maladie et décès d'origine cardio-neurovasculaire. Il peut endommager le cœur, les vaisseaux sanguins, les yeux, les reins et les nerfs.

Le diabète multiplie par 2 ou 3 le risque, chez l'adulte, d'accidents cardiaques ou vasculaires cérébraux. Il est la première cause de cécité avant 65 ans, la première cause d'amputations non traumatiques (taux 7 fois plus élevé chez les diabétiques), l'une des principales causes d'insuffisance rénale (taux de dialyse rénale 9,2 fois plus élevé chez les diabétiques).

On peut réduire le risque de survenue du diabète type 2 :

- En favorisant une alimentation équilibrée, en particulier par la consommation de fruits et légumes, les aliments riches en fibre et en limitant la consommation de produits gras ou les sucres ajoutés tels les sodas ;
- En favorisant la pratique d'une activité physique régulière ;
- Et en réduisant le surpoids et l'obésité.

2/ Diabète selon le Dr Fung *(Ajout 2022)*

D'après le livre du Dr Fung Jason "Les lois du diabète : Prévenir et faire régresser le diabète de type 2 naturellement", de 2019, ISBN 9782212147575

Juste avant d'écrire ce paragraphe sur le livre de ce néphrologue américain, je viens de visionner le numéro de début janvier 2022 de la superbe émission d'Elise Lucet et son équipe, Cash Investigation sur le service public de France 2. Cet épisode édifiant, comme c'est souvent le cas, s'appelle "Liberté, santé, inégalités - Cash Investigation", et dénonce des malfaçons dans le domaine médical en France, et notamment les abus que subissent les 50.000 dialysés dans ce pays.

Chaque dialysé coûte 60.000 euros par an à la collectivité, oui c'est bien 3 milliards d'euros par an rien que pour ce seul problème de santé, mais surtout leurs vies sont souvent réduites à néant, souffrances et incapacités diverses faisant leur quotidien pendant toutes leurs dernières années de vie.

Il est absolument abject de laisser souffrir les gens par ignorance ou par intérêt lucratif, cela s'apparente à de la torture.

Considérant les résultats spectaculaires et reproductibles de ces médecins, comme le Dr Fung, qui publient leurs résultats dans des livres accessibles même au public, il est impensable que les autorités médicales locales, régionales ou nationales n'en aient pas connaissance.

Si c'est le cas, et qu'il s'agit bien d'ignorance, ce dont on est en droit de douter, il est temps que cela cesse. Alors, s'il-vous-plait, si vous connaissez ou avez accès à des responsables de santé, publics ou privés, faites-leur parvenir ces informations, ces livres que je présente ici, et constituez des associations qui feront du tapage pour que ces découvertes soient entendues du public et des personnes dépositaires de l'autorité, afin que les souffrances de ces malades s'arrêtent, et que ces sommes gigantesques ne soient plus gaspillées ainsi, ni utilisées pour torturer des êtres sensibles.

Le Dr Jason Fung est médecin néphrologue à Toronto, au Canada. Il a mis en place un programme nutritionnel intensif destiné à soigner le surpoids et le diabète avec la pratique du jeûne intermittent et de la diminution du sucre dans notre alimentation. Il est l'auteur de plusieurs ouvrages best-sellers à travers le monde, notamment Les Lois de l'obésité et Les Lois du diabète, parus chez le même éditeur.

"Le Dr Fung vous offre les outils qui vous permettront de vous débarrasser à jamais du diabète. Procurez-vous ce livre !" Dr Steven Gundry, auteur du Paradoxe des plantes

"Clair et totalement convaincant, ce livre mérite d'être lu par tous." Dr Michael Mosley, auteur de "8 semaines pour en finir avec le diabète sans médicaments"

Le diabète de type 2 : une maladie chronique et progressive selon la plupart des médecins, des diététiciens et même des spécialistes du diabète.

Mais, comme le démontre le Dr Jason Fung dans cet ouvrage qui fait éclater les paradigmes, la vérité est ailleurs : le diabète est réversible.

Dans ce livre choc, écrit dans un langage clair et très convaincant, vous comprendrez pourquoi les traitements conventionnels reposant sur l'insuline ou sur d'autres médicaments qui abaissent la glycémie peuvent en réalité exacerber le problème, en entraînant des prises de poids importantes voire des maladies cardiovasculaires.

Pour lutter contre le diabète de type 2, la seule méthode véritablement efficace s'avère non pas la prise de médicaments, mais plutôt un régime faible en glucides et la pratique du jeûne intermittent.

Le premier chapitre de ce livre explique comment le diabète de type 2 est devenu une épidémie

En 2016, l'Organisation mondiale de la santé a présenté son premier rapport mondial sur le diabète, et les nouvelles étaient plutôt mauvaises. Le diabète était une catastrophe implacable.

En une seule génération, depuis 1980, dans le monde entier, le nombre de victimes frappées par le diabète avait quadruplé.

Aux USA, les directives alimentaires de 1980 ont engendré la tristement célèbre pyramide alimentaire. Aucune preuve scientifique à l'appui, les glucides autrefois « engraissants » ont été élevés au rang de céréales complètes salutaires. Les produits placés à la base de la pyramide – des aliments que l'on nous encourageait à manger quotidiennement – incluaient le pain, les pâtes et les pommes de terre, ces aliments que nous avions évités par le passé en vue de rester minces. Ceux-là mêmes, précisément, qui provoquent l'augmentation la plus importante de la glycémie et de l'insuline.

Le troisième chapitre aborde le fait que le diabète provoque des dégâts généraux.

Contrairement à presque toutes les autres maladies connues, il a le potentiel malveillant et unique de ravager notre corps tout entier.

Aucun système organique, pour ainsi dire, n'est épargné par le diabète. Ces complications sont généralement dites « microvasculaires » (touchant les petits vaisseaux sanguins) ou « macrovasculaires » (touchant les gros vaisseaux).

(Cette phrase précédente du livre démontre simplement pourquoi la plupart des maladies dégénératives et les démences sont directement liées à l'état de notre système cardiovasculaire.)

Des dommages à ces vaisseaux entraînent des troubles de la vue, la maladie rénale chronique et des lésions nerveuses, qu'on observe en particulier chez les patients qui souffrent du diabète depuis une longue période.

Le quatrième chapitre explique le mensonge des calories. Le diabète et l'obésité ne sont en réalité qu'une seule et même maladie. Aussi étrange que cela puisse paraître à présent, les médecins n'ont pas toujours admis cette corrélation fondamentale évidente.

L'épidémie d'obésité n'a démarré qu'à la fin des années 1970 et n'était pas encore le désastre de santé publique qu'elle est devenue aujourd'hui. Le diabète de type 2 était à peine considéré comme une préoccupation de santé publique au siècle dernier.

De plus, aucun lien n'avait été établi entre le diabète de type 2 et l'obésité. Au contraire, en 1990, le rapport du comité sur les directives alimentaires publié par le département de l'Agriculture des États-Unis considérait qu'un certain gain de poids passé l'âge de 35 ans allait de pair avec un bon état de santé !

L'indice de masse corporelle est une mesure simple à faire. Il se calcule à partir de la formule suivante :

Indice de masse corporelle = poids (kg) / taille au carré (en m au carré)

Un indice de masse corporelle de 25 ou plus reflète un surpoids, alors qu'un indice situé dans l'intervalle entre 18,5 et 24,9 indique un bon état de santé.

Cela dit, les femmes dont l'indice de masse corporelle se situe entre 23 et 23,9 ont un risque 360 % plus élevé de développer un diabète de type 2 que les femmes dont l'indice de masse corporelle est inférieur à 22, ce qui est d'autant plus déconcertant qu'un indice de masse corporelle de 23,9 est considéré comme bien en dessous du seuil de surpoids.

En 1995, les chercheurs ont déterminé qu'un gain de poids de seulement 5 à 8 kg augmentait le risque de diabète de type 2 de 90 %, et qu'un gain de poids de 8 à 11 kg augmentait le risque de 270 %.

Le sixième chapitre explique la résistance à l'insuline comme un simple signe de trop-plein. En règle générale, l'obésité précède d'une dizaine d'années, ou plus encore, un diagnostic de diabète de type 2. Comparés à des personnes minces, les patients souffrant d'obésité mais dépourvus de toute affection (des non-diabétiques) ont une résistance à l'insuline considérablement plus élevée.

Le taux d'insuline à jeun, une mesure de la quantité d'insuline dans le sang qui reflète une résistance sous-jacente à l'insuline, augmente dans le spectre constitué par l'obésité, le prédiabète, puis le diabète de type 2.

La troisième partie du livre concerne le sucre et son rôle dans le diabète de type 2.

Dès 1957, un éminent nutritionniste anglais, le Dr John Yudkin (1910-1995), avait mis les gens en garde contre le sucre et son rôle prédominant dans l'incidence croissante des maladies cardiaques.

Les glucides sont des sucres qui se présentent sous forme de molécules simples (sucres simples ou monosaccharides) ou de longues chaînes de molécules (sucres complexes ou polysaccharides).

Chaque cellule du corps peut utiliser le glucose, qui circule librement dans tout l'organisme.

Le fructose est un sucre présent naturellement dans les fruits ; de tous les glucides présents naturellement, il a le goût le plus sucré. Il ne circule pas dans le sang, et seul le foie est capable de le métaboliser. Le cerveau, les muscles et d'autres tissus ne peuvent pas utiliser directement le fructose comme source d'énergie.

Les amidons, le principal glucide qu'on trouve dans les pommes de terre, le blé, le maïs et le riz, sont de longues chaînes de glucose. Produit par les plantes, l'amidon constitue une réserve énergétique.

Le fructose est encore plus fortement associé à l'obésité et au diabète que le glucose. D'un point de vue nutritionnel, ni le fructose ni le glucose ne contiennent de nutriments essentiels. Le fructose est particulièrement nuisible à la santé humaine, comparativement au glucose, puisque le corps n'est capable de le métaboliser que d'une seule manière. Lorsque nous mangeons de grandes quantités de fructose, celui-ci met le cap tout droit vers le foie, étant donné qu'aucune autre cellule ne peut l'utiliser ni le métaboliser.

Une étude de 2009 a confirmé que le fructose peut induire facilement une résistance à l'insuline chez des volontaires en bonne santé. Ceux-ci ont consommé 25 % de leurs calories quotidiennes sous forme de Kool-Aid édulcoré avec du glucose ou du fructose. Le groupe alimenté en fructose – pas celui alimenté en glucose – a vu sa résistance à l'insuline augmenter à un point tel que ces volontaires ont pu, sur le plan clinique, être classés comme prédiabétiques après seulement huit semaines !

Des données en provenance de plus de 175 nations établissent un lien inextricable entre la consommation de sucre et le diabète, indépendamment de l'obésité.

La quatrième partie du livre nous explique ce qu'il ne faut pas faire, et en cinquième partie on apprend ce qu'il faut faire pour inverser son diabète.

Y sont bien détaillées les différentes chirurgies auxquelles les gens ont habituellement recours pour manger moins, celles qui fonctionnent et les autres.

Le quatorzième chapitre aborde les régimes hypoglycémiques, pauvres en sucre.

En 2015, les journaux ont rapporté qu'une fillette de 3 ans originaire du Texas était devenue la plus jeune personne au monde à avoir développé le diabète de type 21. Oui, une fillette de 3 ans. À la naissance elle pesait 3,2 kg. À 3 ans et demi, elle pesait 35 kg !!

Les bienfaits sur le plan cardiovasculaire du régime méditerranéen, relativement riche en gras, ont depuis été reproduits bon nombre de fois. Plus récemment, en 2013, l'étude PREDIMED a confirmé que les patients qui suivaient le régime méditerranéen avaient un risque réduit de maladie cardiaque et de décès.

Un examen approfondi effectué en 2013 a permis de conclure que certains régimes alimentaires permettent un meilleur contrôle de la glycémie, Il a été prouvé que quatre d'entre eux étaient bénéfiques :

- le régime faible en glucides,
- le régime à faible indice glycémique,
- le régime méditerranéen et
- le régime riche en protéines.

Ces quatre régimes ont une caractéristique commune : ils réduisent les glucides.

Les céréales et les sucres raffinés sont les principales sources de glucides, et tous les régimes faibles en glucides devraient les restreindre. Mais il faut faire une distinction supplémentaire entre les glucides non raffinés, comme les pommes de terre et les fruits, et les glucides raffinés, comme les sucres ajoutés et la farine, parce que plus l'apport de glucides raffinés est élevé, plus le risque de diabète est élevé.

Le quinzième et dernier chapitre présente l'autre pilier du succès de ce médecin néphrologue dans sa pratique, c'est le jeûne intermittent, désormais aussi très populaire chez les sportifs de haut niveau.

On sait depuis près de cent ans que le jeûne, l'abstinence volontaire de nourriture, guérit le diabète. En effet, le Dr Elliott Joslin, l'un des spécialistes du diabète les plus connus de l'histoire, a écrit sur ses expériences avec le jeûne en 1916.

Dans le cas du diabète de type 2, il semble évident que si vous ne mangez pas, les taux de glycémie vont baisser et vous perdrez du poids. À mesure que vous perdrez du poids, votre diabète de type 2 fera marche arrière.

Malheureusement tous les regards se sont tournés vers l'insuline lors de sa découverte historique. Il s'agissait en effet d'une solution miracle pour contrôler le diabète de type 1, mais ce n'était pas une panacée pour le diabète de type 2.

L'intérêt envers le jeûne a disparu, et les médecins se sont concentrés sur ce qui allait être leur mantra pour le siècle suivant : médicaments, médicaments et plus de médicaments.

Quand l'Association américaine du diabète dit qu'il n'y a pas de traitement pour le diabète de type 2, elle veut dire qu'il n'y a pas de traitement à base de médicaments. Néanmoins, il s'agit là de deux affirmations différentes. Nous savons depuis longtemps que la chirurgie bariatrique peut renverser le diabète de type 2 en provoquant un déficit calorique soudain, ce qui fait chuter les taux d'insuline. En termes simples, la chirurgie bariatrique est un jeûne imposé de façon chirurgicale.

Voilà un livre que tout adulte ou parent devrait lire avec attention, et relire jusqu'à ce que ces principes simples d'alimentation raisonnable soient intégrés au quotidien.

Au 21ème siècle nous mangeons beaucoup trop, et plutôt mal, ce qui nous amène inévitablement aux douleurs et incapacités corporelles plus tôt que prévue.

Autrefois c'était le mal des riches qui seuls pouvaient manger à volonté, se gaver, mais aujourd'hui c'est un mal qui se généralise et se répand come une épidémie, une pandémie, par la profusion de nourriture industrialisée et de très mauvaise qualité nutritive, à trop bas prix.

3/ Diabète selon le Dr Mosley

D'après le livre du Dr Michael Mosley, "8 semaines pour en finir avec le diabète sans médicaments", de 2017, ISBN 979-1028503123. Aux éditions LEDUC.

Préface du Dr Reginald Allouche, diabétologue, auteur de "La méthode anti-diabète". Avant-propos par le Pr Roy Taylor, grand spécialiste Anglais, auteur de la fameuse étude de Newcastle.

La méthode révolutionnaire pour se débarrasser du diabète arrive enfin en France !

Le diabète, une maladie incurable ? Il est temps d'oublier toutes ces idées reçues ! Découvrez une approche inédite et dont l'efficacité est prouvée pour perdre du poids et réduire son taux de glucose dans le sang. Plus de 3,5 millions de Français sont atteints de diabète de type 2. Le surpoids, la mauvaise alimentation et la sédentarité sont la principale source de cette épidémie. Dans ce livre d'actualité, le Dr Mosley nous explique pourquoi nous accumulons dangereusement de la graisse abdominale et nous montre comment l'éliminer rapidement.

UNE MÉTHODE INÉDITE QUI S'ADRESSE À :

- Ceux avec un risque d'hyperglycémie chronique
- Ceux qui veulent se débarrasser de leur diabète de type 2 et arrêter les médicaments
- Ceux qui veulent perdre du poids et rester en bonne santé

AU PROGRAMME :

Un plan détaillé sur 8 semaines, 4 semaines de menus + 50 recettes antidiabète

« Ce livre repose sur les dernières études scientifiques entremêlées d'histoires émouvantes... Il permet de mieux comprendre le plus grand problème de santé de notre époque. » Professeur Roy Taylor de l'Université de Newcastle

Dans la préface, le Dr Reginald Allouche, Médecin diabétologue et nutritionniste, nous dit bien que 80% des maladies modernes sont dues a notre mauvaise façon de nous alimenter et de consommer. En cause la sédentarité, les excès de sucre, de sel, de tabac et d'alcool. Oui, notre espérance de vie augmente doucement, mais notre durée de vie en bonne santé baisse. Les Français en particulier passent leurs 20 dernières années avec une ou plusieurs formes de maladies.

Il confirme que le diabète de type 2, appelé diabète gras ou sucré, touche tous les pays, pauvres et riches, puisqu'il est causé par la nourriture industrielle artificielle qui se vend maintenant partout, basée sur le goût, surchargée de sucres, de graisses hydrogénées, de sels et de produits chimiques tels que conservateurs, colorants, texturants, édulcorants, etc.

De plus, durant les 5 à 10 années qui précèdent le diabète, la période dite pré-diabétique, il suffit de perdre 5 à 10% de son poids et de faire 150 minutes d'activité physique par semaine pour inverser la situation, et donc éviter de devenir diabétique.

On parle d'au moins 1 milliard de personnes prédiabétiques dans le monde, qui pourrait facilement éviter de devenir diabétiques, si elles étaient informées et aidées à changer leur mode de vie. Il nous rappelle que le diabète de type 2 finit par provoquer des complications horribles, comme la cécité, les amputations, l'impuissance, des neuropathies ou la dégradation du système cardiovasculaire, et un risque double de souffrir d'Alzheimer, d'un AVC ou d'un cancer ! Tout cela est pourtant si facile à éviter !

Il s'agit d'une inflammation chronique profonde qui finit par détruire tout l'organisme.

C'est de l'impact de la malbouffe sur notre foie et notre pancréas que cela commence.

Avant-propos

Le Pr Roy Taylor, dans l'avant-propos, nous explique sa surprise lorsqu'il découvrit en 2006 que le diabète de type 2 n'était pas une maladie incurable comme il le croyait.

Ce qui l'a choqué était le résultat d'une étude publiée dans une revue scientifique, où il était écrit que les personnes qui subissent une chirurgie bariatrique pour lutter contre l'obésité, voient leur taux de glycémie revenir à la normale après juste quelques jours, et peuvent donc arrêter leurs médicaments !

Cela concordait avec la théorie qu'il développait, que le diabète de type 2 était simplement dû à un excès de graisse dans le foie et le pancréas qui gênait la production d'insuline.

Et donc la solution, comme prouvé par cette étude sur la restriction alimentaire par chirurgie, est tout simplement de manger moins, de réduire l'apport calorique.

Ses 10 ans de recherches avec son équipe, montrent qu'il est possible de se débarrasser du diabète en 8 semaines et de perte de poids. Son régime très pauvre en calories a montré dans plusieurs études cliniques qu'il fonctionnait en seulement quelques semaines.

C'est la première fois que l'humanité est confrontée à un excès de nourriture, et en plus fortement transformée, et c'est une cause majeure de nos maladies chroniques modernes.

Introduction

Il nous annonce que nous sommes beaucoup à être en hyperglycémie chronique, que notre façon de vivre, de manger, nous apporte trop de sucres dans le sang, tous les jours. Beaucoup n'ont pas de symptômes, mais sinon les signes sont la fatigue, la soif et l'urination fréquentes, et surtout les petites blessures qui cicatrisent lentement. Ce dernier étant pour moi le plus flagrant, qui m'arrive encore durant mes périodes de malbouffe.

Cet excès de sucres est la phase préliminaire qui nous amène au diabète de type 2 si on y reste pendant des années. Et lorsque notre glycémie devient incontrôlable, c'est alors qu'on parle de diabète. C'est aujourd'hui une épidémie mondiale, qui se répand partout et très vite, tout cela à cause de notre changement d'alimentation, poussée par l'abondance d'une nourriture transformée bon marché.

C'est parce qu'il avait été lui-même diagnostiqué diabétique que le Dr Mosley, médecin anglais et journaliste d'investigation, s'est occupé d'y trouver une solution, et a ensuite publié ce livre, qui explique comment changer sa façon de manger pour s'en débarrasser.

Ce livre, en plus du régime clair à suivre sur 8 semaines, juste 2 mois, contient des témoignages de malades qui ont été guéris.

L'hyperglycémie modifie des protéines qui enflamment et contribuent à durcir les parois de notre système vasculaire et à les boucher, mais endommage aussi les nerfs. Le risque d'AVC est multiplié par deux chez les diabétiques, mais aussi chez les prédiabétiques. Mais c'est aussi le risque de démence qui est multiplié par deux.

L'hyperglycémie attaque aussi les molécules de collagène et d'élastine, qui constituent notre peau, mais aussi les parois de nos vaisseaux sanguins. C'est pourquoi les hyperglycémiques semblent beaucoup plus âgés que les autres.

Et 70% des diabétiques doivent prendre des médicaments contre la tension artérielle, qui elle-même représente 40% des risques d'AVC. Et 65% des diabétiques doivent aussi prendre des médicaments contre le cholestérol. C'est aussi la première cause de cécité, d'impuissance et d'amputation dans les pays riches. Et la plupart des dialysés sont diabétiques, puisque le diabète provoque une insuffisance rénale chez 50% des diabétiques.

C'est énorme, manger moins ou méditerranéen résout la plupart des maux, et en quelques semaines. Les économies des assurances maladies seraient énormes, et les cotisations imposées pourraient quasiment disparaître, ne gardant des moyens que pour les accidents.

Le chapitre 2 cite plusieurs études cliniques. Le chapitre 3 nous apprend que le stress est un facteur aggravant important, à cause du cycle du cortisol, qui cause une résistance à l'insuline. (Comme le décrit très bien aussi le Dr Nehls dans son livre "Guérir Alzheimer".)

Beaucoup de dépressions sont provoquées par cette nécessité de prendre toujours plus de médicaments au fil des années et de la dégradation de l'état du corps physique.

Au chapitre 4 on retrouve notre fameux régime méditerranéen, dont les études ont montré l'efficacité pour prévenir les maladies cardiovasculaires, les diabètes de type 2, les cancers et les démences. Il ne s'agit pas de manger des pizzas et des pâtes, mais des fruits et légumes frais, des légumineuses, des poissons gras, des fruits oléagineux et de l'huile d'olive.

Il nous parle ensuite de l'addiction que produisent les glucides, et le fait que nous en sommes tous des victimes potentielles.

Le régime qui inverse le diabète (le RAD pour Régime Anti-Diabète) est dans la deuxième partie du livre, et des recettes sont aussi présentes dans la troisième partie. Ce régime est axé sur 3 piliers, les mêmes qu'on retrouve ailleurs, c'est à dire le régime méditerranéen, l'exercice physique et la réduction du stress. Tout y est bien détaillé, alors faites l'effort de saisir votre chance d'aller mieux, beaucoup mieux, en suivant cette guidance.

Un livre qui peut sauver des millions de vies dans le monde !

4/ Diabète selon le Pr Seignalet

D'après le livre du Dr Jean Seignalet, "L'alimentation ou la troisième médecine", de 2012, ISBN 978-2268074009.

Sur 25 cas de diabète de type 2, le Dr Seignalet a obtenu 20 rémissions complètes, et 5 améliorations de 50%, soit des résultats positifs dans 100% des cas.

Le régime Seignalet est donc certainement à mettre en place ou à ajouter au régime méditerranéen traditionnel pour se débarrasser rapidement du diabète sucré, dit de type 2.

5/ Diabète aux Editions Souccar

D'après l'article "3 régimes qui inversent le diabète" sur le site des Éditions Thierry Souccar, qui propose plusieurs livres très intéressants, écrits par des médecins et scientifiques sérieux : https://www.thierrysouccar.com/

Le diabète n'est plus une maladie incurable. La recherche montre qu'il est possible d'en guérir aujourd'hui grâce à l'alimentation. Découvrez les 3 diètes les plus efficaces et les témoignages de patients qui les ont adoptées.

1- Le protocole de Newcastle ou diète hypocalorique sans glucides

Le Pr Taylor et son équipe ont cherché à reproduire les effets de la chirurgie de réduction de l'estomac, mais sans opération. Ils ont formulé un régime très strict et brutal de 600-800 kcal (calories) par jour pendant quelques semaines. Le principe est d'éliminer les graisses du foie et du pancréas, à l'origine de la résistance à l'insuline. Il peut sembler difficile à mettre en place, du fait du changement d'alimentation nécessaire et de la pratique sportive qui va avec, mais il agit très rapidement, avec des patients qui sortent du diabète dans les semaines qui suivent ! Et les effets durent longtemps, la nourriture est agréable et facile à trouver, puisqu'il s'agit d'un régime méditerranéen amélioré.

Voir le livre de témoignage du physicien Normand Mousseau "Comment j'ai vaincu le diabète sans médicament". Editions Thierry Souccar.

2- Le régime cétogène

Puisque le diabète est une maladie du métabolisme des glucides, il semble logique que diminuer ces derniers de manière drastique peut aider. Surtout que l'organisme sait fonctionner sans glucides grâce à une voie métabolique spécialement conçue pour les périodes de jeûne et de disette : les corps cétoniques produits par le foie. Le régime cétogène consiste à mimer les effets du jeûne afin d'activer le métabolisme des cétones et de leur permettre d'être un carburant alternatif pour les cellules. C'est un régime très pauvre en glucides, riche en graisse et équilibré en protéines.

Plusieurs études se sont penchées sur les effets de cette diète sur le diabète. Elles montrent que ce régime permet de perdre du poids, de contrôler sa glycémie et d'abandonner le recours aux médicaments.

Voir le témoignage de Bill et le livre CÉTO CUISINE aux Editions Thierry Souccar.

3- Le régime végan

L'Association canadienne des diabétiques recommande désormais le régime végan aux diabétiques. Un régime de type végétalien a été testé avec succès chez des diabétiques. Il consistait à éliminer tous les aliments d'origine animale (viande, charcuterie, lait, yaourt, œuf, poissons et produits de la mer...), à limiter les graisses végétales ajoutées (huiles, olives, avocats, noix et graines...), à privilégier les aliments riches en fibres (légumes, fruits, légumineuses, céréales complètes), à choisir des aliments à index glycémique bas ou modéré autant que possible et à prendre un supplément en vitamine B12.

Références :

[1] Steven S, Taylor R. : Restoring normoglycaemia by use of a very low calorie diet in long- and short-duration Type 2 diabetes. Diabet Med. 2015 Sep;32(9):1149-55. doi: 10.1111/dme.12722.

[2] Goday A, Bellido D, Sajoux I, Crujeiras AB, Burguera B, García-Luna PP, Oleaga A, Moreno B, Casanueva FF. Short-term safety, tolerability and efficacy of a very low-calorie-ketogenic diet interventional weight loss program versus hypocaloric diet in patients with type 2 diabetes mellitus. Nutr Diabetes. 2016 Sep 19;6(9):e230. doi: 10.1038/nutd.2016.36.

[3] Neal D. Barnard, et al. A Low-Fat Vegan Diet Improves Glycemic Control and Cardiovascular Risk Factors in a Randomized Clinical Trial in Individuals With Type 2 Diabetes. Diabetes Care 29:1777–1783, 2006.

[4] Rinaldi S, Campbell EE, Fournier J, O'Connor C, Madill J. A comprehensive review of the literature supporting recommendations from the Canadian Diabetes Association for the use of a plant-based diet for management of type 2 diabetes. Can J Diabetes. Published online July 28, 2016.

Le livre de témoignage du physicien Normand Mousseau, PhD, "Comment j'ai vaincu le diabète sans médicament", 2016, Editions Thierry Souccar, ISBN 978-2-36549-206-5.

Le diabète de type 2 n'est pas une maladie incurable. Découvrez le protocole de l'Université de Newcastle et dites adieu en quelques semaines à votre diabète. Le diabète de type 2, maladie incurable. Vraiment ? Ce n'est pas ce que dit la science ni ce que montre l'expérience vécue par Normand Mousseau.

Quand ce physicien reçoit son diagnostic, il s'en remet d'abord à son médecin qui lui conseille de mieux manger, perdre un peu de poids, faire du sport, et lui prescrit des médicaments pour faire baisser sa glycémie. Devant des résultats bien maigres, inquiet du risque élevé de complications (maladies rénales et cardio-vasculaires, troubles oculaires, atteintes nerveuses...), Normand Mousseau part à la recherche d'une alternative crédible, basée sur la science. Il découvre le protocole du Pr Taylor de l'Université de Newcastle (Royaume-Uni) : un régime de quelques semaines très pauvre en calories qui a guéri de nombreux patients du diabète. C'est ce protocole qu'il choisit de suivre. Aujourd'hui, il n'est plus diabétique.

Dans ce récit autobiographique passionnant, Normand Mousseau livre une excellente vulgarisation scientifique des causes de la maladie et des moyens de la guérir. C'est la première fois qu'un livre grand public présente le protocole de l'Université de Newcastle et les étapes à suivre pour l'appliquer avec succès, recettes comprises.

6/ Diabète selon le Dr Greger

Dans son livre "Mieux manger peut vous sauver la vie", (ancien titre : Comment ne pas mourir), le Dr Greger consacre un chapitre de 30 pages au diabète.

Comment ne pas mourir du diabète de type 2 (page 198)

Il raconte l'exemple de Milan qui va mieux après être devenue végétalienne. Il y a 2 types de diabète principaux. Soit votre pancréas ne produit pas ou trop peu d'insuline, et c'est le type 1, soit votre organisme est devenu résistant aux effets de l'insuline, c'est le type 2.

Si trop de sucre s'accumule dans le sang, les reins peuvent être dépassés, et il se retrouve dans les urines. Le diabète de type 2 se répand très vite dans ce monde moderne, à cause d'une alimentation trop riche en graisses et en calories, qui provoque une obésité galopante.

Aux USA c'est plus de 20 millions de personnes qui sont diabétiques, un triplement depuis 1990, et plus 10 millions estimés diabétiques pas encore diagnostiqués.

C'est 50 000 cas d'insuffisance rénale par an, 75 000 amputations des membres inférieurs, 650 000 cas de perte de vision et 75 000 décès par an. [5]

L'excédent de sucre et les grosses quantités d'insuline endommagent les vaisseaux sanguins, ce qui peut entraîner cécité, insuffisance rénale, infarctus et AVC, ainsi que des neuropathies.

Le type 1 ne représente que 5% des cas, et sa cause n'est pas encore définie. [6,7] Le type 2, la très grande majorité des diabètes, c'est la bonne nouvelle, peut presque toujours être évité et traité par un changement de mode de vie et surtout d'alimentation, même si vous êtes atteint depuis plusieurs décennies.

Tout commença avec une étude sur des étudiants en 1927, quand un groupe reçu une alimentation riche en graisses (huile d'olive, beurre, jaunes d'œuf et crème), et les autres reçurent surtout des glucides (bonbons, pâtisseries, pain blanc, pommes de terre, sirop, banane, riz et porridge). En quelques jours le groupe des graisses a vu son taux de glycémie doubler, de façon bien supérieure au groupe des glucides. [11]

C'est 70 ans plus tard que le mystère fut élucidé. Il s'agit des graisses qui se logent à l'intérieur des cellules musculaires et qui empêchent ainsi le sucre d'y rentrer. L'insuline est bien là pour faire rentrer le sucre, mais le message d'entrée est bloqué par les résidus toxiques et les radicaux libres que ces graisses accumulées produisent. L'IRM permet de visualiser les graisses être absorbées par les muscles, et 2,5 heures plus tard les cellules bloquent l'absorption du glucose. [12,13,14,15,16,17]

Les recherches confirment bien ce processus, et lorsqu'on réduit la quantité de graisses de notre alimentation, le fonctionnement de l'insuline s'améliore. [18] Attention, les lésions du diabète commencent avant même qu'il soit diagnostiqué. Les prés diabétiques peuvent déjà présenter de telles lésions. [19,20]

90% des personnes qui développent le diabète de type 2 sont en surpoids. [33] Plus l'alimentation est composée de produits végétaux, moins il y a de diabète. [36] Ceux qui arrêtent toutes les viandes et gardent juste le poisson, suppriment 61% des risques de diabète, et en enlevant aussi les œufs et les produits laitiers, les risques baissent de 78%.

Cela semble être avant tout une différence dans les graisses végétales et animales, puisque même à poids égal, les végétariens ont 2 fois moins de diabète, leurs cellules stockant moins de graisses. [37,44,45] C'est même plus dramatique, car par exemple, un acide gras saturé de la viande, des œufs et des produits laitiers, le palmitate, provoque une résistance à l'insuline, alors que l'acide gras des noix, des olives et des avocats, l'oléate, semble protéger l'organisme. [38]

Il ne s'agit pas uniquement de manger moins, mais de manger mieux. Par exemple cette étude qui a fait ajouter 800 g de légumineuses (haricots, pois et lentilles) par semaine à l'alimentation d'un groupe, alors que le deuxième groupe baissait sa quantité journalière par 500 calories, a donné des résultats équivalents d'amaigrissement dans les 2 groupes.

Une autre étude a montré qu'une alimentation d'origine végétale donnait de meilleurs résultats que le régime préconisé par l'association américaine du diabète, et c'était sans restriction des quantités de végétaux et féculents mangés. [58]

Moins de maladies cardiovasculaires aussi avec le régime végétalien. [59] L'Asie bénéficie d'un taux de diabète très faible, jusqu'à il y a quelques années, avec l'introduction de la nourriture occidentale, maintenant c'est même devenu une épidémie pour eux. A Taiwan, en étudiant 4 000 personnes, ils ont même constaté que les mangeurs occasionnels de viande, 1 portion par semaine pour les femmes et 2 ou 3 portions pour les hommes, ont 2 fois plus de risque de développer le diabète. Les femmes végétariennes avaient un risque 75% inférieur, et parmi les quelques végétariens le diabète était inexistant. [65,66]

La question des carences en nutriments peut venir à l'esprit quand on parle de supprimer la viande, donc une étude a été menée aux USA sur 13 000 personnes. Les résultats donnent, à nombre égal de calories mangées, que les végétariens ont un apport supérieur pour la plupart des nutriments. Les végétariens ont plus de fibres, de vitamine A, C, E, du groupe B, B1, B2, B9, ainsi que plus de calcium, de magnésium et potassium. Pas étonnant puisque ces nutriments très importants sont surtout présents dans les fruits et légumes frais. De plus les végétariens ingèrent moins de sel, d'acides gras saturés et de cholestérol. [74]

Dans plusieurs études, des diabétiques qui deviennent végétariens et prennent du poids réduisent quand même leur diabète, et leur besoin en insuline de 60%, certains n'en ayant plus du tout besoin, et cela après seulement 16 jours de ce régime ! Certains étaient diabétiques depuis 20 ans et prenaient 20 unités d'insuline par jour, et ont pu tout arrêter après 2 semaines au régime végétalien. Il n'est donc jamais trop tard et cela ne nécessite pas de devenir maigre, juste d'arrêter les graisses animales. [99,100]

7/ Diabète selon le Dr Nehls

D'après le livre du Docteur Michael Nehls, "Guérir Alzheimer", de 2017, le premier livre qui explique en détails comment inverser la maladie d'Alzheimer, et présente la notion de résistance à l'insuline des neurones cérébraux, une sorte de diabète localisé. Voici quelques informations qu'il donne sur le diabète, qui joue un rôle majeur dans les démences.

Le Dr Nehls est un ancien directeur scientifique d'une entreprise de biotechnologie qui cherchait à comprendre les mécanismes des maladies de civilisation, comme les MCV et le diabète, pour mettre au point des médicaments. C'est quand il a commencé à souffrir de ces mêmes maladies qu'il s'est mis au sport et a changé son alimentation, et ensuite a décidé de donner une nouvelle orientation à sa carrière, quand il a constaté les résultats positifs qu'il obtenait. Il s'est donc demandé pourquoi continuer à chercher des médicaments, alors qu'il semblait que ces problèmes de santé venaient d'un mauvais mode de vie.

C'est après avoir démissionné de cette entreprise pharmaceutique qu'il a décidé de consacrer ses recherches à la maladie d'Alzheimer. Alors qu'il était déjà reconnu que le diabète de type 2, l'obésité, les maladies cardiovasculaires et de nombreux cancers, étaient provoqués par de mauvais choix de vie, ce n'était pas encore le cas pour les démences. Toutes ces maladies progressent de façon dramatique depuis quelques décennies, et supposent donc une origine commune, comme les dégradations de notre environnement, de notre alimentation et de notre rythme de vie. Le sommeil est aussi important pour rester en bonne santé, et des études ont montré un risque d'infarctus réduit pour les personnes qui faisaient une sieste en milieu de journée. Et d'après la Pr Eve Van Cauter, de l'université de Chicago, le manque de sommeil chronique fait vieillir prématurément tous les organes biologiques. C'est aussi un facteur aggravant pour les problèmes de diabète, de tension artérielle et de perte de mémoire.

Dans le chapitre "Nourrir le cerveau", il précise que l'excès de sucre s'accumule à la surface des cellules du cerveau, ce qui cause une inflammation locale à cause de la réaction du système immunitaire qui se déclenche. Ces sucres en excès finissent aussi par désactiver les récepteurs d'insuline des cellules graisseuses, ce qui empêche le sucre d'y pénétrer et de leur fournir de l'énergie, et conduit au diabète de type 2, mais aussi à la résistance des cellules nerveuses, comme les neurones de l'hippocampe nécessaires pour enregistrer de nouvelles mémoires.

Une carence en acide gras oméga-3 aggrave cette situation, puisque son rôle anti-inflammatoire ne prend pas place. C'est ainsi que le sucre, surtout les sucres raffinés, empêchent notre mémoire de fonctionner, et réduisent nos capacités cognitives et notre capacité d'apprentissage, et ce même chez les enfants.

Mais les acides gras dits "trans" ont aussi la capacité de bloquer nos récepteurs d'insuline, et peuvent être un facteur majeur de développement d'un état diabétique de type 2. Ces acides gras non naturels sont présents partout dans les aliments transformés de l'industrie alimentaire. C'est ainsi que l'excès de sucre et les acides gras "trans" contribuent à l'apparition de la maladie d'Alzheimer et d'autres démences, en empêchant les neurones de se nourrir, pouvant aller jusqu'à leur mort. La neurogenèse est bloquée, les nouveaux neurones produits chaque minute dans différentes parties du cerveau sont empêchés de se développer, n'ayant plus accès au sucre comme source d'énergie.

Le diabète de type 2 ou l'excès d'alcool peuvent causer des carences en zinc, un oligo-élément pourtant très important pour la santé du cerveau.

Les nombreuses hormones du tissu adipeux, avec une alimentation adéquate, comme la leptine et l'adiponectine, stimulent la génération de neurones dans l'hippocampe, et participent donc à la bonne santé cognitive. Mais dès que les graisses sont trop nombreuses, la leptine est produite en trop grande quantité, et la réaction du cerveau est de développer une résistance des cellules à cette leptine, ce qui bloque la neurogenèse. L'adiponectine par-contre diminue en production quand les cellules graisseuses se remplissent, et donc trop de graisse bloque encore la neurogène. Ces mécanismes de régulation complexes et très sensibles fonctionnent très bien avec un mode de vie naturel et adapté, mais deviennent dangereux quand ils sont déréglés, comme avec notre alimentation transformée moderne. Cet excès de poids, cette obésité, multiplie par 2,5 le risque de développer la maladie d'Alzheimer. Mais l'anorexie, la trop faible quantité de graisse, est-elle aussi nocive, puisqu'elle empêche aussi la stimulation de la neurogenèse. Tout est dans le juste milieu.

Outre le fait de réduire la consommation en sucres, et de mieux manger, le Dr Nehls explique dans son livre, la méthode qui consiste à ne pas manger pendant au moins 12 heures chaque nuit, donc de faire un jeûne intermittent quotidien, et de prendre 1 ou 2 cuillères d'huile de coco vierge, en milieu de nuit, ou éloignées des repas, car elle contient des acides gras de longueur moyenne, que le foie peut facilement transformer en corps cétoniques, ou cétones, que les cellules du cerveau résistantes à l'insuline peuvent utiliser comme source d'énergie. Et ainsi les nouveaux neurones peuvent grandir et se remettre à fonctionner. Une méthode qui fonctionne très bien, et est essentielle dans la méthode de guérison de la maladie d'Alzheimer.

8/ Diabète et vitamine C

Le diabète selon le Dr Rath

Ce grand spécialiste de la vitamine C, ayant travaillé avec le Pr Linus Pauling, parle du diabète dans son livre téléchargeable gratuitement, où figurent aussi des témoignages :

Dans le chapitre 7, p 147

http://www.dr-rath-foundation.org/wp-content/uploads/2018/07/pourquoi-les-animaux-07-fr-diabete.pdf

Nous pouvons mettre fin à ces décès en masse : Selon l´OMS, plus de 900 000 personnes meurent chaque année du diabète. La somme des "années de vie perdues" par décès ou invalidité - l'importance des dépenses supportées par la communauté - équivaut à plus de 15 millions d´années de vie. Source : OMS, Rapport sur la santé dans le monde, 2002. La confusion, par le corps, entre la vitamine C et les molécules de sucre est la cause de la maladie cardiovasculaire de type diabétique. La clé pour comprendre les complications vasculaires du diabète est à chercher au niveau des molécules. Les molécules de glucose et celles de vitamine C ont une structure très semblable, ce qui provoque, chez les diabétiques, une confusion dans le métabolisme de celles-ci. Les conséquences de cette confusion sont catastrophiques. Ce qui se passe au niveau des cellules est résumé dans les pages suivantes.

La vitamine C fait baisser le taux de sucre dans le sang et diminue les besoins en insuline. Des études cliniques montrent que, chez les diabétiques, la vitamine C évite non seulement l'apparition de complications cardiovasculaires, mais contribue aussi à corriger le déséquilibre du métabolisme du glucose.

Le Professeur Pfleger et son équipe de l'Université de Vienne ont publié les résultats d'une étude clinique remarquable. Elle montre que les patients diabétiques qui consomment 300 à 500 mg de vitamine C par jour peuvent améliorer leur équilibre glycémique de façon significative. Le taux de glycémie peut être réduit en moyenne de 30%, les besoins quotidiens en insuline de 27% et le taux de sucre dans les urines peut être réduit presque à néant.

Davantage de vitamine C, moins d'insuline

Les patients diabétiques peuvent réduire leurs besoins quotidiens en insuline de façon significative en augmentant leur consommation de vitamine C. C'est le résultat d'une étude menée à la célèbre Université de Stanford en Californie. Le Docteur Dice, auteur principal de ces travaux, était le sujet diabétique de cette étude de cas. Au début de l'étude, il s'injectait 32 unités d'insuline par jour. Pendant les trois semaines de l'étude, il a augmenté progressivement la consommation quotidienne de vitamine C pour atteindre 11 grammes par jour le 23ème jour. La vitamine C était consommée par petites prises tout au long de la journée pour favoriser son absorption par l'organisme. Le 23ème jour, ses besoins en insuline s'étaient réduits de 32 à 5 unités par jour. Par gramme supplémentaire de vitamine C, le Docteur Dice a ainsi pu faire l'économie de 2,5 unités d'insuline.

Crimes contre l´humanité

Il est étonnant de remarquer que les études décrites précédemment ont été réalisées il y a déjà des dizaines d'années, mais que, à ce jour, presque personne n'en connaisse l'existence. L´enquête du Dr Pfleger de la clinique universitaire de Vienne a déjà été publiée en 1937 dans le journal médical " Wiener Archiv für innere Medezin ", juste avant la deuxième guerre mondiale. L´étude de l´université de Stanford a été publiée en 1973, il y a donc plus d´un quart de siècle.

Depuis 1937, il était donc établi que la thérapie à base de vitamines constituait le traitement de base du diabète. L´humanité entière aurait eu une bonne raison de se réjouir de cette découverte médicale. Et pourtant, ce ne fut pas le cas. Les progrès médicaux obtenus dans les traitements à base de vitamines et celui du diabète n'ont pas fait l'objet de recherches ultérieures et n´ont donc pas été mis en pratique cliniquement. Pour cette raison, au cours des 50 dernières années, des millions de diabétiques sont décédés à la suite d´un infarctus ou d´une attaque cérébrale qui auraient pourtant pu être évités. Des millions de diabétiques ont été atteints de cécité, handicapés à cause d'amputations qui auraient pu leur être épargnées ou ont dû subir des dialyses en raison d'insuffisance rénale. Qui porte la responsabilité de ce drame ? Principalement l'industrie pharmaceutique qui, pour garantir un marché pharmaceutique de plusieurs milliards de dollars grâce au traitement du diabète, a boycotté tout traitement à base de vitamines ou autres produits naturels non brevetables. C´est ainsi que ni les médecins, ni les patients, n´ont pu tirer profit des vitamines pour prévenir et traiter le diabète.

Le diabète selon le Dr Klenner

Le Dr Klenner avait aussi utilisé la vitamine C pour ses patients diabétiques, au siècle dernier, et voici ce qu'il en disait. Source http://vitamincfoundation.org/www.orthomed.com/klenner.htm

Ces critiques ont négligé la personne atteinte de diabète sucré. La quantité d'acide oxalique trouvée chez le patient diabétique se rapproche de celle trouvée dans l'urine d'une personne normale prenant 10 grammes de vitamine C par jour. Chez le diabétique, nous trouvons un paradoxe. Donnez à cet individu 10 grammes d'acide ascorbique par jour, par voie orale, et l'excrétion urinaire d'oxalate reste relativement inchangée. Les diabétiques sont connus pour leur diurèse. L'individu qui prend 10 grammes ou plus de vitamine C chaque jour constatera que ce composé organique est un excellent diurétique. Pas de stase urinaire ; pas de concentration d'urine.

Le Dr Klenner dit de lui-même : "J'ai pris de 10 à 20 grammes d'acide ascorbique par jour depuis ma dernière visite dans ce collège - il y a 18 ans. Je n'ai pas de diabète sucré et, si je peux m'éloigner un instant, je n'ai pas non plus eu de calculs rénaux."

Réponse du diabète sucré à 10 grammes d'acide ascorbique par voie orale

Au cours des 17 dernières années, nous avons étudié l'effet de 10 grammes par voie orale chez les patients atteints de diabète sucré. Nous avons constaté que chaque diabétique ne prenant pas de supplément de vitamine C pourrait être considéré comme souffrant du scorbut sub-clinique. Pour cette raison, ils ont du mal à guérir les blessures. Le patient diabétique utilisera la supplémentation en vitamine C pour une meilleure utilisation de son insuline. Il assistera le foie dans le métabolisme des glucides et rétablira son corps pour guérir les plaies comme les individus normaux. Nous avons constaté que 60% de tous les diabétiques pouvaient être contrôlés avec un régime alimentaire et 10 grammes d'acide ascorbique par jour. L'autre 40% aura besoin de beaucoup moins d'insuline en aiguille et de médicaments par voie orale.

9/ Diabète, quelques études

Voici quelques études scientifiques publiées sur le diabète

Guérir du diabète de type 2, c'est possible facilement, puisque les scientifiques de l'équipe du fameux Pr Taylor, ont enfin trouvé la cause, en 2016 à l'université de New-Castle.

Il se déclare quand le pancréas contient trop de graisse (type triacyglycérol) et ne peut donc plus fonctionner normalement pour produire l'insuline.

C'est tout simple mais il fallait le trouver. Il suffit de 0,6 grammes d'excès de cette graisse dans le pancréas pour déclencher un diabète de type 2.

Cela explique pourquoi les scientifiques trouvent toujours un lien entre ce diabète, l'alimentation et le surpoids. C'est pourquoi il y avait aussi des différences de réactions aux régimes alimentaires entre individus, car chaque personne synthétise la graisse, la conserve et la brûle dans des conditions différentes.

C'est l'Université de Newcastle, en Angleterre, qui a annoncé cette découverte majeure le 1er décembre 2015.

Il suffit donc de perdre du poids corporel jusqu'à ce que le pancréas perde environ 0,6 grammes de graisse (donc moins de 1 gramme), pour que le diabète de type 2 disparaisse. Un sérieux régime alimentaire avec de l'exercice physique devrait donc suffire pour sauver les millions de personnes qui en souffre.

Voici l'article scientifique publié sur le site de l'Institut du Diabète :

http://care.diabetesjournals.org

Weight Loss Decreases Excess Pancreatic Triacylglycerol Specifically in Type 2 Diabetes. https://www.ncbi.nlm.nih.gov/pubmed/26628414

Titre traduit : La perte de poids diminue l'excès de triacylglycérol pancréatique spécifiquement dans le diabète de type 2. 2016

OBJECTIF : Cette étude a déterminé si la diminution du triacylglycérol pancréatique lors de la perte de poids dans le diabète sucré de type 2 (T2DM) reflète simplement la graisse corporelle ou spécifique au diabète et est associée à la récupération simultanée de la fonction sécrétoire de l'insuline.

CONCLUSIONS : La chute du triacylglycérol intrapancréatique dans le T2DM, qui se produit pendant la perte de poids, est associée à la condition elle-même plutôt qu'à une diminution de la graisse corporelle totale.

En 2014 une revue italienne de plusieurs études confirme les bénéfices du régime méditerranéen pour prévenir ou guérir le diabète de type 2.

Mediterranean diet and type 2 diabetes.
https://www.ncbi.nlm.nih.gov/pubmed/24357346

Titre traduit : Régime méditerranéen et diabète de type 2.

Résumé : La consommation de certains composants alimentaires est favorablement associée à la prévention du diabète de type 2, mais des résultats discordants pour certains aliments ou certains nutriments continuent à apparaître. L'étude des schémas alimentaires complets représente l'approche la plus adéquate pour évaluer le rôle de l'alimentation sur le risque de diabète.

Le terme « régime méditerranéen » se réfère essentiellement à un régime alimentaire essentiellement à base de plantes dont une plus grande consommation a été associée à une survie plus élevée pour une mortalité, toutes causes confondues, plus faible.

Au moins cinq grandes études prospectives signalent un risque considérablement plus faible de diabète de type 2 chez les personnes en bonne santé ou chez les patients à risque ayant le plus grand respect d'un régime méditerranéen. Cinq essais contrôlés randomisés ont évalué les effets d'un régime méditerranéen, par rapport à d'autres régimes couramment utilisés, sur le contrôle glycémique chez des sujets atteints de diabète de type 2. L'amélioration des taux d'HbA1c était plus importante avec un régime méditerranéen et variait de 0,1% à 0,6% pour l'HbA1c. Aucun essai n'a rapporté d'aggravation du contrôle glycémique avec un régime méditerranéen. Bien qu'aucun essai contrôlé n'ait évalué spécifiquement le rôle d'un régime méditerranéen dans la réduction des événements cardiovasculaires dans le diabète de type 2, il existe des preuves que les patients post-infarctus ou à haut risque, y compris les patients diabétiques, peuvent avoir des avantages cardiovasculaires d'un régime méditerranéen.

Les preuves accumulées jusqu'à présent suggèrent que l'adoption d'un régime méditerranéen peut aider à prévenir le diabète de type 2 ; de plus, un régime pauvre en glucides de style méditerranéen semble bon pour la réduction de l'HbA1c chez les personnes atteintes de diabète.

En 2010 une revue italienne de 17 études et 5 essais cliniques, confirme les bénéfices du régime méditerranéen pour prévenir ou guérir le diabète de type 2.

Prevention and control of type 2 diabetes by Mediterranean diet: a systematic review. https://www.ncbi.nlm.nih.gov/pubmed/20546959

Titre traduit : Prévention et contrôle du diabète de type 2 par le régime méditerranéen : une revue systématique.

Résumé : Nous avons effectué une revue systématique des études disponibles qui ont évalué l'effet d'un régime méditerranéen dans le diabète de type 2. Nous avons effectué des recherches dans les publications jusqu'au 30 novembre 2009.

Dix-sept études ont été incluses. Deux grandes études prospectives signalent un risque considérablement plus faible (83% et 35%, respectivement) de diabète de type 2 chez les personnes en bonne santé ou chez les patients post-infarctus ayant la plus forte adhérence à un régime méditerranéen.

Cinq essais contrôlés randomisés ont évalué les effets d'un régime méditerranéen, par rapport à d'autres régimes couramment utilisés, sur les indices de contrôle glycémique chez des sujets atteints de diabète de type 2. L'amélioration de la glycémie à jeun et de l'HbA1c était plus importante avec un régime méditerranéen et variait de 7 à 40 mg / dl pour la glycémie à jeun, et de 0,1 à 0,6% pour l'HbA1c. Aucun essai n'a rapporté d'aggravation du contrôle glycémique avec un régime méditerranéen.

Deux essais contrôlés dans un cadre de prévention secondaire ont démontré que les patients post-infarctus, y compris les patients diabétiques, avaient des avantages cardiovasculaires d'un régime méditerranéen. Les preuves accumulées jusqu'à présent suggèrent que l'adoption d'un régime méditerranéen peut aider à prévenir le diabète de type 2, et également améliorer le contrôle glycémique et le risque cardiovasculaire chez les personnes atteintes de diabète établi.

E. Prévention des suicides et dépressions

La cinquième cause de mortalité en France est appelée « morts violentes » et regroupe les accidents et les suicides. En Europe le suicide est compté à part et représente aussi la cinquième cause de mortalité avec 55.000 cas chaque année. Bien sûr on est très loin des millions de morts causés par les autres causes présentées dans les chapitres précédents, mais comme le suicide peut et devrait être prévenu puisque nos sociétés sont intelligentes, il me paraît important d'en parler.

En France c'est 200.000 tentatives de suicide et 10.000 morts par an, c'est donc un problème de grande ampleur, qui fait souffrir énormément de personnes, même si le nombre de morts positionne cette cause loin derrière les autres.

Sur aucun site officiel je n'ai trouvé une mention de l'alimentation ou des pollutions environnementales comme facteurs de dépression ou de suicide, alors que les faits scientifiques prouvent ces liens forts. Notamment par le fait que les bactéries de nos intestins produisent des neurotransmetteurs et autres molécules qui influencent notre humeur et notre bien-être physique. Et certaines souches, plus souvent provenant ou se nourrissant des aliments d'origine animale, libèrent des produits agressifs qui causent de l'inflammation cérébrale.

1/ "Le discours officiel", présente le peu d'informations trouvées sur les sites officiels.

2/ "Dr Seignalet", mentionne le fort taux de succès qu'il avait contre les dépressions.

3/ "Dr Greger", démontre par les faits scientifiques, la relation de cause à effet avec l'alimentation.

4/ "Dr Mosley", rappelle que le fait d'être malade est une importante cause de dépression.

5/ "Pr Joyeux", présente son livre sur le suicide.

6/ "EMDR", présente une technique simple qui permet de réduire l'incidence des traumatismes émotionnels passés.

Il est aussi établi scientifiquement que des toxines alimentaires ou de la pollution atmosphérique ont des effets sur notre équilibre psychologique. Alors pourquoi n'en est-il pas question dans ces documents des autorités sanitaires ?

Pour prescrire plus de pilules aux effets secondaires catastrophiques qui génèrent d'autres problèmes de santé, qui eux-mêmes engendrent la prescription de nouvelles pilules en plus ? C'est quand même choquant que les responsables de la santé ne connaissent pas les causes réelles des maladies que les études scientifiques ont identifiées, non ?

1/ Suicide, le discours officiel

Informations provenant du site officiel de l'OMS

https://www.who.int/topics/depression/fr/

La dépression est un trouble mental courant se caractérisant par une tristesse, une perte d'intérêt ou de plaisir, des sentiments de culpabilité ou de dévalorisation de soi, un sommeil ou un appétit perturbé, une certaine fatigue et des problèmes de concentration.

La dépression peut perdurer ou devenir récurrente, entravant ainsi de façon substantielle l'aptitude d'un individu à fonctionner au travail ou à l'école ou à faire face à sa vie quotidienne. À son paroxysme, elle peut conduire au suicide.

Informations provenant du site du ministère de la santé du Canada

https://www.canada.ca/fr.html

Causes de la dépression : La dépression majeure est une maladie multifactorielle. Certains sont génétiquement prédisposés à la dépression et plusieurs facteurs externes peuvent augmenter le risque :

- Le décès ou la maladie d'un conjoint, d'un ami ou d'un membre de la famille ;
- Des difficultés au travail ou dans une relation personnelle ;
- Une faible estime de soi ;
- Des difficultés financières ;
- Des problèmes de dépendance.

Certaines personnes souffrent de dépression saisonnière, à la même période chaque année, généralement pendant l'hiver lorsque la lumière naturelle se fait plus rare.

Chez la femme, les changements hormonaux peuvent entraîner des problèmes de dépression à la ménopause ou à la suite d'un accouchement.

Vaincre la dépression

La dépression est une maladie qu'on peut soigner. La première étape du processus de rétablissement consiste à admettre qu'il s'agit d'une maladie et non d'un signe de faiblesse personnelle. Pour plusieurs personnes en état de dépression, le fait de savoir qu'elles ne sont pas seules, qu'elles peuvent obtenir de l'aide suffit bien souvent à amorcer le processus de guérison.

Comme chaque personne est unique, les approches menant au rétablissement sont diverses. Le traitement le plus fréquent et efficace est la combinaison de consultations psychologiques et de médicaments antidépresseurs. L'appui de la famille, d'amis, de collègues et de groupes d'entraide peut aussi jouer un rôle déterminant dans le rétablissement.

2/ Suicide selon le Pr Seignalet

Voici les résultats du Dr Seignalet en matière de dépression, avec son régime hypotoxique, d'après son livre :

- **Dépression nerveuse endogène** : sur 30 cas, 25 rémissions complètes, 5 améliorations nettes, et aucun échec, soit des résultats positifs dans 100% des cas.
- **Migraines** : sur 57 cas, 41 rémissions complètes, 12 améliorations nettes, et 4 échecs, soit des résultats positifs dans 93% des cas.
- **Céphalées de tension** : sur 15 cas, 11 rémissions complètes, 3 améliorations nettes, et 1 échec, soit des résultats positifs dans 93% des cas.

3/ Suicide selon le Dr Greger

Le Dr Greger consacre le chapitre 12 de son livre "Mieux manger peut vous sauver la vie", à la dépression suicidaire.

Il rappelle que l'alimentation joue un rôle important dans l'humeur, et commence par raconter le témoignage de Margaret, qui avait été diagnostiquée comme dépressive dès l'âge de 10 ans, souffrant déjà de pensées et de rêves suicidaires au quotidien. Elle a été hospitalisée plusieurs fois durant sa vie pour dépression, jusqu'à ce qu'elle assiste à une conférence du Dr Greger. Avec les encouragements de sa psychiatre, elle a changé d'alimentation, se tournant vers les produits végétaux complets, et son état s'est radicalement inversé, puisqu'elle ne souffre plus du tout de dépression depuis 9 ans à la date de sa lettre de témoignage.

Aux USA presque 40 000 personnes se suicident chaque année. La dépression majeure est l'une des maladies mentales les plus fréquentes, plus de 15 millions de personnes en souffre, rien qu'aux USA. La santé mentale joue un rôle sur la santé physique, car les gens plus heureux ont un système immunitaire en meilleure santé. De nombreuses molécules peuvent affecter le cerveau et le corps en général, causant des inflammations qui dérangent le bien-être, comme l'acide arachidonique présent surtout dans les produits animaux, dans le poulet et les œufs.

Plusieurs études de grande envergure aux USA ont montré une amélioration significative de l'humeur, de l'état émotionnel, de la dépression, de la fatigue et de l'anxiété, en passant à un régime basé sur les aliments végétaux.

Cela peut atteindre jusqu'à moins 60% de dépression pour les mangeurs de fruits et légumes.
Il a été montré que beaucoup d'éléments dans les végétaux bloquent certains neurotransmetteurs qui déséquilibrent l'état neurologique du cerveau.

Par exemple, depuis les années 1970 on a découvert que le manque de l'acide aminé tryptophane rendait irritable. C'est en effet un des composants de la sérotonine, l'hormone du bonheur, que nous fabriquons dans notre cerveau. Les effets positifs sur le cerveau et l'humeur des antioxydants présents dans les fruits et légumes, n'a pas pu être obtenu en prenant les mêmes antioxydants sous forme de pilules.

On sait par ailleurs que nombre de neurotransmetteurs bénéfiques sont fabriqués par des bactéries de notre microbiote qui se nourrissent des fibres végétales, ce qui va multiplier les avantages de manger des végétaux. Les folates présents dans les légumes verts ont aussi montré un effet anti-dépression.

Une autre étude sur 100 hommes sur 1 an, a montré que ceux qui mangeaient le plus de glucides, par rapport à ceux qui en mangeaient moins, ont moins souffert de problèmes d'humeur, de dépression ou d'agressivité, ce qui a été confirmé par d'autres études de par le monde.

L'exercice physique est aussi reconnu comme efficace pour améliorer l'humeur et réduire la dépression. Aux USA, une étude sur 5 000 personnes, ne portant que sur l'exercice physique régulier, a déjà noté 25% de moins de dépression chez les sportifs. D'autres études ont trouvé que l'exercice donne un effet équivalent aux médicaments contre la dépression.

4/ Suicide selon le Dr Mosley

Le Dr Mosley explique bien dans le chapitre 3 de son livre “8 semaines pour en finir avec le diabète sans médicaments”, que le fait d’être malade, avec toujours plus de médicaments à prendre au fil des années, et à cause des autres effets secondaires, provoque une dépression chez beaucoup de malades, qui perdent tout espoir en un avenir meilleur.

Un changement d’alimentation amène à une meilleure humeur, qui s’améliore encore après l’ajout d’activités physiques, notamment par la production d’hormones du bien-être, puis lorsque le corps a besoin de moins de médicaments...

5/ Suicide selon le Dr/Pr Joyeux *(Ajout 2022)*

D'après le livre du Dr Henri Joyeux "Le suicide, qui n'y a jamais pensé ? : Des clefs, pour comprendre, parler, prévenir", de 2017, ISBN 9782755412239

Ce livre a plusieurs auteurs : Dr/Pr Henri Joyeux, Jean Epstein, Philippe Vaur, docteur Xavier Pommereau.

Je cite ce livre car il aborde et explique de nombreux sujets qui concernent la partie morale des humains et des sociétés humaines. Il est clair pour moi, que pour être en bonne santé physique et mentale, il faut bien manger et bien bouger, mais il faut aussi bien penser, bien réfléchir et se développer une grande ouverture d'esprit et une conscience claire et limpide.

Cela demande un travail quotidien de recherche d'information, de réflexion et de discussion avec d'autres personnes, de confrontation à des idées différentes, mais aussi un travail sur soi de capacité à l'écoute et à l'acceptation des différences que les autres portent.

Ce livre présente de nombreuses directions dans lesquelles nous devrions toutes et tous aller nous "promener en pensée", régulièrement, pour nous construire un paysage conscient plus vaste et diversifié, et ainsi nous ne serions pas aussi choqués lorsque nous sommes confrontés à des personnes ou des sociétés très différentes, qui pourtant sont tout aussi humaines et sensibles que nous-mêmes. Cela prend du temps, certes, mais c'est gratuit, la pensée n'est pas encore taxée.

Je pense que tout le monde a un jour pensé à se suicider, face à une difficulté imaginée trop grande par nos pensées ou nos émotions. Cela m'est arrivé de nombreuses fois lorsque j'étais plus jeune, et beaucoup moins souvent maintenant, car j'ai compris que c'était toujours dû à une exagération d'une partie de moi-même face à une situation donnée. Et qu'en fait il y avait toujours une solution positive qui se présentait ensuite, après avoir pris contact avec d'autres personnes qui m'apportaient alors un éclairage différent sur cette situation, me permettant de trouver une porte de sortie autre que celle du suicide.

Personnellement je vis dorénavant la souffrance qui mène à l'envie de mourir, comme un écart trop grand entre la vie hors-corps, la vie de l'esprit, de la pensée, de l'imagination, des émotions, et la partie physique, biologique, matérielle très restreinte et limitée de notre être, de constitution complexe, multi-dimensionnel.

Je précise que contrairement au Pr Joyeux, je n'adhère plus à aucun courant religieux, philosophique ou dogmatique depuis des années, après avoir voyagé dans tant de "paysages moraux" différents.

Henri Joyeux, ancien chirurgien cancérologue et chirurgien des hôpitaux, a aussi enseigné à la Faculté de Médecine de Montpellier. Il a publié de nombreux ouvrages consacrés à l'écologie humaine, notamment sur l'alimentation. Conférencier, il s'engage maintenant au service de votre santé par ses messages de prévention des cancers : nutrition & comportements de santé. Il est aussi l'un des lanceurs de l'alerte au scandale autour de la pénurie du vaccin DT-Polio.

Le suicide qui n'y a jamais pensé ? des clefs pour comprendre, parler, prévenir

« Voilà un livre à la fois courageux, utile et revigorant qui ose s'attaquer à un tabou tenace. Le suicide reste, en effet, un sujet difficile à aborder. Ce drame humain suscite des réactions contrastées, peu propices à son approche : indifférence, incompréhension, douleur et culpabilité sont celles que l'on observe le plus souvent.

Il y a, tout d'abord, les gens qui préfèrent éviter d'en parler. Parmi eux, certains pensent qu'il s'agit d'un drame de la fatalité contre lequel on ne peut rien. D'autres imaginent que le suicide ne frappe que les malades mentaux. D'autres encore se taisent par crainte de donner des idées à des gens qui n'en auraient jamais eu d'aussi mauvaises.

Chez les proches qui vivent de plein fouet le drame suicidaire - ceux que l'on nomme les endeuillés - nombreuses sont les personnes se repliant pudiquement dans un silence empli de honte et de culpabilité, alors qu'il leur faudrait de l'aide, du soutien et du partage...

Il y a ensuite les gens qui ne s'intéressent qu'à la chasse aux coupables. La souffrance des personnes suicidaires et de leur entourage est pour eux incompréhensible en l'absence d'un responsable. Ils s'en tiennent uniquement à sa recherche et font, parfois, le tour des proches, avec un regard soupçonneux, quitte à désigner un bouc émissaire.

Il y a, enfin, les gens qui ne voient le suicide que comme une ultime preuve de liberté. Le sujet les fascine. Généralement, parce qu'ils ne connaissent pas le sujet " de près ". Ils se livrent à des spéculations purement intellectuelles. Sans savoir que le désespoir enferme et que l'objectif que l'on doit s'assigner consiste, au contraire, à soutenir ou restaurer la liberté de vivre chez ceux qui - pour toutes sortes de raisons - en sont privés...

Tous ces " pièges à sens ", ce livre les aborde et les démonte. Au-delà du rappel objectif des chiffres sur un fait social majeur, les auteurs témoignent de leur stupéfaction devant les injustices de notre société. »

Le premier chapitre est consacré a l'état des lieux, et on y apprend ce qui a déclenché l'écriture de ce livre :

"Nous avons senti l'impérieux besoin d'écrire sur ce sujet très délicat en lisant une statistique en 2006.

La voici : « en Vaucluse entre 1997 et 2002, vingt deux médecins sont décédés dont 11, soit 50% par suicide. »

Alors que le taux de suicides dans la population générale est de 5,6%, chez les médecins praticiens actifs de moins de 65 ans, il est de 14% !

Une seule question : pourquoi des médecins se suicident-ils dans un des plus beaux et des plus riches départements français ? C'est vrai, la beauté et le fric n'ont rien à voir avec le désespoir !"

Le deuxième chapitre aborde la conscience de notre société, et les diverses raisons qui provoquent des souffrances morales chez les individus. On détecte et on soigne bien les douleurs physiques, mais on est très mauvais concernant les douleurs de l'âme.

"Dans une société aussi complexe et difficile que celle d'aujourd'hui, on comprend facilement les causes nombreuses qui mènent à la pensée puis aux actes de la mort volontaire. Certains facteurs sociaux et culturels jouent un rôle décisif : le chômage, le divorce, les états dépressifs avec le harcèlement moral et l'alcoolisme auxquels il faut ajouter aujourd'hui la drogue qui rôde partout pour rassurer celui qui cherche à sortir de l'ambiance morose pour le rose."

Le troisième chapitre parle de la philosophie et de la psychanalyse du suicide, et ce qu'en pense les grands noms de ces domaines, d'hier et d'aujourd'hui ; Khalil Gibran, S. Kierkegaard, Rainer Maria Rilke, Nietzsche, Baruch Spinoza, Thérèse d'Avila, Thérèse de Lisieux, Albert Camus, Michel Cornu, Socrate, Wittgenstein, Georges Minois, Platon, Aristote, Augustin, Thomas d'Aquin, Épictète, Sénèque, Caton d'Utique, Sören Kierkegaard, B. Fondane, Pascal, Kant, Peter Singer, André Comte-Sponville, Lytta Basset, Etty Hillesum, Leibniz, Susan Shapiro, P. Thevenaz, Alice Miller...

Le quatrième chapitre passe en revue les raisons qui poussent les humains à vouloir se suicider, le désespoir, la perte d'un être cher, la soif d'absolu ou d'immortalité déçue, un changement radical de rythme de vie, le mal-être de l'adolescence, les apparences physiques les handicaps, la sexualité, les mauvais traitements, le harcèlement, la pression sociétale ou parentale, et les abus sexuels...

C'est au chapitre cinq que les solutions sont présentées, et la certitude qu'on peut prévenir les suicides, de l'enfance à l'âge avancé. On y apprend comment être vigilant, et les signes annonciateurs, ainsi que les acteurs publics et privés dans ce domaine.

"Le suicide n'est pas une fatalité, pas plus qu'un destin. Pourtant, c'est le titre suggéré de cet ouvrage car tout le monde y pense un jour ou l'autre. Nous ne cherchons pas à banaliser l'idée du suicide ou de la mort choisie, elle l'est déjà à un point tel que les risques de généralisation ou d'épidémie suicidaire existent à plus ou moins grande échelle."

"Le suicide, nous l'avons vu touche tous les milieux sociaux, car des êtres fragiles ou fragilisés existent dans tous les milieux et toutes les familles. Évidemment le suicide des jeunes inquiète plus que celui des personnes âgées. Mais celui des anciens peut entraîner celui des jeunes et inversement."

Le sixième et dernier chapitre concerne la prévention de la récidive et les rescapés.

"En France, on compte 500 000 dépressifs, dont 150 000 tentatives de suicide ; une foule anonyme que l'on rencontre chaque jour, au métro, au boulot... au milieu de laquelle il y a celles et ceux qui en ont marre de la vie, qui tirent chaque jour leur misère comme un boulet. Ne sommes-nous pas tous des rescapés de la veille ? D'un accident qui n'a pas eu lieu et en de nombreux endroits du monde, des attentats aveugles qui frappent tant d'innocents. Oui, la mort rôde autour de nous, mais la vie doit être plus forte. La société est organisée vers la vie, la protection des personnes et des biens et non vers le chaos."

« La plus belle chose dont nous puissions faire l'expérience est le mystère.

C'est la source de tout art et de toute science.

Celui à qui cette émotion est étrangère, qui ne peut s'arrêter pour s'émerveiller et contempler avec respect est comme mort : ses yeux sont clos. » Albert Einstein

Et en annexe du livre figurent des adresses utiles sur le sujet et pour protéger vos proches.

6/ Suicide selon le Dr Roques

Les livres du Dr Jacques Roques, "Découvrir l'EMDR (Développement personnel et accompagnement)", de 2012, ISBN 978-2729612153, et "Guérir avec l'EMDR. Traitement, théorie, témoignages", de 2007, ISBN 978-2020881241.

Présentation de l'éditeur

Oui, on peut guérir définitivement, et dans certains cas, très rapidement, d'un problème psychologique grave. Beaucoup de gens ont eu leur vie transformée grâce à cette thérapie inventée en 1987 aux États-Unis par Francine Shapiro.

L'EMDR n'est pas un effet de mode passager, mais l'expression d'une découverte majeure : notre cerveau est naturellement équipé pour guérir de ses blessures psychiques. Il peut cicatriser. L'EMDR n'est que le moyen qui permet de remettre en route le processus de retraitement de l'information bloquée au jour de l'événement traumatique.

Jacques Roques veut éclairer ce mécanisme. Il donne de nombreux exemples de pathologies : traumatismes simples, traumatismes complexes et aussi empoisonnements psychiques, quand le traumatisme, distillé à petite dose comme un venin, ne se révèle qu'au cours de la thérapie. S'appuyant sur la clinique et sur ce qu'on sait aujourd'hui du fonctionnement cérébral, Jacques Roques développe des hypothèses nouvelles permettant de comprendre ces pathologies, ainsi que le fonctionnement de l'EMDR, pour améliorer la prise en charge des malades et leur permettre de recouvrer encore plus vite la santé.

Écrit dans un langage simple, donnant la parole à ses patients aussi bien qu'à ses collègues, Jacques Roques cherche surtout à diffuser un savoir utile. Comment accepter qu'aujourd'hui tant de gens continuent à souffrir alors qu'ils pourraient être définitivement guéris ?

Jacques Roques, psychanalyste, a pratiqué l'hypnose, le psychodrame et la thérapie familiale, en cabinet et à l'hôpital. Formé à l'EMDR en 1994, il est vice-président d'EMDR-France, président du Centre de traitement des traumatismes psychiques et de l'Institut de victimologie du Languedoc-Roussillon. Il est l'auteur d'EMDR, une révolution thérapeutique (2004).

Un livre qui explique des techniques très simples et efficaces pour travailler sur les traumatismes psychologiques,

La thérapie EMDR est une nouvelle méthode de psychothérapie qui utilise la stimulation sensorielle des deux côtés du corps, soit par le mouvement des yeux soit par des stimulus auditifs ou cutanés, pour induire une résolution rapide des symptômes liés à des événements du passé. Cet ouvrage permet d'avoir accès à une juste et complète connaissance de l'EMDR : son origine, ses principes, son utilité, ses exercices de base, ses indications et contre-indications, ses « bonnes adresses » ...

7/ Vitamine C contre suicide et dépression *(Ajout 2022)*

Une étude récente, très technique et détaillée sur les interactions moléculaires de l'ascorbate, publiée dans un journal international spécialisé en nutrition, fait le point sur l'intérêt d'utiliser l'acide ascorbique contre le stress et l'anxiété, puisque c'est un antioxydant majeur aux actions multiples. On y confirme aussi la grande importance de la vitamine C pour le cerveau.

The role of vitamin C in stress-related disorders, dans The Journal of Nutritional Biochemistry. Volume 85, November 2020.

Titre traduit : "Le rôle de la vitamine C dans les troubles liés au stress". En accès libre ici https://www.sciencedirect.com/science/article/pii/S0955286320304915

Résumé traduit : Les troubles liés au stress, tels que la dépression et l'anxiété, présentent des déficits marqués des fonctions comportementales et cognitives liées à la récompense.

Bien que les données de la littérature aient rapporté des résultats limités et variables concernant les critères d'évaluation liés au stress oxydatif dans les troubles liés au stress, l'effet neuroprotecteur possible des composés antioxydants, tels que l'acide ascorbique (vitamine C), apparaît comme une stratégie thérapeutique possible pour les maladies psychiatriques.

Ici, nous présentons brièvement des informations de base sur l'activité biologique de l'acide ascorbique, en particulier les fonctions liées à l'homéostasie du SNC.

De plus, nous avons examiné les informations disponibles sur le rôle de l'acide ascorbique dans les maladies liées au stress, en nous concentrant sur les études de supplémentation et de déplétion.

La carence en vitamine C est largement associée aux maladies liées au stress.

Bien que l'efficacité de cette vitamine dans les troubles du spectre anxieux soit moins établie, plusieurs études ont montré qu'une supplémentation en acide ascorbique produit un effet antidépresseur et améliore l'humeur.

Fait intéressant, la modulation des systèmes de neurotransmetteurs monoaminergiques et glutamatergiques est postulée comme cible centrale pour les effets antidépresseurs et anxiolytiques de cette vitamine.

Étant donné que la supplémentation en acide ascorbique produit une réponse thérapeutique rapide avec une faible toxicité et une tolérance élevée, il peut être considéré comme un candidat putatif pour le traitement des troubles de l'humeur et de l'anxiété, surtout ceux qui sont réfractaires aux traitements actuels.

Ici, la littérature a été examinée en tenant compte de l'utilisation potentielle de l'acide ascorbique comme adjuvant dans le traitement de l'anxiété et de la dépression.

Extraits traduits : Considérant le stress comme un facteur déclenchant à la fois de l'anxiété et de la dépression, la modulation du stress peut représenter une cible importante dans le traitement des troubles associés au stress. De plus, la compréhension des aspects neurophysiologiques impliqués dans l'étiologie de ces troubles peut signaler des mécanismes biologiques importants impliqués dans la physiopathologie des conditions liées au stress contribuant finalement à leur traitement.

Le système nerveux central (SNC) est particulièrement sensible aux dommages oxydatifs en raison de sa teneur élevée en métaux de transition et en acides gras polyinsaturés, associée à son taux de consommation d'oxygène élevé et à ses niveaux relativement faibles d'antioxydants endogènes.

Les dommages oxydatifs ont également été associés à la dépression, aux troubles anxieux et au stress psychosocial. Les personnes dépressives présentent des taux plasmatiques d'antioxydants plus faibles, notamment l'ascorbate, l'α-tocophérol et les enzymes antioxydantes, ce qui serait lié à des niveaux accrus de peroxydation lipidique. Des études ont montré que des échantillons d'urine et de sang de patients souffrant de troubles anxieux présentaient des niveaux élevés de produits finaux de peroxydation lipidique.

Le système enzymatique antioxydant peut intercepter les molécules nocives, contrecarrant ainsi la progression des troubles du SNC.

Il convient de noter que des modifications de l'activité des enzymes antioxydantes ont également été observées chez des patients souffrant de troubles psychiatriques.

L'acide L-ascorbique est connu sous le nom de vitamine C, une vitamine antioxydante hydrosoluble, essentielle aux êtres humains et à plusieurs autres mammifères. Fait intéressant, la consommation de cette vitamine par la population mondiale diminue chaque année et ce scénario est corrélé à l'augmentation du nombre de maladies de carence en vitamine C dans la population.

La forme anionique de la vitamine C (ascorbate) est la forme active, connue pour avoir une activité de piégeur de radicaux libres, réagissant ainsi avec les radicaux libres, tels que les radicaux thiyle des protéines. De telles réactions sont censées protéger les biomolécules des dommages oxydatifs. L'acide ascorbique participe également indirectement en tant qu'antioxydant, régénérant la vitamine E et contribuant à l'homéostasie oxydant/antioxydant de la membrane plasmique.

La concentration d'acide ascorbique dans le liquide céphalo-rachidien est 2 à 4 fois supérieure à celle du plasma sanguin, suggérant une concentration élevée d'acide ascorbique dans le système nerveux central. Dans le cerveau entier, 1 à 2 mM d'acide ascorbique ont été détectés, tandis que les concentrations neuronales intracellulaires sont beaucoup plus élevées (atteignant jusqu'à 10 mM). De plus, on sait que des concentrations plasmatiques sous-optimales d'acide ascorbique (inférieures à 23 µmol/L) étaient associées à un certain nombre de maladies, en particulier celles liées au SNC.

L'acide ascorbique peut accéder au liquide céphalo-rachidien par le transporteur spécifique SVCT2, abondant dans le plexus choroïde, ou par l'absorption de DHA effectuée par les transporteurs cérébraux du glucose (GLUT1, GLUT3 et GLUT4).

Fait intéressant, le cerveau maintient préférentiellement des niveaux élevés de vitamine C, même pendant la carence des tissus périphériques. Parmi les zones cérébrales, l'hippocampe, le cortex occipital et frontal ont les niveaux les plus élevés, tandis qu'une carence en vitamine C entraîne des anomalies du développement cérébral, notamment une diminution du volume de l'hippocampe de 10 à 15 % et des troubles de l'apprentissage/de la mémoire.

La fonction cérébrale peut également être affectée par une carence en vitamine C, puisque le collagène de type IV (une protéine dépendante de l'acide ascorbique pour la synthèse) est essentiel pour la structure de la myéline et l'activité électrique cérébrale.

L'acide ascorbique est également important pour plusieurs réactions biologiques dans le cerveau, et plus récemment, il a été démontré qu'il améliore la récupération du stress mental, l'humeur et anxiété. En raison de son bon potentiel et de son bon pronostic pour être utilisé comme antidépresseur et anxiolytique, tel que référencé ici, nous discutons de cette possibilité au niveau préclinique et clinique en nous concentrant sur la gestion des maladies liées au stress.

Fait intéressant, certaines études cliniques ont rapporté que l'acide ascorbique pouvait contrecarrer l'augmentation des hormones de stress et les perceptions subjectives de l'état de stress. Par exemple, l'augmentation des niveaux de cortisol, déclenchée par l'ACTH exogène, a été atténuée par l'acide ascorbique (3 g/jour pendant 5 jours), suggérant que l'acide ascorbique peut être utilisé pour limiter les effets des hormones de stress. Les symptômes dépressifs induits par l'administration d'ACTH, chez une fillette de 5 ans atteinte d'hépatite B, ont été inversés par l'administration intraveineuse d'acide ascorbique (50 mg/kg par jour, pendant 2 semaines). Les niveaux de cortisol et d'ACTH sont revenus aux niveaux de base chez les patients cancéreux subissant des interventions chirurgicales alors qu'ils étaient sous traitement à l'acide ascorbique (3 g/jour pendant 5 jours).

Un essai clinique randomisé, utilisant la libération prolongée d'une forte dose d'acide ascorbique (3 × 1000 mg/jour pendant 14 jours), a réduit la réponse subjective au stress psychologique dans le test de stress social de Trèves.

Une étude clinique menée par Urueña-Palacio et al. (2018) ont montré qu'une femme de 22 ans avait développé le scorbut en association avec un trouble anxieux et une anorexie mentale. Dans cette étude, l'anamnèse directe a identifié un régime basé uniquement sur le thé et les glucides, qui était le résultat d'une image corporelle déformée. La supplémentation orale en acide ascorbique pendant 30 jours a abrogé les symptômes psychiatriques et l'anémie, ce qui suggère que le scorbut chez l'adulte semble être lié à de tels comportements pathologiques.

Les premières associations entre l'acide ascorbique et la physiopathologie de la dépression étaient basées sur l'observation clinique et symptomatologique des patients atteints de scorbut. Il convient de noter que la dépression est connue pour précéder de près les symptômes physiques du scorbut, ce qui suggère que la carence en vitamine C est courante chez les personnes dépressives.

Par exemple, les résultats de McIntosh (1959) suggèrent que le scorbut pourrait être précédé d'une dépression clinique. La déplétion en vitamine C a également été associée à une augmentation des symptômes dépressifs. Par exemple, il est rapporté qu'un patient atteint de scorbut a fait des tentatives de suicide. Un autre rapport clinique a suggéré qu'une carence en vitamine C pourrait être liée à des symptômes dépressifs, puisqu'un patient de 52 ans atteint d'un cancer du côlon a développé le scorbut, qui était associé à une diminution de l'appétit, de la fatigue, de la faiblesse, un comportement anhédonique et une dépression. Dans la même étude, une supplémentation en acide ascorbique intramusculaire (1 g/jour, pendant 7 jours, puis 1,5 g/jour pendant 7 jours, po) a éliminé le scorbut et les symptômes dépressifs de ce patient.

Les données sur la supplémentation/administration d'acide ascorbique sont plus cohérentes, présentant des preuves complémentaires de l'implication de cette vitamine dans les maladies liées au stress. Les rapports traitant de l'effet bénéfique possible de l'acide ascorbique sur les troubles anxieux ont été résumés dans le tableau 2 .

De plus, plusieurs études ont démontré que la supplémentation en vitamine C produit un effet anxiolytique. Par exemple, les patients diabétiques de type II, recevant un traitement de 6 semaines avec de l'acide ascorbique (1 g/jour) présentaient des scores d'anxiété plus faibles dans le Depression Anxiety Stress Scales-21 (DASS-21), mais les scores de stress et de dépression restaient inchangés. Une étude a montré que des étudiants universitaires supplémentés en acide ascorbique (500 mg/jour pendant 14 jours) augmentaient les taux plasmatiques d'acide ascorbique et diminuaient les scores d'anxiété (Beck Anxiety Inventory). Renforçant cette notion, les étudiants diplômés anxieux à trait élevé recevant une dose unique d'acide ascorbique (1 g) présentaient des niveaux d'état d'anxiété inférieurs, tels qu'évalués par les échelles STAI et VAMS, ce qui n'était pas le cas lorsque les étudiants anxieux à trait normal ou faible étaient analysés.

Malgré le nombre croissant d'études soutenant le potentiel thérapeutique de l'acide ascorbique, les mécanismes neurobiologiques sous-jacents à ses propriétés neuroprotectrices ne sont toujours pas entièrement compris. Les effets pléiotropes (antiexcitotoxiques, neuromodulateurs et neurotrophiques) de l'acide ascorbique sur le SNC apparaissent comme un aspect important à prendre en compte dans les stratégies neuroprotectrices (Fig. 2).

Les preuves précliniques ont encouragé un certain nombre d'études cliniques portant sur les effets neuroprotecteurs de l'acide ascorbique contre les maladies liées au stress, telles que la dépression et l'anxiété. Il convient de noter que des essais cliniques ont démontré que la supplémentation en acide ascorbique produit des résultats bénéfiques pour la dépression et l'anxiété.

Partie 2 - Prévention des causes de souffrance

Après les moyens de prévention contre les principales causes de décès présentés en première partie, cette deuxième partie concerne les moyens de prévention des principales causes de souffrance humaine découverts par des médecins et scientifiques.

Ici encore vous allez comprendre que 80% de ces souffrances peuvent être évitées en changeant simplement de mode de vie, et surtout grâce à la nutrition. Les souffrances importantes sont regroupées en 8 chapitres, par ordre alphabétique, qui sont :

1/ "Acné" qui fait souffrir psychologiquement plus de 80% des adolescents des pays industrialisés, alors qu'elle semble rare chez les peuples qui vivent encore comme autrefois.

2/ "Allergies et Asthme"

3/ "Arthrite et Arthrose" et les souffrances rhumatismales en général

4/ "Autisme" ou plutôt l'ensemble des symptômes rassemblés sous cette appellation

5/ "Dentaire" dont les caries qui sont là encore presque absentes chez les anciennes populations, et dont la fréquence n'a cessé de grimper avec la modernité.

6/ "Fibromyalgie et Fatigue chronique"

7/ "Hypertension artérielle"

8/ "Ostéoporose"

La méthode Seignalet

Il me faut présenter ici le Pr Jean Seignalet, et son livre "L'alimentation ou la troisième médecine", de 1996, ISBN 978-2268074009, qui a trouvé comment guérir ou fortement atténuer un grand nombre de ces souffrances.

Je considère son régime comme étant une diète méditerranéenne accentuée, car supprimant des éléments du régime méditerranéen, comme les produits laitiers et les céréales modernes, à part le riz et le sarrasin, qui semblent causer beaucoup de problèmes de santé chez un nombre croissant de personnes au niveau mondial, mais qui sont malheureusement la base de l'agriculture et de la nourriture des populations industrielles, d'où leur progression fulgurante dans les lieux où les gens se mettent à manger "industriel".

Je recommande le livre du Pr Seignalet, un peu difficile à lire, ou celui qui résume les choses, par la **Dre Dominique Seignalet** (fille de feu jean Seignalet) "Comprendre et pratiquer le régime Seignalet : L'alimentation ou la troisième médecine", ISBN 978-2755405637.

Il y a aussi le livre de la **Pre Jacqueline Lagacé** "Comment j'ai vaincu la douleur et l'inflammation chronique par l'alimentation", 2011, ISBN 978-2365490443, que le régime Seignalet a sauvée de fortes douleurs chroniques et d'une presque paralysie. Elle y explique très bien le régime Seignalet, et a ensuite continué à enquêter sur le sujet, étant elle-même une scientifique, et fournit de nombreuses informations complémentaires sur d'autres aliments controversés.

Voici quelques infos tirées du site de l'Association Jean Seignalet, créée par des proches du Pr Seignalet, amis et famille, qui ont décidé de créer un site officiel de référence afin de répondre de manière sûre et certaine aux demandes des internautes. https://www.seignalet.fr/

Le Pr Jean Seignalet, médecin généraliste et chercheur, notamment maître de conférence à la Faculté de médecine de Montpellier, grand spécialiste de l'immunologie, mais aussi diplômé en gastroentérologie et hématologie, qui durant la période de 1983 à 2001 (décédé en 2003) s'est intéressé à la nutrithérapie, frustré que la médecine traditionnelle ne puisse pas aider ses patients, a trouvé comment guérir plus de 90 maladies, avec des taux atteignant 100% de rémission complète chez beaucoup de ses 2 500 malades. Il a publié plus de 230 articles, dont presque 80 dans des revues internationales.

Mis au point en 1985, le régime Seignalet est d'abord un régime santé qui vise à soigner. Il est totalement équilibré et ne comporte aucun danger. Il prône une alimentation diversifiée et la plus proche possible de celle de nos ancêtres cueilleurs-chasseurs. C'est pourquoi on le nomme parfois régime ancestral. Les aliments que nous consommons ont subi de nombreuses transformations moléculaires. Certains de ces aliments, classiquement considérés comme “sains”, sont devenus totalement indigestes pour certains d’entre nous, en particulier :

- De nombreuses céréales (dont le blé et le maïs)
- Les laitages animaux (sous toutes leurs formes)
- Les cuissons excessives (en particulier des graisses et des protéines animales).

La méthode est donc “sans gluten et sans caséine” et préconise du frais, du cru, et des cuissons douces. Elle est totalement diversifiée et équilibrée. On la qualifie aussi de “ hypotoxique”, car elle exclut des aliments “toxiques” à long terme pour certains. Ce qui fait le succès de cette méthode, c’est son efficacité. Les résultats de la méthode se font sentir sur les petits maux mais aussi sur de nombreuses maladies chroniques. Les patients du Pr Seignalet totalisent à eux tous plus de 115 maladies. Parmi elles, 91 ont réagi favorablement au régime, ce qui représente un espoir pour de nombreux malades. Ces patients ont appliqué strictement la nutrition Seignalet et les effets ont été perceptibles au bout d’une durée variable. Le Pr Seignalet a suivi gracieusement pendant presque 20 ans, plus de 2500 patients atteints de maladies parfois dites incurables. Parmi eux, 2250 se sont trouvés améliorés par sa méthode nutritionnelle. Les succès thérapeutiques, lorsqu’ils sont obtenus, sont francs. Il faut parler de rémissions et non de guérisons car l’abandon de la diététique est, en règle générale, suivie d’une rechute après quelques semaines ou quelques mois.

Voici quelques-unes des maladies qui ont répondu au régime Seignalet (tableau complet avec statistiques sur le site de l’Association et dans les livres) :
(Par ordre alphabétique, avec le pourcentage de résultats positifs qui suit le nom)

Acné 100%,
Angor 100%,
Aphtose 100%,
Arthrose 94%,
Asthme 98%,
Bronchite chronique 100%,
Céphalées de tension 93%,
Colite 98%,
Conjonctivite allergique 97%,
Crohn 99%,
Dépression nerveuse endogène 100%,
Diabète type 2 100%,
Dyspepsie 100%,
Eczéma constitutionnel 93%,

Fatigue inexpliquée 80%, Fibromyalgie 90%,
Gastrite 100%,
Gougerot-Sjögren 86%,
Hypoglycémie 87%,
Infections ORL 80%,
Lupus érythémateux disséminé 95%,
Migraines 93%,
Œdème de Quincke 96%,
Ostéoporose 70%,
Parkinson 90%,
Polyarthrite rhumatoïde 82%,
Pseudo polyarthrite rhizomélique 98%,
Psoriasis 83%,
Reflux gastro-oesophagien 69%,
Rhinite chronique 97%,
Rhumatisme inflammatoire X 93%,
Rhumatisme psoriasique 92%,
Rhume des foins 97%,
Sclérodermie 100%,
Sclérose en plaques 98%,
Sinusite chronique 92%,
Spasmophilie 94%,
Spondylarthrite ankylosante 95%,
Surpoids 72%,
Tendinites 88%,
Urticaire, 100%,
Uvéite antérieure aiguë 86%.

Bien sûr, comme contre les causes de mortalité, l'augmentation de l'activité physique, la lutte contre le stress, l'amélioration du sommeil, et un environnement non pollué, vont encore améliorer la prévention et la guérison de toutes ces maladies qui apportent de la souffrance.

1/ Acné

L'alimentation est, encore une fois la piste à suivre pour éviter l'acné, puisque les peuples reculés qui ne consomment pas de produits transformés industriels ne connaissent pratiquement pas l'acné. Comme dans les tribus reculées de Papouasie Nouvelle Guinée ou d'Amérique du Sud, ou les Eskimos qui ont gardé leurs modes de vie ancestraux, alors que dans nos sociétés modernes, plus de 80% des adolescents sont touchés par l'acné.

Selon le Dr Cordain

D'après le livre du Dr Loren Cordain, "Le régime paléo : Le régime sans aliments transformés pour retrouver la forme", 2015, ISBN 978-2013964548. Il est professeur émérite au Département des sciences de la santé et de l'exercice à l'Université d'État du Colorado. Il a consacré ces vingt dernières années à concevoir le régime paléo. Il a publié de nombreuses études dans la revue de référence The American Journal of Clinical Nutrition.

Selon le Dr Cordain, tout est lié à l'insuline, cette hormone indispensable à l'assimilation des glucides. Le pain blanc, le riz blanc, les biscuits et les autres céréales transformées sont très rapidement digérées et entraînent une production très importante d'insuline, ce qui augmente la libération d'androgènes, qui provoque une hyperproduction de sébum au niveau de la peau et favorise leur infection par les bactéries responsables de l'acné et des pellicules du cuir chevelu. Plus on consomme de glucides rapides, plus l'insuline est sécrétée et cela alimente directement l'acné.

Les conclusions du groupe de recherche du Dr Neil Mann, de l'Institut Royal de Technologie de Melbourne en Australie, montrent que suivre un régime hyperprotéiné et hypoglycémique, apporte une amélioration importante des symptômes de l'acné.

Acné et produits laitiers

Des études de l'Ecole de Santé Publique d'Harvard, par le Dr Walter Willett et ses confrères, mettent en avant un lien entre la consommation de produits laitiers et les poussées d'acné.

Les produits laitiers consommés en grande quantité, c'est-à-dire 2 à 3 fois par jour aurait tendance à aggraver l'acné. En cause, une hormone contenue dans le lait et des composants qui stimulent l'insuline et l'IGF-1 dont l'élévation est corrélée à l'acné. Si vous souffrez d'acné, mieux vaut réduire votre consommation de produits laitiers et en particulier de lait.

Le Dr Schaefer a indiqué que l'acné était totalement absente chez les Inuits qui suivent leur mode de vie traditionnel. Mais dès qu'ils adoptent la

nourriture occidentale, pleine de sucres raffinés, d'amidons et de produits laitiers, l'acné commence à se propager.
Le Dr Cordain, lui aussi insiste sur l'importance de l'alimentation contre toutes sortes de maladies. Outre les pathologies régulièrement associées à la diététique, l'hypertension, le diabète, l'hypercholestérolémie, les maladies cardiovasculaires, nous pouvons ajouter à cette liste, différentes formes d'arthrite, les infections ORL, l'ulcère gastro-duodénal, l'acné et bien d'autres troubles en plus.

Cette étude de 2002 du Dr Loren Cordain, scientifique et auteur explique bien la prévalence de l'épidémie d'acné dans les sociétés modernes, par rapport à des peuplades non occidentalisées qui sont encore épargnées.

Acne vulgaris: a disease of Western civilization.

https://www.ncbi.nlm.nih.gov/pubmed/12472346

Titre traduit : L'acné vulgaire : une maladie de la civilisation occidentale.

Contexte : Dans les sociétés occidentalisées, l'acné vulgaire est une maladie cutanée presque universelle qui touche 79% à 95% de la population adolescente. Chez les hommes et les femmes de plus de 25 ans, 40% à 54% ont un certain degré d'acné faciale, et l'acné faciale clinique persiste jusqu'à l'âge moyen chez 12% des femmes et 3% des hommes. Les données épidémiologiques suggèrent que les taux d'incidence de l'acné sont considérablement plus faibles dans les sociétés non occidentalisées. Nous rapportons ici la prévalence de l'acné dans 2 populations non occidentalisées : les Kitavan Islanders de Papouasie-Nouvelle-Guinée et les Aché chasseurs-cueilleurs du Paraguay. De plus, nous analysons comment les éléments des environnements non occidentalisés peuvent influencer le développement de l'acné.

Conclusions : La différence étonnante dans les taux d'incidence de l'acné entre les sociétés non occidentalisées et entièrement modernisées ne peut pas être attribuée uniquement aux différences génétiques entre les populations, mais résulte probablement de différents facteurs environnementaux. L'identification de ces facteurs peut être utile dans le traitement de l'acné dans les populations occidentales.

Selon le Pr Seignalet

Sur 42 cas d'acné, le régime du Dr Seignalet a permis 40 rémissions complètes, et aucun échec, soit un résultat positif contre l'acné de 100%.

Concernant d'autres problèmes de peau :

- **Eczéma constitutionnel :** sur 43 cas il a eu 36 rémissions complètes, et seulement 3 échecs, soit un résultat positif pour 93% des patients.
- **Urticaire :** Sur 34 cas il a obtenu 29 rémissions et aucun échec, soit un résultat positif chez 100% des malades.
- **Psoriasis :** sur 72 cas il a eu 45 rémissions complètes et 12 échecs, soit un succès dans 83% des cas.
- **Lupus :** sur 25 cas il a eu 11 rémissions complètes et 2 échecs, soir un résultat positif pour 96% des malades.

Selon le Dr Greger

Les aliments d'origine animale contiennent des hormones stéroïdes sexuelles, comme l'œstrogène, et surtout chez les animaux modernes qui sont traités aux hormones.

On retrouve notamment ces hormones dans les produits laitiers, même bio, ce qui peut avoir un effet sur toutes les affections liées aux hormones, comme l'acné ou la puberté prématurée.

2/ Allergies / Asthme

On déplore qu'encore une fois les discours officiels ne parlent pas d'alimentation contre ces maux, alors que les médecins qui s'en occupent rapporte des guérisons fréquentes.

Selon l'OMS

Informations issues du site de L'OMS https://www.who.int/respiratory/fr/

Des centaines de millions de personnes souffrent chaque jour de maladies respiratoires chroniques. Selon les estimations de l'OMS (2004), 235 millions de personnes sont asthmatiques. 64 millions ont une bronchopneumopathie chronique obstructive (BPCO), tandis que des millions d'autres souffrent de rhinite allergique et d'autres maladies respiratoires chroniques qui ne sont souvent pas diagnostiquées.

Les affections respiratoires chroniques sont des maladies chroniques des voies respiratoires et autres structures pulmonaires. Parmi les plus courantes, on citera l'asthme, les broncho-pneumopathies chroniques obstructives, les allergies respiratoires, les pneumopathies professionnelles et l'hypertension artérielle pulmonaire.

Qu'est-ce que l'asthme ?

L'asthme est une maladie chronique qui se caractérise par des crises récurrentes où l'on observe des difficultés respiratoires et une respiration sifflante et dont la gravité et la fréquence varient d'une personne à l'autre. Les symptômes peuvent se manifester plusieurs fois par jour ou par semaine et s'aggravent chez certains sujets lors d'un effort physique ou pendant la nuit.

D'après les estimations de l'OMS, il y a actuellement 235 millions d'asthmatiques dans le monde. C'est la maladie chronique la plus courante chez l'enfant.

L'asthme n'est pas un problème de santé publique limité aux pays à haut revenu ; il sévit dans tous les pays, quel que soit leur niveau de développement. Plus de 80% des décès dus à l'asthme sont enregistrés dans les pays à revenu faible ou intermédiaire.

L'asthme est sous-diagnostiqué et insuffisamment traité. Il représente une lourde charge pour les individus et les familles et limite souvent l'activité du malade tout au long de sa vie.

Selon le Pr Seignalet

- **Asthme :** le régime du Dr Seignalet a permis à 96% de ses patients d'aller mieux, avec seulement 2 échecs sur 85 cas. 80 ont été complètement guéris.
  Bronchite chronique : 39 rémissions complètes sur 42 cas sans aucun échec, soit une amélioration dans 100% des cas.
- **Infection ORL récidivante :** 80 rémissions complètes sur 100 cas, avec 20 échecs, donc un résultat positif pour 80% des patients.
- **Sinusite chronique :** 50 cas, 38 rémissions complètes et seulement 4 échecs, soit une amélioration pour 92% des malades.
- **Rhume des foins :** 71 en rémission complète sur 75 cas, avec seulement 2 échecs, c'est un résultat positif pour 97% des malades.
- **Rhinite chronique :** 58 complètement guéris sur 63 patients, avec 2 échecs, soit un résultat positif pour 97% des patients.

Selon le Dr Greger

Quelques informations extraites de son chapitre sur l'asthme : L'asthme est une maladie inflammatoire, avec une obstruction des poumons. C'est une des maladies chroniques les plus courantes chez l'enfant. Aux USA 25 millions de personnes en souffrent, dont 7 millions d'enfants.

Des études montrent qu'ajouter des portions de fruits et légumes, et des aliments complets d'origine végétale dans son alimentation permet de réduire l'asthme.

Les aliments d'origine animale sont au contraire associés avec une augmentation de l'asthme, comme dans cette étude en Inde sur 100 000 personnes, qui a conclu que les mangeurs de viande ou d'œufs, quotidiens ou occasionnels, avaient plus d'asthme que ceux qui n'en mangeaient pas.

En 2007 à Taiwan, les œufs et le soda ont été associés aux crises d'asthme et à d'autres problèmes respiratoires chez l'enfant : "En conclusion, l'étude suggère que l'alimentation est associée aux symptômes respiratoires chez les écoliers de Taipei. Les consommations de boissons sucrées et d'œufs sont associées à un risque accru de symptômes respiratoires et d'asthme tandis que les consommations de produits à base de soja et de fruits sont associées à un risque réduit de symptômes respiratoires."

Il a été montré que supprimer les produits laitiers et les œufs améliorait la fonction pulmonaire chez les enfants asthmatiques en 8 semaines.

L'étude internationale de l'asthme et des allergies chez l'enfant (ISAAC) a suivi plus d'un million deux cent mille enfants dans 98 pays du monde, et a découvert que l'asthme, les allergies et l'eczéma sont 20 à 60 fois plus présents dans certains endroits, ce qui prouve encore une fois la culpabilité du mode de vie et de la qualité de l'environnement.

Démarrée en 1998, la troisième phase a été publiée en 2013, et conclut en partie que :

"L'étude montre une grande variabilité de la prévalence et de la gravité de l'asthme, de la rhino-conjonctivite et de l'eczéma qui survient non seulement entre les régions et les pays, mais entre les centres du même pays et les centres de la même ville.

Cette étude établit définitivement que la prévalence de ces maladies peut être très élevée dans les centres non riches aux conditions socio-économiques faibles. La grande variabilité suggère également un rôle crucial des caractéristiques de l'environnement local pour déterminer les différences de prévalence d'un endroit à l'autre."

Les compléments alimentaires antioxydants ont montré ne pas avoir d'effets bénéfiques chez les enfants contre ces maladies, et seuls des aliments complets en ont. Les enfants nés par césarienne présentent un plus grand nombre de maladies allergiques et d'asthme. Cela s'explique par un microbiote intestinal et cutané moins riche, qui affecte le développement du système immunitaire.

Etude de 2007 sur l'asthme à Taiwan

https://www.ncbi.nlm.nih.gov/pubmed/17943568

Extrait traduit : En conclusion, l'étude suggère que l'alimentation est associée aux symptômes respiratoires chez les écoliers de Taipei. Les consommations de boissons sucrées et d'œufs sont associées à un risque accru de symptômes respiratoires et d'asthme tandis que les consommations de produits à base de soja et de fruits sont associées à un risque réduit de symptômes respiratoires.

ISAAC phase 3 https://www.ncbi.nlm.nih.gov/pubmed/22771150

Selon le Dr Cathcart

Publication du Docteur Robert Cathcart, Soumis au journal Hypothèses Médicales le 13 février 1986.

Vitamine c et traitement des allergies (vitamin c and allergy treatment) https://vitamincfoundation.org/www.orthomed.com/unprimed.htm

Extraits traduits : BLOCAGE DES RÉACTIONS ALLERGIQUES PAR L'ASCORBATE

J'ai découvert que l'acide ascorbique aux doses de tolérance intestinale est capable de bloquer de nombreuses réactions allergiques. J'ai été alerté de cette possibilité lorsque mes propres symptômes saisonniers de rhume des foins ont été bloqués par 16 grammes d'acide ascorbique par voie orale par 24 heures dans des conditions d'exposition modérée au pollen.

Cependant, avec une exposition à des doses plus élevées de pollen, il a fallu augmenter les doses pour maintenir un blocage raisonnable des symptômes. Une exposition aiguë à des antigènes pourrait augmenter la tolérance à 50 grammes ou plus par 24 heures.

Lorsque l'exposition aux allergènes était très importante, le blocage des symptômes était souvent incomplet. L'expérience avec au moins 1000 patients allergiques a confirmé cette conclusion dans la plupart des cas. Le facteur limitant semble souvent être la capacité de chaque patient à prendre systématiquement la quantité qui cause presque la diarrhée. La combinaison de traitements à l'ascorbate avec d'autres traitements peut donner des résultats encore plus optimaux.

Les crises d'asthme sont souvent améliorées de la même manière. Lorsque l'asthme est induit par l'exercice, des doses massives prises avant, pendant et après l'exercice empêchent généralement les attaques autrement attendues. Les crises d'asthme provoquées par des infections, en particulier les infections des voies respiratoires supérieures, sont le plus souvent évitées. L'efficacité dans ces cas dépend principalement de la capacité du patient à tolérer des doses suffisantes d'ascorbate. Dans les situations aiguës graves, l'ascorbate intraveineux peut être particulièrement efficace chez les patients incapables de prendre des quantités adéquates par voie orale.

L'urticaire, les piqûres d'abeilles, le chêne empoisonné, l'eczéma, etc. peuvent être améliorés à des degrés divers en fonction de la tolérance du patient à l'ascorbate et d'autres variables encore indéfinies. L'ascorbate agit fréquemment en synergie avec d'autres traitements pour ces conditions allergiques.

SCARLATINE

Trois patients atteints de scarlatine ont été traités qui avaient l'éruption cutanée typique en forme de papier de verre. L'éruption cutanée dans ces cas, la fièvre et toutes les autres manifestations de la maladie ont disparu en quelques heures lorsque les patients ont ingéré des doses d'acide ascorbique à tolérance intestinale. L'effet de l'ascorbate sur la scarlatine et certaines intoxications alimentaires est si dramatique qu'il suggère la destruction d'une quantité finie de toxine qui n'est pas reconstituée par le processus de la maladie.

... La protection de l'acide ascorbique contre les réactions allergiques à certains antibiotiques devenant de plus en plus apparente, j'ai élargi quelque peu mes indications pour les antibiotiques. Alors que le traitement des infections à

Candida établies avec de l'ascorbate est compliqué et n'a de valeur qu'en combinaison avec d'autres traitements, les femmes qui ont tendance à avoir des infections vaginales à levures chaque fois qu'elles reçoivent des antibiotiques, ont une réduction marquée de cette complication lors de la prise de doses d'acide ascorbique à tolérance intestinale, avec les antibiotiques. De plus, l'ascorbate semble agir en synergie avec les antibiotiques et élargir considérablement le spectre d'activité des antibiotiques.

... Je n'ai pas encore eu de patient présentant une réaction anaphylactique à quoi que ce soit en prenant de fortes doses d'ascorbate.

L'ASCORBATE N'EST PAS STRICTEMENT UN ANTIHISTAMINE

Par conséquent, l'ascorbate peut avoir certains des effets cliniques bénéfiques qui, dans quelques cas, pourraient être similaires aux antihistaminiques, mais l'ascorbate améliorerait souvent une condition où un antihistaminique n'avait pas aidé. De plus, l'ascorbate semble parfois agir en synergie avec les antihistaminiques.

L'ascorbate ne doit certainement pas être considéré comme un antihistaminique et n'a pas de mécanisme d'action pharmacologique similaire.

ALLERGIES ALIMENTAIRES, SENSIBILITÉS ET EMPOISONNEMENTS

Les allergies alimentaires, comme celles qui produisent des symptômes à médiation IgE classiques comme les éruptions cutanées urticantes réagissent souvent rapidement. Des doses de tolérance intestinale dans la mesure où elles produisent des selles ramollies, voire de la diarrhée, et une diminution du temps de transit intestinal, réduisent la durée des réactions en plus du blocage des réactions.

L'intoxication alimentaire et la gastro-entérite peuvent être considérablement soulagées par des doses massives d'ascorbate. L'expérience est utile dans le traitement de ces conditions, car les patients craignent que l'acide ascorbique n'intensifie la diarrhée et d'autres malaises intestinaux. Dans un intestin par ailleurs sain, il y a peu de difficulté. Des doses d'acide ascorbique bien supérieures à ce qui serait normalement toléré sont administrées. Ces doses n'ajoutent généralement pas à la diarrhée mais la diminue. Si l'on surdose par inadvertance considérablement à l'acide ascorbique, la diarrhée sera produite, mais il y a un soulagement de tous les autres symptômes toxiques et la diarrhée est bénigne, généralement associée à aucune douleur.

Bien qu'il ne réussisse pas toujours, je teste toujours l'effet de l'acide ascorbique sur le patient allergique aux aliments ou aux produits chimiques.

Les doses d'acide ascorbique à tolérance intestinale ont fréquemment un effet améliorant. Cependant, la prise des doses nécessaires d'ascorbate est souvent difficile en raison de problèmes de nuisance courants chez ces patients. La production de beaucoup de gaz intestinaux est fréquente.

De nombreux patients atteints de ces allergies ont une flore intestinale qui contient du Candida albicans (12, 13) et d'autres organismes producteurs de gaz.

Cliniquement, la production parfois énorme de gaz suggère que le Candida et d'autres organismes fermentent réellement l'ascorbate, ou que l'ascorbate accélère d'une manière ou d'une autre leur fermentation d'autres aliments.

Cependant, certains patients semblent franchir une barrière où des doses encore plus élevées d'ascorbate réduisent la quantité de gaz produite. Peut-être que le temps de transit réduit associé à ces fortes doses d'acide ascorbique lave physiquement une grande partie de la flore productrice de gaz, ou peut-être que des niveaux suffisamment élevés d'ascorbate inhibent finalement la fermentation.

Certains de ces patients seront allergiques à certaines préparations de vitamine C. Je trouve qu'en utilisant les cristaux fins d'acide ascorbique synthétique dérivés du sirop de maïs, l'incidence de ces réactions est réduite. Néanmoins, des symptômes allergiques se produisent parfois. L'expérience a montré que ce n'est pas l'ascorbate lui-même qui provoque la réaction allergique, mais que certaines traces de contaminants introduits dans les processus de fabrication sont responsables. En cas de difficultés, d'autres formes d'ascorbate doivent être essayées.

3/ Arthrite / Arthrose

Selon le ministère de la Santé du Québec

D'après un article de 2018 du Ministère Québécois de la Santé, l'arthrite fait souffrir dès l'adolescence pour certains : https://www.msss.gouv.qc.ca/

"En 2013-2014, au Québec, 10,5 % des personnes âgées de 15 ans et plus ont reçu un diagnostic d'arthrite ou d'arthrose. Cette proportion augmente de manière importante avec l'âge. Elle est au moins 2 fois plus importante dans le groupe d'âge de 65 ans et plus que dans le groupe de 45 à 64 ans."

Et au Québec moins de la moitié des habitants mangent les 5 portions quotidiennes minimales de fruits et légumes. Et encore il n'est pas précisé s'il s'agit de produits frais, peut-être y compte-t-on les fruits au sirop ou séchés : "Au Québec, en 2014, 46,3 % de la population consomment au moins 5 fois par jour des fruits et des légumes."

Et seulement 40% ont des loisirs avec activité physique : "De 2007-2008 à 2013-2014, la proportion de la population québécoise âgée de 18 ans et plus active durant les loisirs a augmenté de 35,4 % à 40,1 %."

Selon le Dr de Lorgeril

Quelques informations extraites de son livre "Le nouveau régime méditerranéen : Pour protéger sa santé et la planète", 2017, ISBN 978-2501111898

Dans son chapitre 14 il prend l'exemple de la polyarthrite (ou arthrite rhumatoïde) comme maladie inflammatoire chronique. Il explique que les personnes atteintes d'arthrite ont beaucoup plus de risque de souffrir de maladies cardiovasculaires, puisque l'inflammation chronique augmente le risque de formation de caillot. De plus, les anti-inflammatoires donnés pour lutter contre les douleurs de cette maladie, augmentent de 2 à 4 fois le risque de d'infarctus ou d'AVC. C'est bien tous les anti-inflammatoires qui augmentent le risque de MCV, pas seulement ceux donnés contre les douleurs de l'arthrite, comme l'ibuprofène.

Cette augmentation du risque est dû à l'empoisonnement de la couche interne des artères, l'endothélium, qui ne peut alors plus jouer son rôle contre la formation des caillots.

La sédentarité est sûrement un autre facteur aggravant, avant et après l'apparition de l'arthrite, puisqu'après c'est beaucoup plus difficile de bouger.

Les anti-inflammatoires et l'angoisse des douleurs augmentent les problèmes de digestion et de nutrition, ce qui aggrave encore la situation. Les médecins devraient conseiller, encore une fois, à leurs malades de s'informer et de changer d'alimentation et de mode de vie, ce qui serait beaucoup plus efficace que de leur donner des médicaments qui ne changent rien à la source des problèmes.

Selon la Professeure Lagacé

D'après le livre de la Pre Jacqueline Lagacé (PhD), spécialiste en microbiologie et immunologie à l'université du Québec, "Comment j'ai vaincu la douleur et l'inflammation chronique par l'alimentation", 2011, ISBN 978-2365490443

Dans la préface, la Dre Christine Angelard, rappelle que notre alimentation moderne est devenue complètement inadaptée à la physiologie de notre corps, et surtout inadaptée pour nos intestins. Nous mangeons mal, trop et trop vite, et cela provoque des maladies en compromettant la perméabilité de nos intestins, qui laissent alors passer des substances nocives dans notre sang, qui déclenchent des inflammations chroniques menant à des maladies comme la polyarthrite rhumatoïde, la sclérose en plaque, le diabète de type 2, la fibromyalgie, etc.

Elle a écrit ce livre pour aider ceux qui souffrent, en regroupant les observations et les résultats d'expérimentations de plusieurs chercheurs et médecins.

C'est en 2007, souffrant d'une polyarthrite rhumatoïde que la Pre Lagacé a découvert les travaux du Pr Seignalet qui avait trouvé des liens de cause à effet entre les aliments et de nombreuses maladies. A la fin de sa carrière, et des essais sur plus de 2 500 patients pendant 18 ans, il avait trouvé comment soigner plus de 90 maladies avec des changements alimentaires. Le livre du Pr Seignalet "L'alimentation ou la troisième médecine" de 2004, est assez technique et volumineux, plus de 600 pages, ce qui peut le rendre difficile pour une application plus pratique de ses méthodes.

Après seulement 10 jours à suivre le régime Seignalet, ses intenses douleurs aux mains avaient complètement disparu, et au troisième mois elle a pu recommencer progressivement à plier à nouveau ses articulations. Et tout cela en changeant uniquement d'alimentation, sans exercices physiques. Après 1 an de régime elle a constaté des améliorations significatives de sa colonne vertébrale qui était affectée d'arthrose, et dont la cinquième lombaire la faisait souffrir depuis 20 ans, à la suite d'un choc. Or, en 2010, le Pr Seignalet était encore totalement inconnu au Québec, même des professionnels de santé, et c'est ce qui l'a poussée à publier ce livre. En fait l'arthrite englobe une centaine d'affections différentes, dont les plus connues sont : la polyarthrite rhumatoïde, l'arthrose, la fibromyalgie, la goutte, le lupus érythémateux, la sclérodermie, la spondylarthrite ankylosante, le syndrome du canal carpien, et bien d'autres moins connues. Encore des maladies pour lesquelles la médecine allopathique n'a pas de solution, et offre juste des anti-douleurs, et qui pourtant peuvent être guéries ou au moins grandement diminuées dans la grande majorité des cas, en faisant simplement des changements nutritionnels.

Et en plus de résumer les découvertes du Pr Seignalet, la Pre Lagacé a fait une revue extensive de la littérature scientifique récente, afin de pouvoir apporter des améliorations supplémentaires dans la lutte contre les maladies causées par les inflammations chroniques, qui commencent souvent dans les intestins. Elle a étudié des sujets controversés, pour essayer de comprendre ce qui était en jeu, comme pour le soja, les eaux riches en minéraux, les probiotiques, les produits industriels, les suppléments alimentaires et autres. Elle a mis à notre service ses 25 années d'expérience en tant que chercheur en biomédecine, dont 17 années en tant que professeure-chercheuse et directrice d'un laboratoire universitaire de recherche en microbiologie et immunologie. Elle explique que nous avons des prédispositions génétiques qui peuvent être activées par certains aliments, et donc la maladie cessera de s'exprimer tant que nous arrêtons de manger ces aliments, mais elle recommencera si nous en mangeons à nouveau.

Le Pr Seignalet a découvert deux familles d'aliments qui déclenchent de nombreuses maladies inflammatoires, qu'on peut regrouper sous le nom d'arthrite. Il explique que ces inflammations chroniques déclenchent les maladies après plusieurs années de consommation des aliments responsables.

Elle dit qu'après avoir bien décrassé l'organisme pendant plusieurs années en suivant bien le régime nécessaire, on peut se permettre des écarts sans risquer de redéclencher immédiatement la maladie, mais ce niveau de sensibilité est à surveiller, et est différent pour chaque personne. Elle cite l'exemple d'une malade du Pr Seignalet qui avait été sauvée par son régime, mais qui a vu la maladie revenir après qu'elle ait juste ajouté un petit biscuit de blé entier par jour à son régime ! Son régime alimentaire, dit hypotoxique ou ancestral, reposait surtout sur l'élimination de deux groupes d'aliments. Exclusion de tous les produits laitiers d'origine animale, ainsi que leurs dérivés. Et de toutes les céréales, blé, orge, maïs, seigle et autres, à l'exception du sarrasin et du riz. Les graines de sésame autorisées. Cuire à la vapeur. Manger le plus de légumes crus possible.

Le but de son livre est aussi d'attirer l'attention des professionnels de santé, car comme le montrent les articles qu'elle a trouvés dans la littérature internationale, certains aliments sont très nocifs pour certaines personnes, et donc qu'une suppression de ces aliments peut grandement aider la santé du patient concerné. Elle cite les travaux du Dr Richard Béliveau qui montrent qu'une alimentation choisie peut prévenir et guérir certains cancers (voir ses livres, dont "Les aliments anticancer" de 2016).

Son livre détaille la vie du Pr Seignalet, puis ses théories, et ensuite les justifications physiologiques qui expliquent la venue des problèmes de santé. L'impossibilité pour les enzymes de digérer ces nouveaux aliments transformés, conduit à la perméabilité excessive de l'intestin grêle, et à la pénétration de molécules toxiques dans le sang. D'après la science récente, de nombreuses maladies dites auto-immunes sont engendrées par ces fuites de l'intestin. Comme la maladie de Crohn ou la colite ulcérative, qui progressent rapidement dans le monde depuis l'industrialisation de l'alimentation. Par exemple certaines personnes ont un profil génétique qui déclenche des problèmes lors de l'ingestion de gluten, et le problème s'arrête lorsqu'on supprime le gluten de leur nourriture.

Le diabète de type 1 a le même profil de maladie auto-immune, une susceptibilité génétique qui est déclenchée par des facteurs extérieurs. Chez les souris on a déjà montré que la prise de certains probiotiques permettait d'empêcher le développement de ce diabète. Le problème vient aussi de la flore microbienne déséquilibrée qui ne produit pas assez de molécules anti-inflammatoires.

Le Pr Seignalet avait bien compris que l'hyper perméabilité de l'intestin grêle, à cause de certains aliments, était la cause de nombreuses maladies, et aujourd'hui, 30 ans plus tard, la science a trouvé le rôle clé de la microflore intestinale dans ce processus de dégradation. C'est donc bien notre alimentation qu'il faut changer, pour rétablir cet équilibre intestinal et empêcher le développement de ces maladies chroniques. Ce livre regorge d'informations intéressantes et utiles.

Pour information, voici les résultats du Pr Seignalet en matière de maladies liées aux rhumatismes, d'après son livre :

- **Polyarthrite rhumatoïde :** 297 cas, 127 rémissions complètes, 100 améliorations nettes, 18 améliorations de 50%, et 52 échecs, soit un résultat positif dans 82% des cas.
- **Spondylarthrite ankylosante :** 122 cas, 76 rémissions complètes, 40 améliorations nettes, et 6 échecs, soit un résultat positif dans 95% des cas.
- **Rhumatisme psoriasique :** 39 cas, 15 rémissions complètes, 10 améliorations nettes, 11 améliorations de 50%, et 3 échecs, soit un résultat positif dans 92% des cas.
- **Pseudo polyarthrite rhizomélique :** 17 cas, 12 rémissions complètes, 4 améliorations nettes, et 1 échec, soit un résultat positif dans 94% des cas.
Rhumatisme palinchronique : 4 cas, 3 rémissions complètes, et 1 échec, soit un résultat positif dans 75% des cas.

- **Rhumatisme inflammatoire X :** 15 cas, 12 rémissions complètes, 2 améliorations de 50%, et 1 échec, soit un résultat positif dans 93% des cas.
- **Arthrose :** 47 rémissions complètes sur 118 cas, et seulement 7 échecs, soit une amélioration dans 94% des cas.

Selon le Dr Greger

La bactérie du porc, appelée Yersina, rend malade chaque année plus de 100 000 américains. L'intoxication alimentaire entraînée par cette bactérie a des symptômes qui ressemblent à ceux d'une gastro-entérite aiguë, mais peuvent aller jusqu'à ressembler à une appendicite. Cette contamination peut engendrer une inflammation chronique des yeux, des reins, du cœur ou des articulations.

Le rapport avec l'arthrite est que dans l'année qui suit une telle infection, les victimes ont presque 50 fois plus de risque de développer une arthrite auto immune ! Il précise que cette bactérie ne provoque pas de maladie chez le porc, et doit donc être dépistée en mesure préventive, car elle peut être très nocive pour l'homme.

Selon le Dr Rath

Informations traduites du site à but non lucratif de recherche du Dr Matthias Rath https://www.drrathresearch.org/

La polyarthrite rhumatoïde est une maladie inflammatoire chronique de la synovie ou de la muqueuse des articulations. Les patients souffrant d'arthrite souffrent d'une surproduction de liquide synovial qui provoque un gonflement douloureux des articulations et d'autres symptômes tels que raideur, chaleur, rougeur et gonflement des articulations. Dans la polyarthrite rhumatoïde, la matrice extracellulaire ou la membrane synoviale de l'articulation s'enflamme. Au fil du temps, le processus d'inflammation entraîne la destruction du collagène et d'autres composants des tissus articulaires, provoquant une invalidité. Chez les patients atteints de cette maladie, les enzymes de digestion du tissu conjonctif, y compris les métalloprotéinases matricielles (MMP), sont exprimées dans les membranes synoviales et leur sécrétion excessive a été impliquée dans la destruction du tissu synovial.

Nos études ont indiqué que des micronutriments sélectionnés travaillant en synergie sont efficaces pour inhiber la sécrétion de MMP par les fibroblastes synoviaux et pour arrêter l'invasion cellulaire dans les tissus environnants, modulant ainsi la destruction des tissus. Cela suggère le potentiel bénéfique de ces nutriments dans divers aspects de la polyarthrite rhumatoïde.

Arthrose

L'arthrose, d'autre part, est une maladie du cartilage dans l'articulation, caractérisée par une dégradation continue du cartilage, causant des dommages aux tissus et aux os sous-jacents. La dégradation du cartilage augmente le stress mécanique sur les os, provoquant des douleurs. L'os sous-jacent peut s'épaissir et, avec le temps, l'articulation peut même se déformer, ce qui restreint les mouvements.

La pensée actuelle est que ces changements sont dus à une régulation à la hausse de la sécrétion médiée par le cartilage (chondrocytes) des MMP, qui à son tour conduit à une dégradation progressive du cartilage. Des études menées par notre institut ont montré que les micronutriments sont très efficaces pour inhiber la sécrétion de MMP dans les chondrocytes humaines et pour empêcher leur capacité à envahir la matrice de collagène environnante. Ces nutriments peuvent être bénéfiques dans l'arthrose et d'autres conditions liées à une dégradation excessive du cartilage.

4/ Autisme

Concernant l'autisme, nulle part ne sont mentionnées, par les autorités médicales, l'alimentation ou une possibilité d'infection ou de réaction à des polluants. Bien sûr il y a certainement de nombreuses causes différentes, voir cumulatives, qui causent les différents types de maladies réunies sous l'appellation "spectre autistique", et certaines sont certainement génétiques, comme c'est le cas pour le syndrome de Down, ou trisomie 21.

Mais comme des centaines de témoignages sont publiés en ligne et dans des livres, depuis plusieurs années, concernant des enfants ou des adultes qui ont été guéris et sont sortis du diagnostic autistique, on sait qu'une grande partie de ces maladies sont dues à des infections, ou à des infestations parasitaires, ou à des intoxications, par exemple aux métaux lourds. Et qu'avec une alimentation appropriée et des suppléments visant à détoxifier l'organisme ou à éliminer des parasites intestinaux ou des infections diverses, une large partie des "autistes" peuvent être sauvés.

Le Dr de Lorgeril, mentionne sur son blog, la presque conviction que des cas d'autisme sont déclenchés par des réactions aux produits présents dans certains vaccins.

Kerri Rivera parle de parasites intestinaux et partage de nombreuses photos obtenues après traitement, de vers énormes et de toutes sortes, qui sortent des intestins des enfants. Mais aussi de réactions aiguës à des additifs alimentaires, types colorants et autres.

Je me rappelle avoir vu un court reportage sur une chaîne de TV nationale ou un médecin expliquait comment il améliorait les symptômes avec des cocktail d'antibiotiques, comme le mentionne aussi le Pr Luc Montagnier, Prix Nobel de médecine.

Selon l'OMS

Informations provenant du site de l'OMS : https://www.who.int/fr

Les troubles du spectre autistique regroupent un ensemble d'affections caractérisées par un certain degré d'altération du comportement social, de la communication et du langage, et par la modicité des centres d'intérêts et des activités, qui sont spécifiques à la personne et répétitifs. Ils apparaissent dans l'enfance et ont tendance à persister à l'adolescence et à l'âge adulte. Dans la plupart des cas, l'affection se manifeste au cours des 5 premières années de l'enfant.

Causes : D'après les données scientifiques dont on dispose, il y a probablement de nombreux facteurs qui rendent un enfant sujet aux troubles du spectre autistique, notamment des facteurs environnementaux et génétiques.

Rien ne prouve non plus qu'aucun autre vaccin destiné aux enfants augmente le risque de troubles du spectre autistique. L'examen des données sur le lien potentiel entre d'une part le thiomersal employé comme conservateur et les adjuvants à base d'aluminium contenus dans les vaccins inactivés et, d'autre part, le risque de troubles du spectre autistique a indiqué clairement que les vaccins n'augmentent pas le risque.

Troubles du spectre autistique (ASD pour Autism Spectrum Disorder en anglais)

Selon le gouvernement français

Du site officiel de l'Académie de Médecine française : http://www.academie-medecine.fr/

Séance du 12 décembre 2017 : Communiqué commun des Académies de médecine et de pharmacie sur les propos de Luc Montagnier sur les vaccinations

Le 7 novembre dernier, Luc Montagnier, membre de notre Académie a tenu devant la presse des propos qui contredisent les recommandations et prises de position de l'Académie nationale de médecine en faveur de la vaccination. Devant le risque que de tels propos nuisent gravement à l 'action entreprise par les pouvoirs publics pour améliorer la couverture vaccinale en France, l'Académie de médecine et l'Académie de Pharmacie ont diffusé le communiqué suivant : COMMUNIQUÉ DE PRESSE

ACADÉMIE NATIONALE DE MÉDECINE – ACADÉMIE NATIONALE DE PHARMACIE

L'Académie nationale de médecine et l'Académie nationale de pharmacie se sont engagées depuis de nombreuses années en faveur des vaccinations, pratiques contestées par certains courants d'opinion, et dont l'efficacité et la sécurité ont été scientifiquement établies.

Au moment où les pouvoirs publics ont pris une décision nécessaire et courageuse pour renforcer la couverture vaccinale en France, les professeurs Luc Montagnier et Henri Joyeux sont intervenus lors d'une conférence de presse le 7 novembre dernier. Les propos qu'ils ont tenus, qui ne manqueront pas d'introduire le trouble chez les parents de jeunes enfants, ne sont pas fondés et doivent être démentis.

Les Académies nationales de médecine et de pharmacie soulignent la nature émotionnelle des faits rapportés et s'élèvent avec force contre les propos tenus qui ne reposent sur aucune base scientifique. Fin de l'extrait.

Voilà, c'est clair, il n'est pas question d'enquêter sur la validité des propos et des constats de ces 2 médecins, mais de les faire taire pour que la campagne de vaccination ne soit pas dérangée... Mais alors seul un côté du problème est traité à mon avis. Certes la vaccination a changé la santé du monde pour le meilleur, mais tous les vaccins sont-ils sans danger ?

Connaissant grâce à la presse nationale, toutes les actions malhonnêtes pour lesquelles des laboratoires pharmaceutiques et des politiciens ont été jugés coupables, n'a-t-on pas le droit de mettre en doute l'honnêteté et la qualité de certains produits fournis par ces mêmes laboratoires pour la vaccination ?

Et pourquoi ces autorités ne lancent-elles pas des essais cliniques pour vérifier les propos de ces médecins respectés ? Et pourquoi ces autorités ne veulent pas prendre en compte les centaines de témoignages fournis par des anciens malades ? Car cela compliquerait leur travail quotidien ? Ou parce que cela ferait baisser les ventes de l'industrie pharmaceutique ? Ou alors tout simplement parce qu'ils ont peur de perdre leur emploi, menacés de représailles par les politiciens qui leur ont donné ?

Selon le Dr Greger

Dr Greger : Au-delà de son statut d'agent anticancéreux prometteur, le sulforaphane pourrait aussi protéger votre cerveau et votre vue, réduire la rhinite allergique, contrôler le diabète de type 2, et on a récemment découvert qu'il pouvait traiter l'autisme avec succès.

Un essai randomisé en double aveugle contrôlé par un placebo portant sur de jeunes garçons atteints d'autisme a conclu que l'équivalent en sulforaphane de deux à trois portions de légumes crucifères par jour améliorait l'interaction sociale, les comportements anormaux et la communication verbale en l'espace de quelques semaines.

Les chercheurs de l'université Harvard et de Johns Hopkins ont indiqué que l'effet était sans doute imputable au rôle "détoxifiant" du sulforaphane (7,8)

Il précise que la cuisson annule l'effet anticancer des crucifères, parce que cela détruit les enzymes nécessaires à la création du sulforaphane. Seule la cuisson au micro-onde ne l'annule pas. Heureusement, il existe une méthode alternative, puisqu'il est très difficile de manger du brocoli cru. Il faut découper ou mixer les crucifères crus en petits morceaux et attendre 45 minutes, puis on peut les cuire. Le fait de les couper active les enzymes qui fabriquent le sulforaphane pendant ces 45 minutes d'attente, et celui- ci supporte ensuite la cuisson normale.

Selon le Dr de Lorgeril

Message concernant l'autisme sur le blog du Dr de Lorgeril en 2018 : https://michel.delorgeril.info/

"Hélas, les chiffres officiels le confirment chaque fois un peu plus : le nombre (et les proportions) d'enfants autistes continuent d'augmenter aux USA. Les données publiées par le CDC (Centers for Disease Control and Prevention) sont terribles : plus 20% entre 2012 et 2014 !

Que se passe-t-il dans le cerveau de ces enfants ? C'est multifactoriel bien sûr. Mais le plus évident (quoiqu'encore mal décrit), c'est une modification très précoce du système immunitaire des embryons, des fœtus et ensuite des bébés. C'est l'explication la plus évidente, outre des prédispositions génétiques, avec deux mécanismes possibles :

1) les agressions des toxiques environnementaux ; le cerveau est une des cibles préférées des métaux lourds et des pesticides, par exemple ;

2) les agressions vaccinales multiples et répétées. La majorité des vaccins sont neurotoxiques, selon les rapports des industriels eux-mêmes !

Urgent d'investiguer, de corriger et d'appliquer le Principe de Précaution !"

"Des travaux remarquables, quoiqu'il s'agisse d'épidémiologie d'observation [mais peut-on faire mieux en recherche clinique sur ce sujet ?], viennent récemment conforter ceux qui défendent la théorie que certains cas d'autisme [ou ASD pour Autism Spectrum Disorder en anglais] sont des maladies du système immunitaire.
Comme la vaccination, quelle que soit sa forme et son mode d'administration, est une agression du système immunitaire, nous voilà à nouveau sur la piste "les vaccins favorisent l'autisme".

Je recommande les deux articles parus le 8 Juin 2018 dans le journal de la Société Américaine des Médecins (ou JAMA). Le premier (ci-dessous) analyse les associations entre ASD et allergies de type varié, notamment les allergies alimentaires.

C'est une magnifique étude, impliquant presque 200,000 enfants américains et les données médicales et biologiques ont été récoltées entre 1997 et 2016.

Sans l'ombre d'un doute, il existe des associations très significatives entre ASD et des allergies alimentaires, respiratoires et cutanées. Dit autrement, la probabilité qu'un enfant autiste soit aussi allergique est beaucoup plus élevée que parmi les enfants non autistes.

Qui dit allergie dit dysfonction du système immunitaire.

Par contre, il y a peu de doute que les vaccinations soient à l'origine de maladies allergiques. Il est d'ailleurs recommandé aux vaccinateurs d'identifier toutes les formes d'allergie qui pourraient donner lieu à complication post-vaccinale."

Selon Mme Kerri Rivera

Informations traduites de son site internet : https://cdautism.org/

Son livre a été banni des plateformes de vente comme amazon, elle reçoit des menaces tout le temps, et a été légalement interdite de parler du dioxyde de chlore en public par la FDA américaine, et on ne trouve sur internet que des insultes à son sujet, sauf quand on tombe sur les témoignages d'enfants guéris, ou de leurs parents !

Fin 2019 elle annonçait déjà plus de 550 enfants sortis du diagnostic d'autisme, en utilisant le dioxyde de chlore et une sélection stricte des aliments, excluant toutes sortes de produits chimiques, colorants, conservateurs et autres produits qui peuvent déclencher de fortes réactions chez certains enfants.

Dans son livre des centaines de témoignages sont partagés, photos et dossiers médicaux à l'appui, et sur son site des témoignages vidéo par des enfants eux-mêmes, mais aussi des parents. Les vidéos d'enfants fermés sur eux-mêmes, violents ou ne parlant pas, qui après quelques mois de traitement se comportent enfin comme des enfants en bonne santé, témoignant eux-mêmes de leur sortie de la maladie, ne devraient pas être écartés par les médecins, qui ont pour engagement de tout essayer pour sauver leurs patients.

Le Dr Schwartz parle aussi du dioxyde de chlore comme permettant à certains de ses patients d'inverser les cancers, en plus des suppléments efficaces qu'il a lui-même découverts.

Non ce n'est pas de l'escroquerie, ce sont des faits, des gens guéris, mais des autorités sanitaires, qui sous le contrôle des immenses intérêts financiers, empêchent ces produits de se développer et de devenir inclus dans le quotidien des citoyens.

Extraits traduits : Bienvenue sur CD Autisme ! : -)

Jusqu'à présent, 559 enfants ont été récupérés (score ATEC de 10 ou moins) en utilisant le protocole CD Autism ! CD signifie Chlorine Dioxide (dioxyde de chlore), qui est un produit à large spectre, peu coûteux, doux et anti-pathogène. Le dioxyde de chlore est utilisé pour désinfecter l'eau potable dans le monde. Selon les Centers for Disease Control and Prevention des États-Unis, du dioxyde de chlore est ajouté à l'eau potable pour protéger les personnes contre les bactéries et autres micro-organismes nuisibles. L'EPA reconnaît l'utilisation du dioxyde de chlore comme désinfectant de l'eau potable et elle est incluse dans les Recommandations de l'OMS pour la qualité de l'eau potable.

Alors, pourquoi est-il interdit aux individus de consommer du dioxyde de chlore en petites quantités pour se soigner, si d'un autre côté il est utilisé un peu partout dans le monde pour purifier... l'eau de boisson !

A mon avis c'est parce que le dioxyde de chlore ne peut pas être breveté, ayant été découvert au siècle dernier, et il ne coûte presque rien à utiliser, et est très facile à produire, comme l'a découvert Jim Humble dans les années 2000. Le site https://lemineralmiracle.com contient plein de traductions sur le sujet.

Au nom du bien d'autrui, si seulement un de ces enfants a été sauvé par ce protocole compliqué, et c'est pour moi impossible de croire que ces 500 témoignages sont tous des mensonges ou des acteurs, alors les criminels à juger en cour de justice sont les autorités médicales qui ne prennent pas d'action pour investiguer scientifiquement pourquoi cet enfant a été guéri, et non poursuivre Mme Rivera qui n'a écouté que son cœur et a fait tous ces efforts pour sauver son propre enfant, puis a partager ses découvertes.

Les personnes qui ont l'autorité de lancer des recherches médicales sur ces cures potentielles, doivent être poursuivies en justice pour non-assistance à personne en danger, et nous devons nous allier en collectifs pour engager des avocats et porter plainte. Et nous devons le faire pour chacun de ces organismes en position d'autorité qui tourne le dos à ces médecins et particuliers qui ont trouvé des méthodes pour guérir ou éviter toutes ces maladies.

Rappelons que de nombreux médecins utilisent avec succès le dioxyde de chlore, partout dans le monde, contre de nombreuses maladies notamment infectieuses, et que c'est donc un produit très utile. Alors comment est-ce tolérable que les livres même qui parlent de ce produit sont interdits à la vente ? Quid de la liberté d'expression et de la démocratie ?

5/ Problèmes dentaires

Selon le Dr Greger

Il dit que concernant nos ancêtres, on constate que les squelettes datant de dizaines de milliers d'années n'ont quasiment pas de caries. Et pourtant ils ne se brossaient pas les dents, ni n'utilisaient de fil dentaire ! Il cite l'étude de 14 pages suivante, de 1951 :

Dental disease and civilization.

https://www.ncbi.nlm.nih.gov/pmc/articles/PMC2479700/

Titre traduit : Maladie dentaire et civilisation

Extraits traduits : La maladie dentaire est l'expérience de tous les hommes modernes, car la carie est aujourd'hui extrêmement répandue. La parodontie est aussi très commune, comme le sont le mauvais développement de la mâchoire et la régularité de positionnement des dents.

Presque 80% des enfants ont des caries dentaires, selon le recensement de 1948 à Belfast en Irlande. C'est encore pire chez les adultes. Le constat est que ces maux ont augmenté avec l'adoption de ce mode de vie moderne pris comme critère de civilisation.

La carie dentaire n'était bien sûr pas inconnue dans le passé, mais elle semble avoir été l'exception. Une étude approfondie de 1919 révéla que les crânes humains européens d'avant le Néolithique n'avaient pas de caries. Ces crânes faisaient tous partie du type "têtes-allongées", mais avec l'arrivée des types "têtes-larges", aux environs de 1200 AC, les caries sont apparues, ainsi que le déchaussement des dents.

L'Egypte est aussi riche en information, et les caries étaient rares avant 3000 BC, et sont devenues plus communes après, à l'âge des pyramides, surtout en basse Egypte. Par exemple 40% des crânes de l'époque de Cléopâtre présentent des caries.

Les caries étaient communes en Grèce ancienne et durant la période Romaine.

En revanche en Angleterre, on peut constater les différences entre les périodes d'avant l'empire Romain, chez les Anciens Bretons qui avaient rarement des caries, pendant la domination Romaine, et après celle-ci. Après que l'influence Romaine fut bien établie, la prévalence de la carie a atteint 30% des crânes étudiés. Le nombre de caries a baissé juste après le départ des Romains, pour remonter plus tard au moyen-âge, où l'arracheur de dent était un professionnel reconnu.

Depuis la carie a progressé au fil des siècles, chez tous les humains civilisés. Ceux qui vivent encore isolés des grandes villes profitent encore de dents impeccables, comme c'est le cas des Eskimos, des Maoris de Nouvelle-Zélande, ou des Bantu d'Afrique du Sud. Mais dès que ces peuples vivent avec ou près des hommes blancs, la présence des caries augmente très rapidement. Chez les Eskimos elle fut multipliée par 10 en quelques années, et avec les Maoris ce fut même plus rapide.

Cela prouve que la carie dentaire va de pair avec le mode de vie dit "civilisé". Le facteur majeur étant le changement de nourriture, qui affecte la santé en général, la carie n'étant qu'une des conséquences. La nourriture est pourtant le moyen par lequel le corps se fournit en énergie, mais aussi par lequel il obtient les matériaux pour remplacer les tissus usés, dont les vitamines, sans lesquelles beaucoup de processus ne peuvent pas prendre place, ou le font beaucoup plus lentement.

Les références écrites montrent que par le passé, toutes les classes de la population ne recevaient pas suffisamment de fruits et légumes frais, et donc de vitamine C. Comme durant le Moyen-Age, où les fruits n'étaient disponibles qu'en été, et étaient très chers, et accessibles uniquement aux riches. L'hiver était fait de viande salée ou marinée, sans produits frais du jardin, et au printemps les cas de scorbut devaient être très répandus. Il y avait aussi beaucoup de problèmes dentaires dus au manque de vitamine D et de calcium, essentiels à la formation des os.

Donc, là encore, des preuves que les caries apparaissent avec la malbouffe, l'alimentation moderne, dont sûrement les coupables majeurs sont les céréales cuites et autres sucreries qui collent aux dents et permettent aux bactéries de se développer et de manger la dent.

Selon le Dr Levy

D'après le livre du Dr Thomas Levy sur les problèmes dentaires est uniquement en Anglais : "Hidden Epidemic: Silent Oral Infections Cause Most Heart Attacks and Breast Cancers", de 2017, ISBN 978-0983772873.

Informations traduites du site officiel du Dr Levy :

https://www.peakenergy.com

Root canals are a primary cause of chronic disease

Titre traduit : La dent dévitalisée est une usine à toxines chroniques.

Une dent dévitalisée finit toujours par être infectée de façon chronique, mais comme une grande partie du complexe nerveux a été éliminée, la douleur n'est généralement pas perçue même si la dent essaie de dire au reste du corps que quelque chose ne va pas, car les agents pathogènes produisent leurs toxines et continuent de se multiplier.

Ces toxines sont incroyablement puissantes et elles sont libérées "24/7" dans les canaux lymphatiques drainants et dans le sang des os de la mâchoire, où elles se propagent ensuite dans tout le corps. Les toxines et les agents pathogènes épuisent les réserves d'antioxydants du corps, et les maladies chroniques sont le résultat attendu. Toutes les toxines sont pro-oxydantes, et elles infligent en fait leurs dégâts en utilisant les réserves antioxydantes protectrices du corps, permettant aux biomolécules vitales de tout le corps de s'oxyder et de perdre leur fonction normale.

Le Dr Josef Issels a découvert que 98% de ses patients atteints d'un cancer avancé avaient « entre deux et dix dents mortes », ce qui comprenait presque toujours des dents dévitalisées. Ces dents peuvent être la principale cause de maladies chroniques, et on peut toujours s'attendre à ce qu'elles aggravent une maladie chronique préexistante. Il cite plusieurs études cliniques qui montrent des risques plus élevés de maladies cardiovasculaires en rapport avec les dents dévitalisées.

Le livre du Dr Hal Huggins « Holistic dentistry pioneer »

Titre traduit : Le pionnier de la dentisterie holistique, le Dr Hal Huggins.

Dans cet autre article il rend hommage au Dr Huggins, pionnier de la dentisterie holistique :

Le traitement de canal, la dévitalisation de la dent, reste la vache sacrée de la dentisterie "moderne", mais le travail du Dr Hal Huggins, soutenu par l'analyse en laboratoire et l'expertise du Dr Boyd Haley, a montré clairement que peu de choses menacent la santé de quiconque autant qu'un traitement de canal radiculaire (ou traitement endodontique).

Une grande partie de la lutte contre le mercure a finalement été gagnée, mais le bien que Hal a fait pour toute l'humanité sera encore plus énorme une fois que la procédure de traitement du canal radiculaire ne sera qu'une note de bas de page sur les annales infectieuses et toxiques de la dentisterie et ne sera plus jamais infligée à un patient.

Hal m'a fait découvrir les merveilles de la vitamine C. Des perfusions intraveineuses allant jusqu'à 50 grammes de vitamine C étaient systématiquement administrées aux patients subissant leurs révisions dentaires à sa clinique.

Lorsque j'ai été témoin à plusieurs reprises de la rapidité avec laquelle une personne incroyablement malade pouvait s'améliorer après la perfusion IV de vitamine C accompagnant quelques heures de travail dentaire, je savais que je devais développer ces connaissances autant que possible pour le reste de ma vie.

Il mentionne aussi la Dr Véronique Desaulniers, qui est du même avis, comme elle le partage dans un article en anglais de 2015 : https://www.naturalhealth365.com/?s=root+canal

Le Dr Robert Jones a examiné directement la relation entre les dents dévitalisées et le cancer du sein. Son étude de 5 ans portant sur plus de 300 femmes atteintes d'un cancer du sein a révélé que 93% d'entre elles avaient des dents dévitalisées. Fait intéressant, il a également constaté que, dans la majorité des cas, les tumeurs cancéreuses étaient situées du même côté du corps que la dent dévitalisée ou une autre pathologie buccale.

De plus, la procédure réelle du traitement du canal peut être la cause d'une infection dès le départ. Une étude de 1998, publiée dans l'American Academy of Periodontology, a conclu que les sites réels du canal ainsi que les échantillons de sang des 26 sujets contenaient des bactéries anaérobies. Il y a fort à parier qu'à partir de la minute où vous obtenez ce traitement de canal (sans aucun doute recommandé et effectué par votre dentiste local traditionnel), une rivière sans fin de bactéries commence à couler dans toute votre circulation sanguine.

Le livre en anglais de la Dre Desaulniers

"Heal Breast Cancer Naturally: 7 Essential Steps to Beating Breast Cancer", 2019, ISBN 978-1090881793

Titre traduit : Guérir le cancer du sein naturellement : 7 étapes essentielles pour vaincre le cancer du sein

"D'abord et avant tout, je suis une femme qui cherchait des réponses, tout comme vous. J'ai revendiqué la victoire sur 2 épisodes contre le cancer du sein. Mes parcours de guérison m'ont beaucoup appris sur moi-même et sur le cancer du sein en général. Ces expériences ont permis de créer mon premier livre, Heal Breast Cancer Naturally, Healing Diva Retreats et divers programmes de coaching pour les femmes qui recherchent du soutien. Une femme sur huit recevra un diagnostic de cancer du sein. Une femme sur 3 souffrira d'une forme de cancer au cours de sa vie. J'étais l'une de ces statistiques même si je menais une vie saine qui comprenait des aliments biologiques, de l'exercice régulier, des massages, des soins chiropratiques et des colonics. Comment une personne comme moi pourrait-elle développer un cancer du sein ? Cette question même a conduit à des milliers d'heures de recherche, d'étude, de réflexion et de prière. Tout cela s'est réuni en tant que Les 7 Essentiels - 7 étapes de base qui sont nécessaires pour prévenir et guérir le cancer ou toute autre maladie d'ailleurs."

Le livre en anglais des Drs Levy et Kulacz

"The Toxic Tooth: How a root canal could be making you sick", 2014, ISBN 9780983772828

Titre traduit : La dent toxique : comment un canal radiculaire pourrait vous rendre malade.

« Au lieu de résoudre un problème, les traitements de canaux radiculaires introduisent un flux constant de toxines dangereuses, voire mortelles, dans votre corps », explique le Dr Levy, co-auteur avec le Dr Kulacz de "La dent toxique : comment un traitement de canal radiculaire pourrait être vous rendre malade".

"Les dents traitées par canal radiculaire ne sont pas stériles et contiennent des bactéries pathogènes, qui se propagent dans tout le corps et peuvent déclencher ou aggraver une maladie cardiaque, une maladie pulmonaire, le diabète, l'ostéoporose et même le cancer."

Le livre en anglais des Dr Hal Huggins et Thomas Levy

"Uninformed Consent: The Hidden Dangers in Dental Care", 2003, ISBN 1571741178

Titre traduit : Consentement non informé : les dangers cachés des soins dentaires.

Le Dr Huggins et le Dr Levy affirment qu'un grand nombre de troubles sont, bien que souvent incurables, facilement évitables. Il propose que la sclérose en plaques, le lupus, la leucémie, le syndrome de fatigue chronique, la maladie de Parkinson, de nombreux troubles mentaux, y compris la maladie d'Alzheimer, et même des maladies majeures comme le cancer du sein soient causées, en partie, par les toxines que nous mettons dans notre corps.

D'où viennent ces toxines et comment pénètrent-elles dans notre corps ? Vous pourriez être surpris de constater que vous avez réellement payé pour les mettre là-dedans. Ces matières dangereuses - mercure, cadmium, béryllium, nickel et autres - sont utilisées en dentisterie au quotidien pour combler les obturations, les canaux radiculaires et les ponts dans nos bouches, et sont censées être « sûres ». Mais le sont-elles ?

"Le consentement non informé" présente des cas d'empoisonnement toxique - de systèmes immunitaires déprimés et de maladies inexplicables - aux toxines entrant dans la circulation sanguine à partir des métaux lourds contenus dans les matériaux dentaires. Les auteurs discutent également des vérités cachées dont l'industrie dentaire dont l'Amérique ne veut pas parler, et des vraies raisons pour lesquelles les dangers de ces matériaux ont été supprimés et ignorés.

Les Dr Huggins et Levy implorent le lecteur : « Ne laissez pas votre santé entre les mains de votre dentiste et présumez que tout ira bien. Informez-vous et jouez un rôle actif dans votre santé. Sachez ce qui sera implanté dans votre bouche. Vous devez décider dès le début de ce qui est le plus important pour vous - la vie d'une dent ou votre vie."

"Un consentement non informé" vous donnera les faits afin que vous puissiez prendre la responsabilité de votre santé et de votre bien-être dentaire - et complet.

Selon le Dr Klenner

Source : http://vitamincfoundation.org/www.orthomed.com/klenner.htm

Schumacher [48] a rapporté que l'utilisation préopératoire d'aussi peu que 500 mg de vitamine C administrée par voie orale "avait remarquablement réussi à prévenir le choc et la faiblesse" après des extractions dentaires.

6/ Fibromyalgie / fatigue chronique

Selon Wikipédia : https://fr.wikipedia.org/wiki/Fibromyalgie

La fibromyalgie (FM), ou syndrome fibromyalgique a également été appelée fibrosite, syndrome polyalgique idiopathique diffus (SPID) ou polyenthésopathie. C'est une maladie principalement caractérisée par des douleurs musculaires et articulaires diffuses.

Elle inclut souvent des anomalies du système nerveux central (perception, transmission et intégration de la douleur) entraînant notamment des troubles cognitifs, des troubles de l'humeur, des troubles du sommeil. S'y associe toujours une fatigue, plus ou moins importante et qui dans certains cas graves mène au diagnostic de syndrome de fatigue chronique.

La fibromyalgie se présente sous forme d'un syndrome associant des douleurs diffuses, et des troubles subjectifs tels qu'une fatigue, des troubles du sommeil, des troubles cognitifs mineurs et des troubles de l'humeur fluctuant avec le temps.

Après l'arthrose, la fibromyalgie est la maladie rhumatismale la plus fréquente. Sa prévalence est estimée à 2 à 8 % de la population aux États-Unis (en 2014), selon les critères de diagnostic utilisés. En France, un rapport gouvernemental de 2007 donne une prévalence française estimée à 3,4 % chez la femme et à 0,5 % chez l'homme. Elle touche environ 900 000 personnes au Canada (en 2008), environ 2 % à 3 % des adultes.

La fibromyalgie représente de 1 à 2 % des motifs de consultations en médecine générale, de 5 à 7 % en rhumatologie, et jusqu'à 10 à 20 % en service spécialisé (centres contre la douleur).

Les fibromyalgiques ont souvent une histoire présente ou passée d'autres syndromes douloureux ou maladies fonctionnelles chroniques, telles que : le syndrome de l'intestin irritable, la migraine, un syndrome prémenstruel, une endométriose, un syndrome algo-dysfonctionnel de l'appareil manducateur, cystite interstitielle, cholécystite chronique.

Une étude montre une association entre La colonisation bactérienne chronique de l'intestin grêle (SIBO en anglais), le syndrome du côlon irritable et la fibromyalgie, troubles fréquemment associés chez le même patient. Il existe aussi des hypothèses mettant en cause des toxines environnementales. Dans ce cadre la fibromyalgie serait à rapprocher des maladies auto-immunes et inflammatoires.

Le Dr Lallemand avance que la croissance de la fibromyalgie correspondrait à l'augmentation des prescriptions de benzodiazépines.

Selon l'Assurance Santé de France

Informations provenant du site de l'Assurance Santé obligatoire https://www.ameli.fr/

C'est dommage, encore une fois, que l'alimentation ne soit pas mentionnée, puisque la majorité des maladies sont aujourd'hui reconnues comme y étant liées. Par contre ils offrent des pilules ! Pourquoi les cotisations obligatoires d'assurance santé ne vont-elles pas à encourager l'agriculture biologique et l'adoption généralisée du régime méditerranéen, prouvé comme redonnant la santé à notre corps dans son ensemble, plutôt que d'aller à fabriquer des pilules synthétiques qui nous empoisonnent plus qu'autre chose, selon les statistiques des autorités médicales elles-mêmes ?

Ici ils font la moitié du chemin, puisqu'ils incitent à faire de l'exercice physique, qui est aussi reconnu essentiel pour une bonne santé.

Le traitement de la fibromyalgie :

Pour son patient atteint de fibromyalgie, le médecin traitant met en place une réhabilitation physique. En l'absence d'amélioration, il prescrit des médicaments antalgiques et, si besoin, une aide psychologique. Il peut faire appel à des médecins spécialistes (rhumatologues, neurologues, psychiatres).

Fibromyalgie : importance de la réhabilitation physique

La principale prise en charge de la fibromyalgie est l'activité physique, qui permet le reconditionnement musculaire. Ses bénéfices sont multiples, car elle :

- Diminue les douleurs, la fatigue et le stress ;
- Accroît les capacités fonctionnelles (mobilité...) ;
- Améliore le sentiment de bien-être.

Idéalement, la reprise progressive ou la poursuite de l'activité physique est adaptée aux recommandations standard : pratiquer une activité quotidienne adaptée, pendant au moins 30 minutes. La pratique est essentielle et chaque personne fibromyalgique doit le faire selon ses moyens.

Selon le Pr Seignalet

Pour le Pr Seignalet, qui a soigné avec succès des milliers de malades souffrant de diverses affections chroniques, il s'agit de maladies causées par une alimentation nocive.

On voit de plus en plus de patients atteints de maladies articulaires, ayant de fortes douleurs, de maladies de peau comme le lupus, ou de problèmes neurologiques comme la sclérose en plaques, Parkinson ou Alzheimer, ainsi que de problèmes de thyroïde, d'inflammations de l'intestin comme la maladie de Crohn ou la rectocolite, et aussi plus de fibromyalgie et de fatigue chronique. Pour de très nombreuses personnes, le fait de suivre à la lettre le régime du Dr Seignalet apporte des soulagements inespérés que la médecine traditionnelle choisi d'ignorer depuis 30 ans déjà.

Par exemple sur 80 cas de fibromyalgie parmi les patients du Dr Seignalet, 58 ont obtenu une rémission complète, 10 des améliorations nettes, et 4 une amélioration de 50%. Il a eu seulement 8 échecs sur 80, soit 10% qui n'ont pas réagi au régime.

90% de patients qui se sentent mieux ou qui sont guéris, et les autorités médicales refusent d'étudier ce régime, on est bien dans le déni malhonnête, en partie pour ne pas diminuer la part de marché de l'agriculture moderne, basée sur les produits laitiers et les céréales, qui sont justement les aliments que le Dr Seignalet a identifiés comme toxiques pour bon nombre de personnes.

En matière de "fatigue inexpliquée" il a eu 80% de résultats positifs sur 10 cas.

Précisons que concernant la fameuse maladie de Crohn, soi-disant incurable, et qui empoisonne la vie de 120 000 français, et donc de millions de personnes au niveau mondial, le Dr Seignalet, sur 72 patients, a eu 62 rémissions complètes, et seulement 1 personne qui n'a pas vu d'amélioration, soit un résultat positif pour 99% des malades, avec de simples changements alimentaires, de quoi interpeller tout médecin bien intentionné. Et concernant les colites, il a obtenu une amélioration ou une rémission chez 98% de ses presque 240 patients !

Selon la Professeure Lagacé

Dans son livre, la Pre Lagacé, qui conseille le régime du Dr Seignalet, consacre un paragraphe à la fibromyalgie, cette hypersensibilité du système musculosquelettique, causée par un déséquilibre de la flore bactérienne intestinale, qui cause une perméabilité de sa paroi. Entre 30 et 75% des personnes qui souffrent de fibromyalgie présentent des symptômes de l'intestin irritable. 84 à 100% ont été dépistés comme produisant des gaz hydrogène et méthane, et elle référence plusieurs études sur ces sujets.

L'inflammation chronique due aux molécules toxiques que laisse passer l'intestin grêle devenu trop perméable, cause une réaction inflammatoire du système immunitaire pour lutter contre ces éléments nocifs. L'inflammation se place à différents endroits, dans différents organes, selon chaque personne. Chez une cela va déclencher une arthrite, chez une autre une fibromyalgie, cela dépend de plusieurs facteurs, incluant le profil génétique de la personne.

Mais dans tous ces cas, changer d'alimentation permet d'arrêter d'avaler les molécules gênantes qui ont causé la putréfaction dans l'intestin, et de permettre au corps de réparer la paroi fine de l'intestin, et lui rendre ainsi son pouvoir filtrant, protégeant l'accès au sang et aux organes.

Selon le Dr Cathcart

Source : http://www.mall-net.com/cathcart/cfids.html

DÉCLARATION SUR LA FIBROMYALGIE

Rétrospectivement, j'ai vu les premiers patients atteints de CFID dans le village de Incline vers 1978. L'épidémie a officiellement commencé en 1983 dans le village de Incline. J'ai quitté Incline Village le 1er janvier 1980 mais j'ai continué à traiter des patients souffrant de fatigue chronique. Mon traitement consistait principalement à prendre des doses massives de vitamine C, mais il comprenait également de nombreux autres nutriments. La raison en est que CFID est une maladie due aux radicaux libres impliquant des mitochondries endommagées.

Je soupçonnais que la fatigue chronique était une maladie due aux radicaux libres impliquant les mitochondries, par l'effet bénéfique de doses massives de vitamine C. J'utilisais les doses massives de vitamine C non pour la vitamine C mais pour les électrons qu'elle transportait, lorsqu'une molécule de vitamine C abandonne ses deux électrons supplémentaires pour éliminer deux radicaux libres, la vitamine C est ravitaillée en carburant avec deux électrons supplémentaires provenant de la mitochondrie. Lorsque les mitochondries sont endommagées et ne peuvent fournir les électrons, la vitamine C usée est rapidement perdue de manière irréversible. En donnant des doses massives de C, on évite cette perte et l'approvisionnement continu en vitamine C fraîche remplace l'incapacité des mitochondries de fournir des électrons à la vitamine C usée (déshydroascorbat).

Ce n'est pas un hasard si l'une des fonctions principales des mitochondries est de fournir aux muscles des électrons sous forme d'ATP. Sans ATP suffisante pour alimenter les muscles, il en résulte une fatigue. Les mitochondries sont endommagées par des virus, des bactéries (parfois des bactéries déficientes dans la paroi cellulaire, des formes en L), des toxines de levure, une sensibilité aux produits chimiques (y compris certains médicaments), des réactions allergiques, etc. Les mitochondries endommagées deviennent la principale source de radicaux libres. Il en résulte une cascade de radicaux libres. Les radicaux libres d'une mitochondrie endommagée endommagent les mitochondries adjacentes et les incitent à produire plus de radicaux libres. Il en résulte un effet domino. En raison de tout cela, le système immunitaire est régulé à la hausse, ce qui entraîne fréquemment divers phénomènes auto-immunes, notamment des douleurs musculaires, des points déclencheurs, etc. (fibromyalgie).

Les doses orales d'acide ascorbique nécessaires pour compenser l'incapacité des mitochondries à fournir des électrons pour ravitailler les capteurs de radicaux libres correspondent au moins à des doses de tolérance intestinale (voir mes autres documents). De nombreux patients ont constaté l'efficacité de l'ascorbate par voie intraveineuse, nécessaire de temps en temps. Le principal problème est lié au fait que l'assurance maladie ne rembourse pas l'ascorbate par voie intraveineuse.

L'ascorbate n'est généralement pas un traitement curatif contre la CFID, mais chez les patients qui tolèrent des doses massives par voie orale (presque tout le monde tolère l'ascorbate par voie intraveineuse), il améliore la maladie mieux que les autres traitements. Cette amélioration plus efficace tient au fait que le remplacement de la fonction mitochondriale consistant à fournir des électrons pour le piégeage des radicaux libres s'attaque davantage aux processus pathologiques fondamentaux de la maladie et aide à protéger les mitochondries afin qu'elles puissent se réparer elles-mêmes. Le désintérêt pour l'utilisation de l'ascorbate est difficile à comprendre et a contribué à ne pas découvrir les causes fondamentales de la maladie. Je doute que, si on ne tue pas un virus qui pourrait être la cause de nombreux cas, on trouvera une méthode plus efficace pour atténuer les symptômes de la maladie.

Selon le Dr Curtay

D'après le livre du Dr Jean-Paul Curtay " La Fibromyalgie, un programme global pour améliorer votre santé et renouer avec le bien-être", aux Editions Thierry Souccar, de 2011, ISBN 978-2916878829.

Il s'agit d'un programme complet pour vous soulager durablement. Des solutions concrètes et efficaces existent. Vous les trouverez rassemblées dans ce livre sous la forme d'un programme global mis au point par le Dr Curtay et deux spécialistes de la fibromyalgie.

Organisé en 6 disciplines : nutrition, sophrologie, respiration, Idogo (approche inspirée du Qi Gong), cohérence cardiaque et thermalisme, ce programme simple et facile à initier s'attaque à chacune des dimensions de la maladie. Avec lui, vous mettez toutes les chances de votre côté pour vous reconstruire. Et ceci sans médicament !

Grâce à lui, vous allez savoir :

- À quel point le stress exacerbe les symptômes de la maladie et comment le maîtriser ;
- Quel minéral prendre en grande quantité pour lutter efficacement contre l'usure de l'organisme.
-

Vous découvrirez aussi :

- Les aliments et les compléments alimentaires les plus efficaces pour chaque symptôme ;
- Les exercices qui soulagent les muscles et les articulations en douceur ;
- Les meilleures techniques de méditation et de respiration pour retrouver sommeil et vitalité.

Ce livre est là pour vous redonner l'espoir et vous dire que la guérison est à portée de main.

Dans un article intitulé "FIBROMYALGIE : 5 NUTRIMENTS INCONTOURNABLES", présent sur le blog des Editions Souccar https://www.thierrysouccar.com/

Contre les douleurs chroniques, l'alimentation joue un rôle crucial. Voici 5 nutriments indispensables quand on souffre de fibromyalgie : Magnésium - oméga-3 - vitamine D - vitamine B1 - Coenzyme Q10

7/ Hypertension

Selon les autorités médicales du Maroc

https://www.sante.gov.ma

Voici des informations issues du site du ministère de la santé du Maroc, qui pointe bien du doigt la sédentarité, le tabagisme, l'alcoolisme, le diabète et l'obésité comme facteurs liés à l'hypertension.

L'Hypertension Artérielle (HTA) est l'un des principaux déterminants des maladies cardiovasculaires. Elle constitue un problème majeur de santé publique aussi bien dans les pays développés que dans les pays en voie de développement.

Au Maroc, les résultats de l'enquête prospective réalisée en 2000 par le Ministère de la Santé ont donné une prévalence globale de l'HTA de 33,6% chez la population de plus de 20 ans. On retrouve à peu près le même taux dans les pays arabes et du pourtour de la Méditerranée. La prévalence de l'HTA augmente significativement avec l'âge. Elle est de 53,8% chez les personnes âgées de plus de 40 ans et de 72,2% chez les 65 ans et plus.

Quels sont les facteurs de risque de l'HTA ?

Bien que le facteur héréditaire de l'âge, du sexe et de l'hérédité sont souvent associés au risque de développer une HTA, il existe d'autres facteurs liés aux comportements de l'individu et qui induisent de manière notable l'apparition d'une HTA, il s'agit surtout de la sédentarité, du tabagisme, de l'alcoolisme.

Il faut dire aussi que le diabète est souvent associé à l'HTA : 13.9% des hypertendus sont diabétiques et 65.5% des diabétiques sont hypertendus.

Les personnes souffrant d'obésité, c'est-à-dire qu'ils présentent un indice de masse corporelle (IMC) supérieure à 30, ont une HTA dans 58,1% des cas. De même, juste en cas d'excès pondéral (IMC entre 25 et 29) une HTA est retrouvée chez 50,8% des sujets.

Chez la femme, la contraception orale augmente également le risque cardiovasculaire.

Prise en charge thérapeutique

Le traitement de l'HTA peut être basé uniquement sur des conseils de régime alimentaire ou comporter des médicaments. La prise en charge non médicamenteuse a pour but de contrôler l'excès de poids, le diabète, la dyslipidémie, de supprimer ou de diminuer l'intoxication tabagique ou alcoolique et de stimuler une activité physique régulière ou la pratique du sport chaque fois que possible. La diminution de l'apport sodé est un élément important de l'approche hygiéno-diététique, sans le supprimer complètement.

Selon le Dr de Lorgeril

Informations issues du livre du Dr de Lorgeril "Prévenir l'infarctus et l'accident vasculaire cérébral", 2011, aux Éditions Thierry Souccar, 400 pages, ISBN 978-2-916878-88-1

L'hypertension progresse lorsque vos artères se dilatent de moins en moins bien, lorsqu'elles perdent de leur élasticité. C'est un problème qu'il faut combattre à tout prix, puisqu'elle peut jouer un rôle dramatique lors d'un accident cardiovasculaire. Il dit que le processus qui développe l'HTA est encore inconnu de la science, mais que celui-ci commence dès l'enfance. Mais la plupart des hypertendus sont en surpoids, souvent diabétiques, et surtout très sédentaires.

L'HTA est surtout due à un mauvais mode de vie, à la sédentarité, et une nutrition déraisonnable, alors que le tabac et le stress sont des facteurs moins importants.

Les moyens de lutte sont donc principalement l'exercice physique et l'amélioration de la nutrition, qui ensemble seront plus efficaces que les médicaments. Le sport et l'alimentation protègeront aussi contre la perte des fonctions cognitives et les démences, comme Alzheimer.

Selon lui la méthode américaine peut être encore améliorée, en plus des 5 moyens qu'elle recommande :

1- Perdre du poids
2- Manger moins de sel
3- Être plus actif physiquement
4- Boire au maximum 3 verres d'alcool par jour
5- Suivre le régime DASH

Il est certain que nous mangeons trop de sel raffiné (le chlorure de sodium) chaque jour, avec une moyenne de 10 grammes par jour en Europe, car il est très présent dans les aliments transformés des industriels. Les travailleurs physiques et les sportifs professionnels qui transpirent peuvent perdre plusieurs grammes de sel par jour, ils ont donc un besoin différent en sels minéraux. De plus chaque personne absorbe le sel plus ou moins bien. Pourtant les études cliniques qui essayent de relier le sel avec la tension artérielle n'obtiennent pas de résultats convaincants. Par exemple il se produit peu d'augmentation de la pression artérielle lors de la consommation de grandes quantités de sel. Plutôt que de limiter la consommation de sel de table, il faudrait plutôt encourager la consommation de potassium, présent dans les végétaux, comme dans le régime DASH, ou mieux encore avec le régime méditerranéen.

Le régime DASH a été mis au point aux USA durant les années 1990 par le "National Institute of Health". Ce régime recommande d'augmenter la consommation de fruits et légumes et de produits laitiers écrémés. Il encourage à manger des céréales complètes et des viandes blanches, du poisson et des noix. Il demande de baisser la quantité de graisses et de produits sucrés.

Il encourage aussi l'effort physique, mais les résultats de leur plan complet sur 8 semaines n'apporte qu'une amélioration minime de la baisse de la tension, de seulement 10 mm Hg, soit un passage de 15 à 14 de tension. C'est l'effet équivalent à celui d'un médicament hypotenseur mais sans les effets indésirables. Plus les participants sont motivés et suivent de près les conseils, plus les résultats sont bons. Il est dommage que nombre de pays ne recommandent même pas ce régime et se concentrent sur la prescription de médicaments, ce qui leur facilite le travail, même si c'est très coûteux pour les cotisants. Le régime DASH fait un peu baisser la tension, mais apparemment n'améliore pas assez l'état du corps pour lui éviter les maladies cardiovasculaires, MCV. En revanche le régime méditerranéen permet cette protection contre les MCV.

L'exercice physique est bien sûr difficile à mettre en place chez les personnes âgées, ou chez les invalides partiels comme les personnes qui souffrent d'obésité, qui en plus généralement n'aiment pas les efforts physiques. Il faut donc adapter les activités à leurs possibilités, avec l'aide de professionnels, ce qui complique certainement les choses. C'est pourquoi les actes de prévention, comme le sport et l'alimentation de type méditerranéenne devraient être enseignés dès le plus jeune âge et encouragés tout au long de la vie.

Selon le Dr Greger

Voici quelques informations issues du livre du Dr Greger, dont le chapitre 7 est consacré à l'hypertension, plus de 70 pages d'infos et de références scientifiques, sous le titre "Comment ne pas mourir d'hypertension artérielle".

L'hypertension artérielle a été nommée facteur de risque de mortalité numéro 1 dans le monde, par une grande étude publiée en 2016 dans "The Lancet", financée par la fondation Gates. [1] Ils ont trouvé que des millions de vie pourraient être sauvées par l'ajout de produits végétaux à l'alimentation, chiffrant les gains pour plusieurs aliments, comme les fruits ou les légumes, mais aussi pointant du doigt les produits néfastes, comme les sodas ou le tabac. Je ne citerais qu'un seul exemple, 5 millions de vies pourraient être sauvées en augmentant la consommation de fruits.

L'hypertension est donc classée "tueuse numéro 1", avec 9 millions de morts qui lui sont attribuées ! Elle contribue aussi de façon indirecte à la mortalité, étant la cause des anévrismes, des crises cardiaques, des AVC et de l'insuffisance rénale. Cette augmentation de pression dans les artères et les vaisseaux sanguins peut endommager les yeux ou les reins, créer des hémorragies, ou même faire craquer une artère. Aux USA c'est presque 80 millions de personnes diagnostiquées, concernant 65% des personnes de plus de 60 ans.

Dans les années 1920, des chercheurs ont pris la tension de 1 000 Kenyans, dont l'alimentation était pauvre en sel et riche en végétaux, céréales complètes et fruits et légumes, et ils ont constaté un effet contraire à celui rencontré dans les pays industriels.

Jeunes, leur tension était similaire aux autres, mais après 40 ans, la tension des Kenyans diminuait légèrement, alors qu'elle augmente toujours fortement chez les occidentaux.

Toujours au Kenya, parmi 1 800 patients hospitalisés, aucun ne souffrait d'hypertension, et ils ne trouvèrent pas non plus un seul cas d'athérosclérose, alors que c'était le fléau principal aux USA à la même époque. Le principal tueur de l'humanité est donc très simple à supprimer, il suffit de manger et bouger de façons adéquates.

De même chez les Indiens Yanomami, chez qui des chercheurs ont trouvé une tension basse égale tout au long de leur vie, de 10/6, et aucun cas d'hypertension. Ils ne boivent pas d'alcool, ont une alimentation principalement végétale et donc riche en fibres, font beaucoup d'exercice physique et ne connaissent pas l'obésité.

Les Chinois connaissaient déjà l'effet du sel sur la tension, puisque le "Classique Interne de l'Empereur Jaune" disait déjà : "quand il y a trop de sel dans la nourriture, le pouls se durcit !".

Des études montrent que les médicaments qui font baisser la tension réduisent les risques d'infarctus de 15% et les AVC de 25%, mais rien que 3 portions de céréales complètes par jour a permis d'obtenir le même résultat, sans rien changer d'autre.

Il rappelle les nombreux effets secondaires négatifs des pilules contre la tension, alors que les végétaux n'en ont aucun. Attention à bien manger des céréales complètes et non raffinées, car sinon c'est l'effet contraire qui pourrait se produire. Par exemple de nombreuses études, incluant une de Harvard, ont montré les effets positifs d'une consommation régulière de riz complet contre le diabète de type 2, alors que c'est l'effet inverse qui se produit avec la consommation de riz blanc. Le riz brun fait baisser le risque de diabète de 16% alors que le riz blanc augmente le risque de 17%.

Manger de l'avoine ou de l'orge complets donne un effet encore plus important, réduisant le risque de diabète de 60% ! Ces céréales complètes permettent aussi aux artères d'être en meilleur santé, puisqu'elles montrent moins de rétrécissement, que ce soit celles du cœur ou celles du cerveau, chez les mangeurs de céréales complètes. Bien sûr les céréales complètes ne sont qu'un des éléments bienfaisants d'une alimentation naturelle basée principalement sur les produits végétaux non transformés.

Dès les années 1920 les médecins avaient trouvé qu'en ajoutant de la viande à un régime végétarien faisait augmenter la tension artérielle. Et dans les années 1970 le Dr Franck Sacks et ses collègues avaient aussi conclu que la nourriture d'origine animale était fortement associée à l'augmentation de la tension artérielle.

Alors pourquoi nos autorités médicales ne nous le font pas savoir ? Parce que la viande a bon goût, et qu'ils ne veulent pas nous en priver, au risque de nous rendre très malades ? Ou alors est-ce pour ne pas faire perdre des sous à nos industries alimentaires qui élèvent et tuent les animaux, ou aux industries pharmaceutiques qui fabriquent des pilules si toxiques ?

Ce chapitre du livre du Dr Greger et de son équipe de médecins bénévoles regorge d'informations et de citations historiques et scientifiques, comme tout le reste de son livre de 700 pages d'ailleurs. Il y mentionne notamment de nombreux aliments à ajouter à une alimentation de type méditerranéenne, qui par eux-mêmes ont déjà des effets spectaculaires sur notre bonne santé.

[1] Measuring progress and projecting attainment on the basis of past trends of the health-related Sustainable Development Goals in 188 countries: an analysis from the Global Burden of Disease Study 2016.
https://www.ncbi.nlm.nih.gov/pubmed/28916366

Titre traduit : Mesurer les progrès et projeter les résultats sur la base des tendances passées des objectifs de développement durable liés à la santé dans 188 pays : une analyse de l'étude Global Burden of Disease Study 2016.

Contexte : Les objectifs de développement durable (ODD) de l'ONU reposent sur l'ambition mondiale de «ne laisser personne de côté ». Comprendre les gains et les lacunes d'aujourd'hui pour les ODD liés à la santé est essentiel pour les décideurs car ils visent à améliorer la santé des populations. Dans le cadre de l'étude 2016 sur la charge mondiale de morbidité, de blessures et de facteurs de risque (GBD 2016), nous avons mesuré 37 des 50 indicateurs ODD liés à la santé sur la période 1990-2016 pour 188 pays, puis sur la base de ces dernières tendances, nous avons projeté des indicateurs jusqu'en 2030.

Selon le Dr Rath

La quatrième partie de son livre contre les maladies cardiovasculaires concerne l'hypertension, qui est donnée par les statistiques officielles comme représentant 40% des risques d'AVC. On y trouve les données fondamentales relatives aux nutriments cellulaires essentiels dans le traitement de l'hypertension.

"Les nutriments cellulaires essentiels contribuent à faire baisser de manière naturelle l'hypertension. Ils protègent en effet les parois artérielles et empêchent ainsi que des plaques d'athérome ne se forment ou ne se développent ; d´autre part, ils diminuent la tension sur les parois artérielles."

La Coq10 y est mentionnée

"Des recherches scientifiques et des études cliniques ont démontré que le magnésium et la coenzyme Q-10 avaient un effet hypotenseur. Il est conseillé aux personnes atteintes d'hypertension artérielle de commencer à prendre, dès que possible, les nutriments cellulaires essentiels et d'en informer leur médecin. Ce programme complète la médication habituelle. N'arrêtez pas ou ne modifiez pas votre traitement médicamenteux sans consulter votre médecin."

Des résultats d'études cliniques sont présentés, ainsi que quelques lettres de témoignage envoyées par des patients aidés. Les nutriments cellulaires essentiels spécifiques dans le traitement de l'hypertension. Voir détails dans le livre : Vitamine C, E, arginine, magnésium, calcium et bioflavonoïdes.

Chapitres téléchargeables gratuitement

Ici, sélectionnez votre langue dans le menu horizontal (disponible en 14 langues !) http://www.dr-rath-foundation.org/2018/07/why-animals-dont-get-heart-attacks-but-people-do/

8/ Ostéoporose

Selon le discours officiel

Informations extraites du site officiel du Conseil Fédéral de la Suisse : https://www.bag.admin.ch/bag/fr/home.html

Ostéoporose : L'ostéoporose est une maladie insidieuse qui conduit à une résorption de la masse osseuse dans l'ensemble du squelette. La densité osseuse diminue, et les os deviennent poreux et instables. Le risque de fracture augmente, les os pouvant se briser à la moindre sollicitation voire même sans cause identifiable. La Ligue suisse contre le rhumatisme estime que près de 600 000 personnes (principalement des femmes) sont atteintes d'ostéoporose en Suisse. La maladie peut se manifester à tout âge, elle est toutefois plus susceptible de se déclarer à un âge avancé. Un processus de formation osseuse insuffisant ou l'accélération de la résorption naturelle des os peuvent causer l'ostéoporose. Le processus normal de vieillissement des os ou les prédispositions génétiques peuvent être à l'origine de ces phénomènes. On ignore pourquoi certaines personnes ont de l'ostéoporose alors que d'autres sont épargnées.

Les facteurs favorisant l'ostéoporose sont les suivants :

- Activité physique insuffisante
- Consommation excessive d'alcool et de nicotine
- Carence en vitamine D
- Carence en calcium
- Chez les femmes : faible taux d'œstrogènes

La perte de masse osseuse ne génère pas en soi de troubles particuliers, raison pour laquelle l'ostéoporose ne provoque pas nécessairement de douleurs au début. Le diagnostic intervient donc tardivement, souvent après une fracture suspecte. Les signes de l'ostéoporose sont les douleurs dorsales, la formation d'une bosse et la diminution de la taille.

Selon le Pr Seignalet

D'après le chapitre 18 de son livre : Beaucoup plus répandue chez les femmes, elle est très fréquente, et s'aggrave avec l'âge. Près de la moitié des femmes feront une fracture, du col du fémur, de l'avant-bras ou de vertèbres. Les forts apports en calcium et en vitamine D lui paraissent dangereux, et de toute façon sont incapables d'augmenter la masse osseuse. Il faut donc éviter les produits laitiers animaux, d'ailleurs les populations qui en consomment le moins sont le moins exposées à l'ostéoporose. Aucun animal sauvage ne boit de lait à l'âge adulte et pourtant aucun ne souffre d'ostéoporose. L'ostéoporose n'est pas une simple décalcification, par manque de calcium, mais une destruction de tout l'os dans son ensemble, à cause de la disparition de la matrice extracellulaire qui en est à l'origine.

Le magnésium est pour moitié stocké dans les os, et 90% des Français en sont carencés. Ce cation essentiel a bien des réactions dans le corps, est un autre facteur en rapport avec la disparition de l'os.

Les résultats de la diététique :

Dans 70% des cas, un changement nutritionnel bloque l'ostéoporose. Ce sont les fruits et légumes et les produits riches en magnésium et potassium qui maintiennent la densité osseuse et empêchent l'ostéoporose. Les seules substances pharmaceutiques démontrées comme aidant à la prévention de l'ostéoporose sont les œstrogènes, le raloxifène et les biphosphonates.

Selon la Professeure Lagacé

Voici quelques informations concernant l'ostéoporose provenant du livre de la Pre Lagacé "Comment j'ai vaincu la douleur et l'inflammation chronique par l'alimentation" :

C'est désormais un problème de santé majeur dans les pays industrialisés, qui a pour cause de multiples facteurs, génétiques, hormonaux, du mode de vie, et surtout du manque d'activité physique. Le processus de perte osseuse est très complexe, et la simple prise de calcium et de vitamine D ne résoudra jamais le problème.

En premier lieu, les études montrent que l'exercice physique protège globalement la santé, et permet d'assurer la solidité osseuse. L'ostéoporose progresse dans le monde avec la consommation de produits laitiers, ce qui prouve bien que cela ne résout pas le problème, et c'est même dans les pays où l'on consomme le plus de produits laitiers que l'ostéoporose est la plus forte.

L'alimentation ancestrale de l'être humain était riche en substances alcalines, comme les minéraux, présents dans les fruits et légumes. Au contraire, l'alimentation moderne se base sur les viandes, les produits laitiers, les céréales et les produits sucrés, qui entraînent une forte acidité. Pour lutter contre cette acidose, et maintenir le sang au ph nécessaire à la vie, le corps doit utiliser les minéraux qu'il a en stock, comme le calcium, le magnésium ou le potassium, qui se trouvent principalement dans les os. D'autres processus encore plus compliqués entre en jeu, et finalement les os se fragilisent puisqu'ils n'ont plus les minéraux dont ils ont besoin. L'organisme vieillissant a de plus en plus de mal à évacuer ces déchets par les reins, et le corps stocke donc de plus en plus ces molécules acides. Plus on est âgé, plus on doit manger de produits alcalinisant, contenant des minéraux et des bicarbonates, pour neutraliser ces particules acides qui s'accumulent. Et c'est prouvé scientifiquement, mais personne n'est mis au courant. De plus il semble que le sel de table ait un effet amplificateur de cette acidification du corps.

Ensuite elle donne des listes d'aliments riches en minéraux facilement assimilés par l'organisme, comme le tofu, les graines ou les amandes, le persil et les végétaux à feuilles vertes, les algues, les haricots, etc… Les études montrent aussi l'importance des vitamines D, C, K, B, du magnésium et du potassium, et des caroténoïdes.

Selon le Dr Levy

D'après un article du 1 janvier 2014, publié sur son site internet.

Osteoporosis is much more than calcium deficiency https://www.peakenergy.com

Titre traduit : L'ostéoporose est bien plus qu'une carence en calcium

Extraits traduits : De nombreuses informations erronées se sont propagées depuis très longtemps concernant la nature et le traitement approprié de l'ostéoporose. Alors que l'os ostéoporotique est certainement très déficient en calcium, l'administration de calcium ne résout pas ou n'améliore pas cette maladie, pas même un peu.

L'ostéoporose est un scorbut local des os, et une restauration d'un équilibre approprié d'antioxydants, conduits par la vitamine C, est essentielle à l'inversion de cette maladie et à la croissance subséquente de nouveaux os sains. Un apport minéral approprié est également essentiel pour le fonctionnement optimal de ces antioxydants dans l'os.

En soi, la supplémentation en vitamine C dans l'ostéoporose a été documentée pour à la fois augmenter la densité osseuse (améliorer les résultats des tests de densité osseuse avec des os structurellement sains), tout en réduisant les risques de fracture ostéoporotique.

Ceci est en outre soutenu par les données de recherche substantielles confirmant que la vitamine C est vitale pour la formation et la réticulation du collagène dans l'os, la formation de protéines de la matrice osseuse non collagène, la différenciation des cellules souches en cellules osseuses et la régulation des cellules formant le cartilage et le collagène dans l'os.

C'est lorsque cette matrice structurelle saine est présente pour la première fois que la calcification qui en résulte reflète la force et l'intégrité osseuses normales. Un traitement efficace de l'ostéoporose (et d'autres maladies dégénératives chroniques) est simple mais implique bien plus que de prendre une ou deux pilules.

Comme cela est discuté beaucoup plus en détail dans mon nouveau livre, *Death by Calcium*, une approche globale pour minimiser le stress oxydatif dans l'os (et ailleurs) est essentielle. Au moins six facteurs sont essentiels, impliquant la capacité de :

- Minimiser l'exposition aux nouvelles toxines (les sources dentaires sont particulièrement importantes)
- Éliminer les anciennes infections
- Éliminez les anciennes toxines
- Corriger les carences hormonales critiques
- Optimiser les niveaux d'antioxydants
- Utiliser de façon appropriée les médicaments sur ordonnance, en particulier les inhibiteurs calciques lorsque cela est possible

Les suppléments primaires recommandés comprennent :

Vitamine C sous formes régulières, encapsulées dans des liposomes et liposolubles

Lysine et proline - Vitamine D3 - Vitamine K2 - Glycinate de magnésium - Acides gras oméga-3 - tocophérols mixtes - Bêta-carotène - Complexe B complet

Selon le Dr Greger

D'après le livre du Dr Greger et son équipe de bénévoles "Mieux manger peut vous sauver la vie", Les 1500 références qu'ils citent se trouvent dans un fichier séparé, trop long pour être intégré au livre lui-même, déjà volumineux.

Les phytates

La clé contre le cancer colorectal semble être les fibres. En Ouganda, qui avait le taux le plus faible enregistré, le chirurgien Denis Burkitt, y a passé 24 ans à travailler dans différents hôpitaux, sans jamais avoir eu à traiter un seul cas de cancer du côlon. Après toutes ces recherches il a conclu que c'était la quantité de fibres qui faisait la différence, les Ougandais se nourrissant essentiellement d'aliments végétaux complets. [30,31,32,33]

Mais au niveau mondial, la recherche a montré que cela ne dépendait pas de la quantité de fibres ingérée, mais peut-être des phytates, présents dans les graines des plantes, donc dans les céréales complètes, les haricots, les noix et les graines. [34,35,36] Les phytates éliminent l'excès de fer dans l'organisme, évitant ainsi la génération de radicaux libres nocifs. [36]

La viande contient un type de fer très associé au cancer du côlon, ce qui la rendrait doublement néfaste. [37] Attention, les aliments végétaux raffinés, non complets, ne contiennent pas de phytates.

Les phytates ont récemment été démontrés comme facilitant l'absorption de minéraux, on pensait le contraire jusqu'alors, et donc les personnes qui consomment le plus d'aliments riches en phytates présentent une meilleure densité osseuse et moins de fracture de la hanche. Ils agissent comme les médicaments anti-ostéoporose, mais sans les effets secondaires parfois catastrophiques. [41,42,43,44]

L'exercice physique

Le squelette offre une structure solide pour maintenir et utiliser notre corps, et comme tout système biologique, s'il n'est pas utilisé il se transforme. Comme l'ont démontré les astronautes, lorsque le squelette n'est plus sollicité par la gravité terrestre et le besoin de mouvoir le corps, il se décompose. Les astronautes sont obligés de faire 1 ou 2 heures d'exercice physique quotidien, attachés de façon à simuler au mieux un effet de gravité, pour que les os restent solides. Pour la densité et la solidité des os, nous avons besoin de les stimuler, ce qui se produit lorsqu'on active les muscles qui y sont attachés.

D'autre part les os sont composés de collagène et servent aussi de réserve de minéraux. Le va-et-vient des minéraux des os est constant, ce ne sont pas des structures fixes.

Pour des os en bonne santé il faut donc s'assurer de fournir au corps les éléments qui les composent, les minéraux, calcium, magnésium et autres, ainsi que les éléments qui vont constituer le collagène, la vitamine C, la lysine, la proline, et autres, mais il faut surtout continuer à les solliciter au quotidien, en marchant, courant et sautant, ou en faisant toutes sortes d'autres sports. La sédentarité amène à la perte osseuse du corps, et à sa fragilisation au fil des années.

Une alimentation riche en protéines animales, viandes, produits laitiers, et autres produits acidifiants, comme les sucres raffinés ou le CO2 des boissons gazeuses et de la cigarette, va contribuer à consommer la réserve minérale des os, pour neutraliser les acides produits lors de la neutralisation de ces produits acidifiants. Alors qu'une alimentation riche en végétaux, qui ont pour la plupart un effet alcalinisant, et non acidifiant, de par leurs fortes teneurs en minéraux et oligoéléments, comme dans le régime Méditerranéen, est nécessaire, en plus de l'exercice physique régulier, pour maintenir des os solides. L'exposition au soleil ou la supplémentation en vitamine D, par exemple durant l'hiver, semble aussi nécessaire. Pratiquer des activités physiques en extérieur semble donc idéal.

Une étude pour l'exemple, mais il en existe un très grand nombre qui confirment ces principes :

Greater fruit intake was associated with better bone mineral status among Chinese elderly men and women, 2015
https://www.ncbi.nlm.nih.gov/pubmed/25523283/

Titre traduit : Une plus grande consommation de fruits était associée à un meilleur statut minéral osseux chez les hommes et les femmes âgés chinois.

OBJECTIFS : Bien que des études menées auprès de populations blanches aient signalé les effets bénéfiques des apports de fruits et légumes (F&V) sur la masse osseuse, des données limitées sont disponibles chez les Asiatiques, en particulier chez les personnes âgées. Nous avons examiné l'association des apports en fruits et légumes et le statut minéral osseux chez les personnes âgées chinoises et exploré les mécanismes potentiels.

CONCEPTION, CADRE ET PARTICIPANTS : C'était une étude transversale menée auprès de 4 000 hommes et femmes chinois de Hong Kong âgés de 65 ans et plus.

CONCLUSIONS : Une plus grande consommation de fruits était indépendamment associée à un meilleur statut minéral osseux chez les hommes et les femmes âgés chinois. L'association est probablement modifiée par la vitamine C alimentaire.

Partie 3 - Vitamine C et collagène

L'importance du collagène

On entend souvent dire que notre corps est fait de 70% d'eau environ, ce qui est vrai, mais on ne nous dit pas ce qui maintient cette eau en place, et qui nous différencie d'une flaque d'eau ? C'est une sorte de colle, comme de la gélatine ou de l'agar-agar, qui agglomère et maintient en forme nos molécules d'eau, ainsi que tous les autres éléments qui nous composent, macro et micronutriments baignant dans cette eau, c'est le collagène !

Le collagène est partout, ou presque, dans notre corps et nos organes, et c'est ce qui maintient la forme de nos tissus, c'est le gélifiant qui nous permet de fonctionner. De notre peau aux parois de nos veines, en passant par la matrice extracellulaire et les fascias qui enveloppent nos muscles, le collagène sous ses différentes formes, est fondamental pour notre corps physique. Il est présent dans nos os, nos cartilages, nos dents, notre peau, nos tissus et dans les parois de notre système vasculaire ... et il nécessite la présence de certains composés pour être fabriqué, et donc renouvelé par nos cellules.

Le collagène constitue cette matière première permettant la production de gélatine. C'est environ 5 % de notre masse, soit presque 4 kilos de collagène pour une personne pesant 75 kg.

"Il s'agit de la protéine la plus abondante du règne animal, représentant le quart de la masse protéique des mammifères puisque présent dans les os, le cartilage, l'interstitium pulmonaire, les muscles ainsi que les parois des vaisseaux. Il est sécrété par les cellules des tissus conjonctifs." - de Wikipédia

Eh oui, savoir que notre corps est fait majoritairement d'eau c'est bien, mais sans collagène nous ne ressemblerions à rien d'autre qu'à une masse liquide informe !

Le terme collagène signifie « producteur de colle » (le nom vient du mot grec kolla signifiant « colle »).

Or, la vitamine C est nécessaire à la fabrication du collagène par notre corps, ainsi que la proline et la lysine.

"En fait, deux enzymes catalysent cette réaction. Ce sont respectivement la prolyl-hydroxylase et la lysine-hydroxylase. **Toutes deux ne peuvent agir qu'en présence d'ascorbate (ou vitamine C).** Une carence sévère en ascorbate est à l'origine du scorbut, une maladie due à un défaut de fabrication du collagène, lequel se traduit par une fragilisation des tissus." – de Wikipédia

Pas de vitamine C = pas de collagène = pas de maintien des tissus organiques = dégradation lente et inévitable de nos organes vitaux.

Non, la vitamine C n'est pas uniquement un supplément alimentaire à prendre au début de l'hiver pour renforcer notre système immunitaire, la vitamine C est un pilier de notre constitution, puisqu'elle est nécessaire à la fabrication du collagène, le mortier de nos tissus et organes.

Nous verrons dans un autre chapitre que le double Prix Nobel, le Professeur Linus Pauling, et le Docteur Matthias Rath, avaient réalisé cela, et que ce dernier, toujours bien vivant, prône depuis le siècle dernier la prise quotidienne de vitamine C, de Proline et de Lysine, pour prévenir et inverser les maladies cardiovasculaires, les cancers et de nombreuses autres maladies, par la production et le renouvellement du collagène, notamment de type 3, celui qui structure les parois de nos artères et vaisseaux sanguins. C'est une méthode simple, efficace et bon marché, qui redonne une bonne santé du corps humain !

La plupart de nos problèmes cardiovasculaires, et donc aussi tous les problèmes au niveau des organes qui se trouvent mal alimentés lors de la dégradation de ce système circulatoire du sang, sont évités ou réparés, par la fourniture du collagène qui les structure. Ce manque de renouvellement du collagène est en fait le début du développement du scorbut, qui uniquement dans sa phase finale donne la mort par effondrement complet des tissus organiques, quand ils finissent en craquant par manque absolu de collagène.

Encore pour illustrer à quel point le collagène de type 1 est important pour notre structure corporelle, voici une citation venant de Wikipédia : "Le collagène de type 1 constitue la trame de l'os (à comparer aux armatures du béton armé), et plus généralement des tissus conjonctifs banals. Il se trouve dans les os, la peau, les tendons, la cornée et les organes internes."

J'espère que l'importance du collagène est maintenant plus claire pour vous, le collagène de type 1 est ce qui maintient les structures principales de notre corps. La structure interne que sont les os, et la structure externe qu'est la peau. Les parois de notre système cardiovasculaire utilisent le collagène de type 3.

Le collagène n'est pas présent dans la cellule elle-même ; il est synthétisé à partir du procollagène, son précurseur présent dans les cellules. Contrairement à l'élastine présente aussi dans les tissus conjonctifs, le collagène est inextensible et résiste bien à la traction.

Les principaux types de collagène :

Il y a plusieurs types de collagène dans notre corps, suivant les différentes qualités mécaniques nécessaires à chaque type de tissu biologique, mais 90% est sous la forme dites “collagène de type 1 (I)”

Le collagène de type I intervient dans la formation de la peau, des tendons, des os et de la cornée. C’est 90% du collagène présent chez les vertébrés. (COL1A1 et COL1A2)

Le collagène de type II est présent dans le cartilage, et notamment du disque intervertébral et dans le corps vitré de l’œil. (COL2A1)

Le collagène de type III se retrouve au niveau du système cardiovasculaire. Et dans les muscles squelettiques. (COL3A1)

Les nombreuses autres formes du collagène ne sont pas toutes étudiées précisément, et sont souvent associées avec une des trois formes principales ci-dessus.

Où se trouve le collagène exactement ?

. **Dans les parois de notre système vasculaire ;** Ce qui est finalement l’élément le plus important, puisque sans vaisseaux sanguins fonctionnant aucune cellule ne pourrait vivre, et donc nos organes vitaux s’arrêteraient.

. **Dans la peau ;** Cet organe composé de plusieurs couches de tissus, est notre première barrière de protection. C’est notre organe le plus étendu et le plus lourd, pesant environ 4 kg chez l’adulte moyen, pour une surface 2 m2. Ici aussi il a un rôle structural, il maintient la peau ferme et tendue.

“Au cours de la vie, les propriétés physiques des couches de la peau et son aspect se modifient. L’épiderme s’amincit et devient plus fragile. Sous l’effet de la disparition progressive du collagène et de l’élastine, le derme se relâche et se parcheminé et se plisse, formant les premières rides qui apparaissent vers 30 ans.” - Wikipédia

. **Dans les os ;** Ici encore, le collagène est la matière, la colle qui assemble et maintient les autres molécules en forme et donne la rigidité osseuse.

“L’os est un tissu conjonctif spécialisé. Il est constitué d’une matrice extracellulaire et de cellules. La matrice extracellulaire a 3 composantes : la substance fondamentale, les fibres et les glycoprotéines structurales.

La matrice minérale représente environ 70 % du poids de l’os sec. Parmi les sels minéraux on trouve des cristaux qui suivent les fibres de collagène, des carbonates de calcium, des phosphates de magnésium. La matrice organique est faite essentiellement de collagène sous forme de larges fibres agencées en lamelles. Les fibres sont principalement des fibres de collagène de type I (80 %) et

XII, son collagène associé. On ne trouve jamais de collagène de type II qui est rencontré uniquement dans le cartilage." – Wikipédia.

. **Dans les fascias, tendons et ligaments ;** ces membranes faites de fibres de collagène plus ou moins denses, qui maintiennent en place tous les éléments de notre corps. Peu de gens connaissent ce mot, et pourtant c'est un des composants les plus importants pour la consistance, la forme, le mouvement et l'assemblage de notre corps !

"Un fascia est une membrane fibro-élastique qui recouvre ou enveloppe une structure anatomique. Il est composé de tissu conjonctif très riche en fibres de collagène. Les fascias sont connus pour être des structures passives de transmission des contraintes générées par l'activité musculaire ou des forces extérieures au corps." – Wikipédia

Le fascia est défini comme le composant tissulaire mou du système tissulaire conjonctif qui imprègne le corps humain. Il comprend les aponévroses, les ligaments, les tendons, le rétinaculum (présent dans les ganglions lymphatiques, la rate, la moelle osseuse, le foie et les reins), les capsules articulaires, les membranes vasculaires, les membranes organiques, les méninges, le périoste, les fibres intra et intermusculaires du myofascia.

Le collagène et sa vitamine C

Extraits d'un article de :

https://tresbonnesante.fr/produits/collagene-vitamine-c/

La vitamine C est nécessaire pour fabriquer le collagène, ce qui lui donne une importance majeure dans le maintien et la réparation de notre corps. Il donne à la peau sa force et sa structure, et joue un rôle dans le remplacement des cellules de peau mortes. Dans la couche du milieu de la peau – le derme – le collagène aide à former un réseau fibreux, sur lequel les nouvelles cellules peuvent croître. Du collagène fait aussi fonction de revêtement protecteur pour les organes délicats du corps, comme les reins.

Après l'exercice physique nos tissus musculaires réparent les nombreuses lésions microscopiques causées dans le muscle, le faisant ainsi grossir. Bien que la croissance musculaire réponde relativement rapidement à l'exercice, la construction des tissus conjonctifs, et en particulier le collagène, est relativement lent. De plus, la production de collagène décline naturellement avec l'âge, réduisant ainsi l'intégrité structurelle de la peau, causant ainsi son affaissement, et la formation de lignes et de rides, ainsi que l'affaiblissement du cartilage dans les articulations.

Le collagène est sécrété par une variété de cellules différentes, mais principalement par celles du tissu conjonctif. Durant sa jeunesse, le corps produit en permanence du collagène, mais cette synthèse commence à décliner aux environs de l'âge de 40 ans, avec une réduction dramatique de sa fabrication chez les femmes après la ménopause. A l'âge de 60 ans il y a typiquement un déclin considérable dans la production de collagène.

Les bénéfices du collagène :

- Il améliore la santé de la peau et des cheveux
- Il réduit les douleurs et la dégénérescence des joints
- Il aide à guérir les intestins trop perméables
- Il renforce le métabolisme, la masse musculaire et la production d'énergie
- Il renforce les ongles, les cheveux et les dents
- Il améliore la santé du foie
- Il protège le système cardiovasculaire

L'importance de la vitamine C :

« Nous avons trouvé des raisons montrant pourquoi nous devons prendre de plus grandes quantités de vitamine C pour rester en bonne santé, plus de vitamine C que celle qui est présente dans les plantes que nous utilisons comme nourriture... il a récemment été montré par Myllyla et collègues qu'une molécule de vitamine C est détruite pour chaque H (atome d'hydrogène) remplacé par OH (pendant la formation de collagène) ... La vitamine C, dans la réaction critique qui assemble le collagène dans les tissus, ne sert pas simplement comme un catalyseur mais est aussi détruite. » Linus Pauling, Prix Nobel.

Le fait que la vitamine C est impliquée dans presque toutes les étapes de la production de collagène démontre l'importance de l'apport adéquat de vitamine C dans notre alimentation.

Le manque de vitamine C provoque le scorbut. Cela était commun chez les marins il y a de nombreuses années, et il a été constaté qu'ils pouvaient être nourris de citrons verts pour prévenir cette maladie. Ceux qui ont le scorbut ont une production de collagène insuffisante et leur corps se décompose : des vaisseaux sanguins aux os, aux articulations, à la peau et finalement le système immunitaire et leur cœur. S'ils ne sont pas traités avec de la vitamine C, ils peuvent éventuellement en mourir.

La vitamine C maintient la solidité des vaisseaux sanguins, et en conséquence, les vaisseaux sanguins forts sont moins sujets aux contraintes mécaniques, et ainsi ne nécessitent pas de dépôts de plaque lipidiques pour les consolider. Lorsque l'apport alimentaire en vitamine C est faible, la production de collagène est limitée, et les artères deviennent plus minces et plus faibles à l'usure. Un faible apport en vitamine C entraîne une augmentation des niveaux de Lp (a) dans le sang et la formation de plaques pour renforcer ces vaisseaux sanguins fissurés.

L'analogie du Dr Rath pour la plaque artérielle est qu'il s'agit d'un « plâtre » naturel pour les artères. Le Pr Pauling croyait, et sa conviction est soutenue par un brevet aux Etats-Unis, que de grandes doses (mégadoses) de vitamine C et de lysine prises par voie orale peuvent prévenir et même dissoudre la plaque athéroscléreuse existante.

La Fondation pour La Vitamine C (Vitamin C Foundation) affirme que le manque de collagène provoque la rupture des vaisseaux sanguins, aboutissant à une hémorragie. Selon la théorie unifiée de Rath et Pauling, la cause fondamentale des maladies cardiaques est la carence en vitamine C, qui limite la production de collagène. La "thérapie Pauling" pour cette condition est d'ingérer de grandes doses de trois substances : la vitamine C, la lysine et la proline.

L'étude récente de l'USC qui a créé une telle tempête de feu fournit en fait des preuves importantes à l'appui de la Théorie Unifiée du Pr Pauling / Dr Rath. La conclusion de l'USC est convaincante, presque hors de tout doute raisonnable, qui dit que les personnes âgées ne peuvent pas obtenir la vitamine C dont elles ont besoin sans compléter leur régime alimentaire.

Alors qu'il est connu depuis plus d'un demi-siècle que cette vitamine C est essentielle à la fabrication du collagène, le processus est seulement maintenant soumis à enquête. Il apparaît que la vitamine C est impliquée à chaque étape. Nous avons trouvé les deux grandes raisons pour lesquelles nous avons besoin, pour être en bonne santé, de beaucoup plus de vitamine C que ce qui est présent dans les aliments que nous utilisons comme nourriture.

Premièrement, il y a le besoin continu du corps pour synthétiser de grandes quantités de collagène, pour la croissance et pour le remplacement du collagène dégradé par le fonctionnement quotidien du corps. Deuxièmement, la vitamine C, dans les réactions essentielles qui fabriquent le collagène dans les tissus, n'est pas seulement utilisée comme catalyseur, mais y est détruite. [1]

Faits importants sur le besoin en vitamine C :

- Nous ne synthétisons pas (ne produisons pas) notre propre vitamine C.
- Nous devons obtenir la vitamine C par notre alimentation et / ou de suppléments.
- La vitamine C est essentielle pour la production de collagène.
- La vitamine C est détruite pendant le processus de fabrication du collagène.

Collagène et sport :

Une étude faite en Australie a montré que la prise de vitamine C avant des exercices physiques intermittents augmente la synthèse de collagène. [2] Les blessures musculosquelettiques sont la plus commune source de plainte chez les populations actives. Plus de 50% de toutes les blessures sportives peuvent être classées comme entorses, foulures, ruptures, ou déchirures de tissu musculosquelettique. Les interventions nutritionnelles et / ou physiques en vue de l'augmentation de la synthèse de collagène, et le renforcement de ces tissus pourraient avoir un important effet sur le taux de blessure.

Conclusion :

Il est important de noter qu'il existe de nombreux facteurs qui soutiennent la formation et l'utilisation du collagène dans le corps – comme la vitamine C, la lysine, la proline, le manganèse, le cuivre et les aliments riches en anthocyanes (comme les cerises et mûres). Afin que le collagène soit activé dans le corps, prenez toujours vos suppléments avec une source d'acides aminés et de vitamine C, ou assurez-vous que votre supplément contient déjà ces nutriments activateurs pour en assurer l'absorption et l'utilité, comme avec les poudres de type "Thérapie Pauling" vendues aux USA.

En outre, alors que de nombreuses crèmes et poudres prétendent revitaliser la peau en ajoutant du collagène, les molécules dans ces produits sont généralement trop grandes pour que votre peau puisse les absorber.

Grâce aux acides aminés lysine et proline et aux suppléments de vitamine C, vous améliorerez votre corps de l'intérieur et en dehors. En d'autres termes, vous pouvez économiser votre argent quand il s'agit de badigeonner le collagène directement sur votre peau et à la place acheter de la vitamine C qui aide à la production interne de collagène et à de nombreux autres avantages pour la santé.

Références

[1] Linus Pauling, How to Live Longer and Feel Better (1986) Pages 89-91

[2] https://www.ncbi.nlm.nih.gov/pubmed/27852613

[3] http://lpi.oregonstate.edu/mic/vitamins/vitamin-C

La vitamine C

Introduction

Selon de nombreux docteurs et cliniciens, la vitamine C est le principal complément alimentaire à prendre tous les jours, du fait de ses nombreuses fonctions vitales dans l'organisme. C'est un antioxydant qui va nous donner des électrons pour neutraliser un grand nombre de molécules toxiques et de microbes nocifs. Elle stimule aussi la production de globules blancs et de globules rouges, elle renforce donc notre système immunitaire et le transport d'oxygène. Mais surtout, elle est nécessaire pour fabriquer le collagène qui est à la base de la solidité de la structure de tout notre corps. Sans collagène, le corps humain ne tiendrait pas debout, et nous ressemblerions plus à une flaque d'eau qu'à autre chose !

La vitamine C est hydrosoluble sensible à la chaleur et à la lumière, donc détruite par la cuisson des aliments qui la contiennent, surtout les fruits et légumes. Elle est présente en petites quantités dans certains organes des animaux, comme le cerveau ou le foie, ce qui permet aux esquimaux de ne pas mourir du scorbut durant l'hiver, puisqu'ils ont pour habitude de manger ces organes crus ou presque, et directement après la mort de l'animal, et ils arrivent à couvrir leurs besoins minimaux de quelques dizaines de milligrammes de vitamine C par jour.

Chimiquement, c'est l'acide L-ascorbique. C'est son "ascorbate" qui agit et est nécessaire pour les fonctions organiques. Les promoteurs des vitamines C dites "naturelles", comprenant tout un ensemble de molécules en plus de cet ascorbate, nous mentent. C'est la molécule d'ascorbate seule qui est cruciale dans toutes ces réactions, comme la création de collagène.

Les autres éléments qui y sont attachés dans les fruits par exemple, comme des polyphénols et autres antioxydants, sont certes bénéfiques, mais pas nécessaires pour ces fonctions vitales de la vitamine C, comme son rôle de renforcement du système immunitaire et de fabrication du collagène.

Ce qui est important pour l'organisme c'est la quantité utile d'ascorbate qu'on va lui fournir. En prenant par exemple 1 000 mg (soit 1 g) d'acide ascorbique pur, on aura 10 fois plus de molécules d'ascorbate actives, qu'en prenant 1 000 mg d'acérola qui ne contient que 10% d'acide ascorbique, mais plein d'autres éléments inutiles à ces fonctions vitales de la vitamine C. Pour un effet équivalent à 1 000 mg d'acide ascorbique, il faudrait donc prendre 10 grammes d'acérola !

On essaye peut-être de nous éloigner de la molécule essentielle, l'ascorbate, en nous proposant des produits dits "naturels" mais qui en contiennent 10 fois moins, et qui sont donc 10 fois moins utiles à notre corps, pour ces fonctions essentielles. Alors informons nous et restons vigilants. Ce marketing des vitamines C "naturelles" est arrivé récemment, alors que les effets de l'acide ascorbique seul, et donc de synthèse, sont vérifiés depuis presque un siècle, depuis sa première synthèse en 1933. Walter Norman Haworth reçut d'ailleurs le prix Nobel de chimie en 1937 pour cette découverte.

La vitamine C est un cofacteur enzymatique impliqué dans un grand nombre de réponses physiologiques. Elle est nécessaire dans la synthèse du collagène, de la carnitine, des globules rouges et blancs, et contribue donc au bon fonctionnement du système immunitaire, mais elle est aussi nécessaire pour la fabrication de certains neuropeptides, et dans la régulation de l'expression de nos gènes.

La vitamine C est le principal antioxydant dans le plasma et les tissus, soluble dans l'eau et non enzymatique. Même en petites quantités, la vitamine C peut protéger des molécules indispensables dans le corps, telles que les protéines, les lipides (graisses), les glucides et les acides nucléiques (ADN et ARN), des dommages causés par les radicaux libres et les espèces réactives de l'oxygène (ROS), qui sont générés durant le métabolisme normal, par des cellules immunitaires actives et par l'exposition à des toxines et à des polluants (par exemple, certains médicaments de chimiothérapie et la fumée de cigarette). La vitamine C est aussi connue pour régénérer la vitamine E à partir de sa forme oxydée. La vitamine C aide les fonctions d'oxydases mixtes dans la synthèse de plusieurs biomolécules essentielles.

Les symptômes d'une carence en vitamine C, tels qu'une cicatrisation médiocre des plaies et une léthargie, résultent probablement de la déficience de ces réactions enzymatiques dépendantes de la vitamine C, conduisant à une synthèse insuffisante de collagène, de carnitine et de catécholamines. De plus, plusieurs dioxygénases impliquées dans la régulation de l'expression des gènes et le maintien de l'intégrité du génome nécessitent de la vitamine C en tant que cofacteur.

Elle joue également un rôle dans le métabolisme du fer en tant que promoteur de l'absorption / digestion ; son utilisation n'est pas recommandée chez les patients atteints de surcharge en fer, notamment d'hémochromatose.

Alors que la plupart des mammifères sont capables de la synthétiser dans leur foie, la majorité des primates (y compris les humains), les cobayes, certains oiseaux et les poissons ne peuvent pas. C'est le résultat d'une mutation génétique qui se serait produite il y a des milliers ou des millions d'années, bloquant la conversion du glucose en acide ascorbique. Étant dépourvus de cette capacité de synthèse de la vitamine C, nous devons donc l'ajouter à notre régime alimentaire.

Les lignes directrices européennes recommandent un apport quotidien minuscule de 75 mg pour les femmes et 90 mg pour les hommes pour prévenir le scorbut, mais beaucoup de gens plus exposés aux effets nocifs des oxydants, comme les fumeurs, ont un besoin accru de vitamine C.

Mais de nombreux scientifiques et médecins, comme Linus Pauling (double lauréat du prix Nobel), estiment que l'apport recommandé de vitamine C devrait être d'au moins plusieurs grammes par jour, de 6 à 18 grammes par jour pour Linus Pauling (6.000 mg à 18.000 mg), soit environ 1 gramme (1000 mg) pour 12 kg de poids corporel.

Les partisans historiques du mégadosage de la vitamine C incluent Linus Pauling , qui a remporté le prix Nobel de chimie en 1954. Pauling a fait valoir que parce que les humains n'ont pas une forme fonctionnelle de L-gulonolactone oxydase, une enzyme nécessaire pour fabriquer de la vitamine C qui est fonctionnelle chez la plupart des autres mammifères, plantes, insectes et autres formes de vie, les humains ont développé un certain nombre d'adaptations pour faire face à la carence relative. Ces adaptations, a-t-il soutenu, ont finalement raccourci la durée de vie, mais pourraient être inversées ou atténuées en complétant les humains avec la quantité hypothétique de vitamine C qui aurait été produite dans le corps si l'enzyme fonctionnait.

Les mégadoses de vitamine C sont revendiquées par les défenseurs des médecines alternatives, dont Matthias Rath et Patrick Holford, comme ayant des effets préventifs et curatifs sur de nombreuses maladies

La vitamine C est nécessaire à la fabrication de collagène, ce qui lui donne une grande importance dans le maintien et la réparation de notre corps.

"Nous avons trouvé des raisons pour lesquelles nous avons besoin de prendre de plus grandes quantités de vitamine C pour rester en bonne santé, plus de vitamine C que ce qui est présent dans les plantes que nous utilisons pour nous nourrir ... il a été récemment montré par Myllyla et ses collègues que la molécule de vitamine C est détruite pour tout H (atome d'hydrogène) substitué en OH (lors de la formation du collagène). La vitamine C dans cette réaction critique, l'assemblage de collagène dans les tissus, ne sert pas simplement comme un catalyseur, mais est également détruit." (Linus Pauling, double prix Nobel.)

Le fait que la vitamine C soit impliquée dans presque tous les stades de la production de collagène démontre son importance dans notre alimentation. Lorsque l'apport alimentaire en vitamine C est faible, la production de collagène est limitée et les artères deviennent plus minces et plus faibles. Une faible consommation de vitamine C conduit à des niveaux accrus de Lp (a) et la formation de plaques pour renforcer les vaisseaux sanguins craquelés. La thérapie du Dr Rath et du Pr Pauling pour cette pathologie est d'ingérer de grandes doses de 3 substances nécessaires pour fabriquer le collagène : la vitamine C, la lysine et la proline.

Différentes formes de vitamine C

Du site internet du Dr Levy https://www.peakenergy.com

Les ascorbates minéraux les plus couramment utilisés dans la supplémentation en vitamine C sont les suivants :

Ascorbate de sodium, Ascorbate de calcium, Ascorbate de magnésium, Ascorbate de potassium, Ascorbate de manganèse, Ascorbate de zinc, Ascorbate de molybdène, Ascorbate de chrome

La biodisponibilité des différentes formes de vitamine C (acide ascorbique)

Il est possible de trouver de la vitamine C sous de nombreuses formes différentes avec de nombreuses allégations concernant son efficacité ou sa biodisponibilité. La biodisponibilité fait référence au degré auquel un nutriment (ou médicament) devient disponible pour le tissu cible après son administration. Nous avons examiné la littérature pour les résultats de la recherche scientifique sur la biodisponibilité de différentes formes de vitamine C.

Acide ascorbique naturel ou synthétique

L'acide L-ascorbique naturel et synthétique est chimiquement identique, et il n'y a pas de différences connues dans leur activité biologique. La possibilité que la biodisponibilité de l'acide L-ascorbique d'origine naturelle puisse différer de celle de l'acide ascorbique synthétique a été étudiée dans au moins deux études chez l'homme, et aucune différence cliniquement significative n'a été observée.

L'absorption gastro-intestinale de l'acide ascorbique se produit par un processus de transport actif, ainsi que par diffusion passive. À de faibles concentrations gastro-intestinales d'acide ascorbique, le transport actif prédomine, tandis qu'à des concentrations gastro-intestinales élevées, le transport actif devient saturé, ne laissant qu'une diffusion passive. En théorie, le ralentissement du taux de vidange gastrique (par exemple, en prenant de l'acide ascorbique avec de la nourriture ou en prenant une forme d'acide ascorbique à libération lente) devrait augmenter son absorption.

Lorsque des sels minéraux d'acide ascorbique sont pris, l'acide ascorbique et le minéral semblent être bien absorbés, il est donc important de considérer la dose du minéral accompagnant l'acide ascorbique lors de la prise de fortes doses d'ascorbates minéraux.

Ascorbate de sodium : 1000 mg d'ascorbate de sodium contient généralement 111 mg de sodium.

Ascorbate de potassium : L'ascorbate de potassium du commerce contient 0,175 gramme (175 mg) de potassium par 1 000 mg d'ascorbate.

Ascorbate de magnésium : L'apport nutritionnel recommandé (AJR) pour le magnésium est de 400-420 mg / jour pour les hommes adultes et de 310-320 mg / jour pour les femmes adultes.

Ascorbate de calcium : Le calcium est dangereux à hautes doses, donc l'ascorbate de calcium qui fournit généralement 90 à 110 mg de calcium pour 1 000 mg d'ascorbate de calcium, n'est pas recommandé pour les prises de mégadoses.

Le calcium sous cette forme semble être raisonnablement bien absorbé. L'apport alimentaire recommandé en calcium pour les adultes est de 1 000 à 1 200 mg / jour. L'apport total en calcium ne doit pas dépasser l'UL, qui est de 2500 mg / jour pour les adultes âgés de 19 à 50 ans et de 2000 mg / jour pour les adultes de plus de 50 ans

Pour les formes suivantes, la dose maximale journalière du minéral associé étant très faible, ces combinaisons d'ascorbate de sont pas utilisables pour la supplémentation avec des grosses doses :

Ascorbate de zinc - Ascorbate de molybdène - Ascorbate de chrome - Ascorbate de manganèse

Vitamine C avec bio flavonoïdes

Les fruits et légumes riches en vitamine C, en particulier les agrumes, sont souvent aussi de riches sources de flavonoïdes. L'effet des bio flavonoïdes sur la biodisponibilité de l'acide ascorbique a été récemment examiné. Les résultats des 10 études cliniques comparant l'absorption de la vitamine C seule ou de la vitamine C dans les aliments contenant des flavonoïdes n'ont montré aucune différence appréciable dans la biodisponibilité de l'acide ascorbique.

Vitamine C dites Ester-C®

Ester-C® contient principalement de l'ascorbate de calcium, mais contient également de petites quantités de métabolites de vitamine C. Une petite étude publiée sur la biodisponibilité de la vitamine C chez huit femmes et un homme n'a trouvé aucune différence entre l'Ester-C® et les comprimés d'acide ascorbique disponibles dans le commerce en ce qui concerne l'absorption et l'excrétion urinaire de la vitamine C. Ester-C® ne doit pas être confondu avec le palmitate d'ascorbyle, qui est également commercialisé comme "ester de vitamine C" (voir ci-dessous).

Palmitate d'ascorbyle

Le palmitate d'ascorbyle est un antioxydant liposoluble utilisé pour augmenter la durée de conservation des huiles végétales et des croustilles. Il s'agit d'une molécule amphipathique, ce qui signifie qu'une extrémité est soluble dans l'eau et l'autre extrémité est soluble dans les graisses. Cette double solubilité lui permet d'être incorporé dans les membranes cellulaires. Lorsqu'il est incorporé dans les membranes cellulaires des globules rouges humains, le palmitate d'ascorbyle s'est révélé les protéger des dommages oxydatifs et protéger l'α-tocophérol (un antioxydant liposoluble) de l'oxydation par les radicaux libres. Cependant, les effets protecteurs du palmitate d'ascorbyle sur les membranes cellulaires n'ont été démontrés que dans le tube à essai. La prise orale de palmitate d'ascorbyle n'entraîne probablement pas d'incorporation significative dans les membranes cellulaires car la majeure partie semble hydrolysée (séparée en palmitate et acide ascorbique) dans le tube digestif humain avant d'être absorbée.

Acide D-isoascorbique (acide érythorbique)

L'acide érythorbique est un isomère de l'acide ascorbique. Les isomères sont des composés qui ont les mêmes types et nombres d'atomes, mais des arrangements moléculaires différents. La différence d'arrangement moléculaire entre les isomères peut entraîner des propriétés chimiques différentes. L'acide érythorbique est utilisé aux États-Unis comme additif alimentaire antioxydant et est généralement reconnu comme sûr. Contrairement à l'acide ascorbique, l'acide érythorbique ne semble pas exercer d'activité de vitamine C, par exemple, il n'a pas empêché le scorbut chez les cobayes (l'une des rares espèces animales autres que l'homme qui ne synthétise pas l'acide ascorbique).

Vitamine C liposomale

Une autre formulation de vitamine C, la vitamine C encapsulée dans les liposomes (par exemple, la vitamine C Lypo-sphérique ™) est maintenant disponible dans le commerce. Un rapport a suggéré que la vitamine C encapsulée dans les liposomes pourrait être mieux absorbée que la vitamine sous une forme non encapsulée. Des études pharmacocinétiques à grande échelle sont nécessaires pour déterminer comment la biodisponibilité de ces formulations de vitamine C se compare à celle de l'acide ascorbique.

Une étude de 2013 sur le sujet de la comparaison des formes de vitamines C :

Synthetic or Food-Derived Vitamin C—Are They Equally Bioavailable? https://www.ncbi.nlm.nih.gov/pmc/articles/PMC3847730/?report=classic

Titre traduit : Vitamine C synthétique ou d'origine alimentaire - sont-elles également biodisponibles ?

Résumé : La vitamine C (ascorbate) est un micronutriment hydrosoluble essentiel chez l'homme et est obtenue par l'alimentation, principalement à partir de fruits et légumes. In vivo, la vitamine C agit comme cofacteur pour de nombreuses enzymes biosynthétiques nécessaires à la synthèse des macromolécules, neurotransmetteurs et hormones neuropeptidiques dérivés des acides aminés, et est également un cofacteur pour diverses hydroxylases impliquées dans la régulation de la transcription des gènes et de l'épigénétique. La vitamine C a été synthétisée chimiquement pour la première fois au début des années 1930 et depuis lors, les chercheurs ont étudié la biodisponibilité comparative de la vitamine C synthétique par rapport à la vitamine C d'origine naturelle. Bien que la vitamine C synthétique et d'origine alimentaire soit chimiquement identique, les fruits et légumes sont riches en de nombreux nutriments et composés phytochimiques qui peuvent influencer sa biodisponibilité. Les interactions physiologiques de la vitamine C avec divers bioflavonoïdes ont été les plus étudiées à ce jour.

Toutes les études comparatives de biodisponibilité à l'état d'équilibre chez l'homme n'ont montré aucune différence entre la vitamine C synthétique et la vitamine C naturelle, quelle que soit la population du sujet, le plan d'étude ou l'intervention utilisée.

Contre le vieillissement

Une étude scientifique parmi de nombreuses, montre que la vitamine C présente dans les cellules ralentit leur vieillissement.

Traduction du résumé de l'étude : Le raccourcissement des télomères dû au vieillissement est ralenti par l'enrichissement intracellulaire en vitamine C, par la suppression du stress oxydatif. Dans cette étude sur les cellules vasculaires humaines, ces cellules qui tapissent les parois de nos veines et artères, ils ont réussi à ralentir le raccourcissement des télomères de 52 à 62% !

Soit deux fois moins vite. Ils ont obtenu ces résultats en fournissant de l'acide ascorbique à ces cellules, offrant ainsi un allongement significatif de leur durée de vie, et retardant le gonflement des cellules, qui est un signe de vieillissement.

Age-dependent telomere shortening is slowed down by enrichment of intracellular vitamin C via suppression of oxidative stress. https://www.ncbi.nlm.nih.gov/pubmed/9747894

Titre traduit : Le raccourcissement des télomères dépendant de l'âge est ralenti par l'enrichissement de la vitamine C intracellulaire via la suppression du stress oxydatif.

Résumé : Les télomères dans les cellules somatiques eucaryotes sont soumis au raccourcissement dépendant de l'âge, qui n'a pas été mis en corrélation avec une lésion directe de l'ADN télomérique par des intermédiaires réactifs de l'oxygène (ROI); encore moins explicable est l'effet inhibiteur du piégeage du retour sur investissement sur le raccourcissement des télomères. Ici, nous avons réussi à ralentir artificiellement le raccourcissement des télomères dépendant de l'âge à 52-62% du contrôle non traité, dans les cellules endothéliales vasculaires humaines, par addition du type d'acide ascorbique (Asc) résistant à l'oxydation, Asc-2-O-phosphate (Asc2P), qui a atteint simultanément à la fois l'extension de la durée de vie cellulaire et la prévention de l'élargissement de la taille des cellules indiquant la sénescence cellulaire.

Les résultats sont attribuables à un enrichissement 3,9 fois plus marqué de l'Asc intracellulaire (Asc (in)) par l'ajout d'Asc2P, ensuite déphosphorylé avant ou pendant l'afflux transmembranaire, que par l'ajout d'Asc lui-même, et également attribué à la diminution du ROI intracellulaire à 53% du niveau de contrôle par Asc2P ; l'activité de la télomérase était à un niveau infime et a subi un déclin dépendant de l'âge, qui a été considérablement ralenti par Asc2P. Ainsi, le raccourcissement des télomères dépendant de l'âge peut être ralenti par la suppression du stress oxydant intracellulaire et / ou par la rétention de la télomérase, les deux étant obtenus par Asc (in) enrichi mais pas par Asc extracellulaire écrasante beaucoup plus abondante que Asc (in).

Contre les cancers

Voir le chapitre de ce livre dédié aux cancers

Contre les maladies cardiovasculaires

Voir le chapitre de ce livre dédié aux MCV

Vitamine C et cerveau

Voir le chapitre de ce livre dédié aux démences

Contre les radiations

Extraits autorisés d'un article du site SuperVitamineC.com

La vitamine C contre les radiations

Une autre performance extraordinaire de la vitamine C est de lutter contre le rayonnement nucléaire en protégeant notre ADN. C'est la catastrophe de Fukushima qui a confirmé cet effet protecteur. Selon le rapport scientifique du médecin et physicien Atsuo Yanagisawa (MD, Ph.D.) et de son équipe, il existe de nombreuses études scientifiques qui démontrent les effets positifs de la vitamine C contre les dommages aux cellules du corps par rayonnement, et il en cite quelques-uns dans ce document PDF en ligne [1].

Après 2 mois d'intervention avec des suppléments buccaux et des injections de vitamine C et d'antioxydants, les niveaux d'ADN libre étaient normaux et les taux de risque de cancer avaient beaucoup diminué. Un risque élevé de cancer par exposition au rayonnement peut être éliminé par administration orale d'antioxydants.

Voici les dosages recommandés par cet organisme de 400 Docteurs dont fait partie le Dr Yanagisawa, pour ceux qui ont eu une exposition à des radiations (page 18) :

– Vitamine C normale : 1-3 gramme x 3-4 fois par jour
– ou Vitamine C liposomique : 1-2 gramme x 2 fois par jour
– Acide Alpha-lipoïque : 100-300 mg x 2 fois par jour
– Sélénium : 50-200 microgramme x 2 fois par jour
– Vitamine E : 100-200 mg x 2 fois par jour avec en plus des multivitamines et multi-minéraux

En page 30 ils donnent les dosages qui ont été utilisés avec succès pour protéger les travailleurs qui sont allés réparer sur les lieux de la catastrophe de Fukushima :

(1) 25 grammes de vitamine C par intraveineuse avant de travailler sur le site nucléaire contaminé.

(2) Supplément oral quotidien au travail de :
Vitamine C liposomale 2 grammes x 3 fois par jour
Acide Alpha-lipoïque 300 mg x 2 fois par jour
Sélénium 200 micron gramme x 2 fois par jour
Vitamine E 200 mg x 2 fois par jour

Conclusion de l'étude (extraits traduits)

(2) Après 2 mois d'intervention avec les injections et suppléments oraux de vitamine C et d'antioxydants, les niveaux d'ADN libre étaient redevenus normaux et les taux de risque de cancer avaient beaucoup baissés.

(4) Les risques élevés de cancer par exposition aux radiations peuvent être éliminés par la prise orale d'antioxydants.

Seuls la vitamine C et les autres suppléments antioxydants peuvent sauver la vie des gens contre les effets des radiations. Le groupe de travail JCIT.

Le rapport cité ci-dessus en format PDF sur internet :

[1] – Effect of Vitamin C and anti-oxidative nutrition on radiation-induced gene expression in Fukushima nuclear plant workers http://www.doctoryourself.com/Radiation_VitC.pptx.pdf

Un article qui présente le rapport cité ci-dessus :

[2] – Vitamin C Prevents Radiation Damage – Nutritional Medicine in Japan http://orthomolecular.org/resources/omns/v08n06.shtml

Une des nombreuses études

Concernant la protection contre les radiations grâce à la vitamine C, ici contre l'Iode 131 :

[3] – Vitamin C as a Radioprotector Against Iodine-.131 In Vivo https://www.ncbi.nlm.nih.gov/pubmed/8455081

Titre traduit : La vitamine C comme radioprotecteur contre l'iode 131 in vivo.

Résumé : La capacité de la vitamine C (acide ascorbique) à atténuer les dommages causés par les radiations résultant du radionucléide 131I incorporé dans les tissus est examinée. Une radioprotection similaire a également été observée lorsque les animaux ont été maintenus à un régime enrichi avec 1% de vitamine C (en poids). Ces résultats suggèrent que la vitamine C pourrait jouer un rôle important en tant que radioprotecteur contre les expositions aux radiations accidentelles ou médicales, en particulier lorsque les radionucléides sont incorporés dans le corps et délivrent la dose de manière chronique.

L'importance de la protection contre les radiations au quotidien

Je suis toujours choqué de lire à quel point les examens radiologiques qu'on nous fait subir nous appliquent des doses très importantes de radiations comme l'indiquent les documents officiels ci-dessous. Je ne me rappelle pas avoir jamais été informé des destructions de mon ADN qu'allait me causer ce scanner médical qu'on m'imposait. Encore un droit de vie et de mort que s'attribue les autorités médicales, sans s'inquiéter de notre consentement, comme si nous n'étions que des idiots irresponsables, ou seulement des rouages dans la grande mécanique de l'état conquérant ou de sa société de consommation ...

Mais maintenant que les preuves scientifiques sont là pour montrer que des doses de vitamine C protègent contre ces radiations nucléaires, peut-on espérer que lors de chaque prescription d'un examen radiologique, le médecin prescrivant nous indiquera de prendre des doses de vitamine C avant et après l'examen, selon le dosage découvert scientifiquement comme étant efficace. En tout cas ceux qui auront lu cet article sauront quoi faire.

Voici un extrait pour le moins choquant d'un article issu du site pour médecins « Medscape France »

https://francais.medscape.com/voirarticle/3424443

« La dose moyenne d'un scanner (TDM) est de 10 millisieverts (mSv) mais, associé à un PetScan (TEP), les doses peuvent passer à 15-20 mSv, a indiqué le Dr Gérard, ce qui correspond au maximum autorisé par an pour un travailleur du secteur nucléaire.

Une problématique d'autant plus importante chez l'enfant, plus radiosensible que l'adulte. »

Cet article a le mérite d'être clair et honnête, et précise les doses exactes de radiations par type de scanner, et les compare à la dose maximale annuelle autorisée pour un travailleur du nucléaire, soit de 20 mSv. Ces examens médicaux sont parfois très utiles, mais ils représentent un danger prouvé et quantifié, qui peut désormais être prévenu par la prise d'antioxydants, et principalement de vitamine C, et surtout de vitamine C liposomale. Alors faisons passer cette information essentielle !

Voici 2 autres documents officiels publiés par l'IRSN

Disponibles sur leur site internet : https://www.irsn.fr/FR

– Pour les patients, où malgré les chiffres effarants, on banalise ces actes. Par exemple voilà de quoi m'alarmer, en page 3, un scanner du thorax correspond à 3 ans de rayonnement naturel, et un scanner abdominopelvien à presque 5 ans de rayonnement naturel.

Comment les radiations ionisantes endommagent les cellules

Lorsque les matières radioactives se désintègrent, elles libèrent des rayonnements à haute fréquence dans l'environnement. Ces radiations sont essentiellement des particules d'énergie à déplacement rapide – particules alpha, rayons gamma et particules bêta – qui s'écrasent dans une cellule vivante avec une force suffisamment élevée pour faire tomber les électrons libres des molécules de la cellule. Cela entraîne la formation de radicaux libres hautement réactifs et leurs métabolites perturbent davantage les liaisons chimiques entre les molécules environnantes comme les protéines, l'ADN, les lipides et les hydrates de carbone – et endommageant leurs structures fragiles et affectent leur capacité à fonctionner normalement.

La forme la plus grave d'endommagement par irradiation se produit lorsque l'ADN est endommagé. Les radiations ionisantes ont des conséquences sur l'ADN cellulaire de deux manières principales :

L'eau dans notre corps arrive à absorber la plupart des radiations et s'ionise dans le processus, en formant facilement des radicaux libres et métabolites. Près de 80% des dommages à l'ADN induits par irradiation résultent de ce mécanisme.

Les radiations peuvent également entrer en collision directement avec les molécules de l'ADN, les ionisant et les blessant directement.

Ce qui mérite également qu'on y porte attention, c'est l'impact des radiations sur l'immunité. Les radiations ionisantes causent des dommages mortels aux cellules souches de la moelle osseuse, aux lymphocytes et aux cellules tueuses naturelles. Ces globules blancs sont responsables, de façon importante, de notre immunité innée et adaptative – protégeant notre corps contre les infections opportunistes et les maladies, y compris le cancer. Oui, nos cellules immunitaires ont la capacité de combattre les cellules cancéreuses mais, clairement, les dommages causés à ces cellules de combat ne sont susceptibles que de les rendre plus faibles face au cancer et aux pathologies opportunistes.

Le rôle de la vitamine C : piégeur de radicaux libres

La vitamine C est un antioxydant populaire connu pour sa puissante capacité à éponger les radicaux libres nocifs, même ceux créés par l'exposition aux radiations. De nombreuses études scientifiques démontrent le rôle protecteur de fortes doses de vitamine C dans la prévention des dommages cellulaires induits par les radiations. Si bien qu'un grand nombre de recherches soulignent en fait que la vitamine C peut effectivement inverser les dommages à l'ADN causés par les radiations ionisantes.

– Une étude de 2010 [7] : a montré que le traitement à l'acide ascorbique peut efficacement contrecarrer le syndrome GI causé par une exposition aiguë aux radiations. Le document d'étude explique que « l'acide ascorbique agit comme un donneur d'hydrogène pour piéger les radicaux libres induits par la radiation à la fois dans le tractus gastro-intestinal et la moelle osseuse. L'apport d'hydrogène est une étape importante vers la réparation chimique de l'ADN endommagé, et on pense que l'acide ascorbique contribue fortement à ce processus. »

Références :

[1] - Scholes, G. (1983) Radiation effects on DNA. The Silvanus Thompson Memorial Lecture, April 1982. Br. J. Radiol. 56: 221–231.

[2] - Najafi eat al. The Mechanisms of Radiation-Induced Bystander Effect. J Biomed Phys Eng. 2014 http://www.ncbi.nlm.nih.gov/pmc/articles/PMC4289523/

[3] - Woods Hole Oceanographic Institution. Higher Levels of Fukushima Cesium Detected Offshore. 2015 http://www.whoi.edu/news-release/fukushima-higher-levels-offshore

[4] - Yanagisawa A. Orthomolecular approaches against radiation exposure. Presentation Orthomolecular Medicine Today Conference. Toronto 2011 http://www.doctoryourself.com/Radiation_VitC.pptx.pdf

[5] - Narra VR, Howell RW, Sastry KS, Rao DV. Vitamin C as a radioprotector against iodine-131 in vivo. J Nucl Med 1993; 34(4):637-40 http://jnm.snmjournals.org/content/34/4/637.long

[6] - Jagetia GC, Rajanikant GK, Baliga MS, Rao KV, Kumar P.Augmentation of wound healing by ascorbic acid treatment in mice exposed to gamma-radiation. Int J Radiat Biol. 2004 http://www.ncbi.nlm.nih.gov/pubmed/15223767

[7] - Pretreatment with Ascorbic Acid Prevents Lethal Gastrointestinal Syndrome in Mice Receiving a Massive Amount of RadiationJ. Radiat. Res., 51, 145–156 (2010) http://jrr.oxfordjournals.org/content/51/2/145.full.pdf

[8] - Tomohito Sato et al. Treatment of Irradiated Mice with High-Dose Ascorbic Acid Reduced Lethality. PLoS One. 2015; 10(2): e0117020. http://www.ncbi.nlm.nih.gov/pmc/articles/PMC4317183/

Selon le Dr Klenner

Le Dr Frederick Robert Klenner (1907-1984) était un médecin praticien américain qui fut un des pionniers de la recherche sur l'utilisation de la vitamine C à grosses doses. Dès les années 1940, il expérimenta sur l'utilisation de doses élevée de vitamine C pour soigner un nombre important de maladies. Il écrivit 28 articles scientifiques durant sa carrière, la plupart sur les applications de la vitamine C pour plus de 30 maladies, deux sur le traitement des neuropathies sévères, y compris la sclérose en plaques. C'est un des précurseurs de la médecine orthomoléculaire, cependant ses travaux restent largement ignorés par la médecine conventionnelle. Il a décrit avoir donné jusqu'à 300 grammes par jour d'ascorbate de sodium à pH neutre.

Sa maxime était : "le patient doit recevoir de fortes doses de vitamine C dans toutes les conditions pathologiques pendant que le médecin réfléchit au diagnostic".

Il a dit lors d'interviews : "... J'ai pris de 10 à 20 grammes d'acide ascorbique par jour depuis ma dernière visite dans ce collège - il y a 18 ans. Je n'ai pas de diabète sucré et, si je peux m'éloigner un instant, je n'ai pas non plus eu de calculs rénaux."

Et : " j'ai pris 10 à 20 grammes d'ascorbate de sodium par voie orale et mon taux de sodium sanguin reste normal. Ces niveaux sont vérifiés par un laboratoire agréé. Chaque jour, 20 grammes et mon urine reste à un pH légèrement supérieur à 6." Signé : Fred R. Klenner, M.D.

Histoire ancienne et thérapies à la maison avec la vitamine C

Le folklore des civilisations passées rapporte que pour chaque maladie affectant l'homme, il existe une plante ou son équivalent qui permet de guérir. Depuis longtemps, à Porto Rico, on raconte que "le fait d'avoir un arbre de santé Acérola, dans son arrière-cour empêcherait le rhume de pénétrer à la maison." [1] La teneur en acide ascorbique de ce fruit semblable à une cerise est trente fois supérieure à celle des oranges.

En Pennsylvanie, aux États-Unis, il s'agissait, et pour beaucoup, de Boneset, appelé scientifiquement Eupatorium perfoliatum [2]. Bien qu'il soit maintenant rarement prescrit par les médecins, Boneset était la plante médicinale la plus utilisée de l'est des États-Unis. Dans la plupart des fermes, il y avait un paquet de Boneset séché dans le grenier ou le hangar à bois, à partir duquel un thé très amer était offert à la malheureuse victime d'un rhume ou d'une fièvre. Ayant vécu dans cette partie du pays, nous nous sommes qualifiés à plusieurs reprises pour cette boisson en particulier. La grippe de 1918 se distingue avec force par le fait que les Klenner ont survécu après la mort de nombreuses personnes autour de nous. Bien qu'amère, elle était curative et la plupart du temps, la guérison se faisait du jour au lendemain.

Il y a plusieurs années, ma curiosité m'a amené à essayer ce "médicament à base de plantes" et à ma grande surprise, j'ai découvert que nous avions pris de 10 à 30 grammes de vitamine C naturelle à la fois. Même alors, il était donné en fonction du poids corporel. Les enfants une tasse ; adultes deux à trois tasses. Les tasses de ces jours contenaient 240 ml.

L'homme du vingtième siècle oublie apparemment que ses ancêtres faisaient des médicaments bruts avec diverses plantes et racines, et que ces décoctions, infusions, jus, poudres, pilules et onguents ont servi son but. La pharmacie élégante a seulement rendu les formes et apparences plus acceptables.

La sous-spécialité principale de Klenner était les maladies de la poitrine, mais il s'est intéressé à l'utilisation de très fortes doses de vitamine C dans le traitement d'un large éventail de maladies. Beaucoup de ses expériences ont été réalisées sur lui-même.

Il publia en 1948

"Pneumonie virale et son traitement à la vitamine C par intraveineuse", (Virus pneumonia and its treatment with vitamin C). https://www.ncbi.nlm.nih.gov/pubmed/18900646

Extrait traduit : "Le but de cet article est de présenter une nouvelle forme de traitement pour ce type d'infection par le virus qui, dans 42 cas sur une période de 5 ans, a donné d'excellents résultats. Le remède utilisé était la vitamine C (acide ascorbique) administrée à doses massives. Comme il est de notoriété publique qu'il existe des variations d'absorption de la vitamine C par les intestins selon les individus, et dans certaines conditions pathologiques des variations encore plus importantes de l'absorption, les routes I.V. et I.M. ont été utilisées.

Lorsqu'un diagnostic de pneumonie virale a été établi, le patient a reçu 1 000 mg de vitamine C par voie intraveineuse toutes les six à douze heures. Dans presque tous les cas, le patient se sentait mieux dans l'heure après la première injection et notait un changement définitif après deux heures.

Dans le corps humain sa fonction principale est la formation de substances intercellulaires colloïdales. Les substances intercellulaires qui apparaissent être régulées par la vitamine C sont de d'origine mésencyhmale : cela signifie le collagène de tous les tissus fibreux structuraux, toutes les substances de ciment non épithéliales, y compris la substance intercellulaire de la paroi capillaire. Gothlin a constaté une fragilité capillaire accrue chez les individus avec des taux sanguins de 1 mg de vitamine C par litre ou moins. Il faut se rappeler aussi, cependant, qu'il a été rapporté que l'acide ascorbique fonctionne comme un catalyseur respiratoire, en aidant la respiration cellulaire en agissant comme un transporteur d'hydrogène. Enfin, considérons le cas du foie en ce sens que la saturation du plasma sanguin en vitamine C améliore les pouvoirs détoxifiants de cet organe. On sait que la fièvre, la toxémie et certaines bactéries agissent sur la concentration de vitamine C dans le plasma sanguin avec un effet d'abaissement.

L'acide ascorbique a de nombreuses fonctions importantes. C'est un oxydant (oxidizer) puissant et lorsqu'il est administré en quantités massives ; c'est-à-dire 50 à 150 grammes, par voie intraveineuse, pour certaines conditions pathologiques, et "envoyé" aussi rapidement que le permet l'aiguille de calibre 20, il agit comme un "oxydant flash" (Flash oxidizer) [4], corrigeant souvent la pathologie en quelques minutes. L'acide ascorbique est également un puissant agent réducteur. Son action neutralisante sur certaines toxines, exotoxines, infections virales, endotoxines et histamine est directement proportionnelle à la quantité de facteur létal impliqué et à la quantité d'acide ascorbique administrée.

Basé sur de rares données sur la synthèse des mammifères, disponible pour le rat, pour un poids de 70 kg, une personne produirait entre 1,8 et 4,0 grammes d'acide ascorbique par jour à l'état non stressé. Sous stress, jusqu'à 15,2 grammes. [7] Comparez cela aux 70 mg recommandés pour les besoins quotidiens sans stress et à 200 mg pour le stress simple du patient obstétrical, et vous reconnaîtrez la disparité et comprendrez pourquoi nous menons une guerre solitaire contre l'établissement à Washington depuis 23 ans.

En 1949, Klenner a publié et présenté un document à l'American Medical Association détaillant la guérison complète de 60 patients sur 60 atteints de polio par injection intraveineuse d'ascorbate de sodium.

Publication de 1949 :

"Traitement de la poliomyélite et d'autres maladies virales avec de la vitamine C" (Treatment of Poliomyelitis and Other Virus Diseases with Vitamin C)
https://www.ncbi.nlm.nih.gov/pubmed/18147027

Il a dit : "À ceux qui disent que la polio n'a pas de cure, je dis qu'ils mentent. La polio sous sa forme aiguë peut être guérie en 96 heures ou moins. Je prie un responsable politique de l'essayer."

En 1951 il publie

"Des doses massives de vitamine C et les maladies virales" (Massive doses of vitamin C and the virus diseases)

https://www.ncbi.nlm.nih.gov/pubmed/14855098

En 1953, il publie

"Utilisation de la vitamine C comme antibiotique", (Use of Vitamin C as an Antibiotic) dans le "Journal of Applied Nutrition".

En 1971, il publie

"Observations sur la dose et l'administration d'acide ascorbique en cas d'utilisation au-delà de la plage d'une vitamine en pathologie humaine," (Observations on the Dose and Administration of Ascorbic Acid When Employed Beyond the Range of a Vitamin in Human Pathology,) dans le "Journal of Applied Nutrition".

Et en 1974, il publie

"Importance de l'apport quotidien élevé d'acide ascorbique en médecine préventive", (Significance of High Daily Intake of Ascorbic Acid In Preventive Medicine) dans le "Journal of the International Academy of Preventive Medicine".

Contre les brûlures :

Dans le traitement des brûlures, l'acide ascorbique, en quantité suffisante, se présente comme une substance véritablement miracle. Au début des années quarante, lorsque j'utilisais de l'acide ascorbique par voie intramusculaire pour traiter la dysenterie bacillaire de type shiga, avec d'excellents résultats, Lund, Lam et bien d'autres utilisaient ce qu'ils appelaient des doses massives d'acide ascorbique pour le traitement des brûlures. La dose reconnue était d'un ou deux grammes par jour dans les liquides.

Klasson [32], bien que limitant la quantité d'acide ascorbique à une plage de doses allant de 300 mg à 2000 mg par jour, en doses fractionnées, a montré qu'il accélérait la cicatrisation des plaies en produisant un tissu de granulation sain et en atténuait l'œdème local. Il a expliqué que l'acide ascorbique utilisé localement comme pansement à 2% possédait des propriétés astringentes similaires à celles du péroxyde d'hydrogène. Il a également signalé qu'une antibiothérapie était rarement nécessaire.

Pendant la grossesse :

Les observations effectuées sur plus de 300 cas d'obstétrique consécutifs utilisant de l'acide ascorbique supplémentaire par voie orale, m'ont convaincu que le fait de ne pas utiliser cet agent en quantité suffisante pendant la grossesse frise la faute professionnelle. La quantité la plus faible d'acide ascorbique utilisée était de 4 grammes et la quantité la plus élevée de 15 grammes par jour. (N'oubliez pas que le rat non stressé fabrique en "C" l'équivalent jusqu'à 4 grammes et avec un stress jusqu'à 15,2 grammes). Les besoins étaient d'environ 4 grammes au premier trimestre, 6 grammes au deuxième trimestre et 10 grammes au troisième trimestre. Environ 20% avaient besoin de 15 grammes, chaque jour, au cours du dernier trimestre. Quatre-vingts pour cent de cette série ont reçu une injection de rappel de 10 grammes par voie intraveineuse lors de leur admission à l'hôpital. Les niveaux d'hémoglobine étaient beaucoup plus faciles à maintenir. Les crampes dans les jambes étaient inférieures à 3% et étaient toujours associées à la "perte" de comprimés de vitamine C. Le travail était plus court et moins douloureux. Il n'y avait pas d'hémorragies post-partum. Les nourrissons nés sous thérapie massive à l'acide ascorbique étaient tous robustes. Pas un seul cas n'a nécessité de réanimation. Nous n'avons eu aucun problème d'alimentation. Les quadruplés Fultz étaient dans cette série. Ils ont pris la nourriture de lait le deuxième jour. Ces bébés ont commencé à prendre 50 mg d'acide ascorbique le premier jour et, bien entendu, ils ont augmenté avec le temps.

Contre les morsures des insectes et des serpents

Selon un principe démontré, la production d'histamine et d'autres produits finis à partir de protéines cellulaires désaminées libérées par une lésion des cellules est une cause de choc. La valeur clinique de l'acide ascorbique dans la lutte contre le choc est expliquée lorsque nous réalisons que les enzymes désaminantes des cellules endommagées sont inhibées par la vitamine C. [42] Chambers et Pollock [43] ont montré que des dommages mécaniques à une cellule entraînent des modifications du pH qui inversent les enzymes de la cellule d'une activité constructive à une activité destructive. Les changements de pH se propagent à d'autres cellules. Cette activité destructive libère de l'histamine, une substance produisant un choc majeur. La présence de vitamine C inhibe cette transition enzymatique vers la phase destructive. La réponse à ces urgences est simple. De grandes quantités d'acide ascorbique de 350 mg à 700 mg par kg de poids corporel données par voie intraveineuse.

Traitement à l'acide ascorbique appliqué à diverses maladies

Nous pourrions continuer à vanter indéfiniment les mérites de l'acide ascorbique.

- Boyd et Campbell [60] ont rapporté d'excellents résultats dans la guérison des ulcères de la cornée, même si leurs doses massives étaient de 1,5 grammes par jour.
- Une seule injection d'acide ascorbique calculée à 500 mg par kg de poids corporel inversera le coup de chaleur.
- Une à trois injections de vitamine C dans une plage de doses de 400 mg par kg de poids corporel aura un effet curatif sur la pancardite à virus.
- Un gramme pris toutes les heures ou toutes les deux heures pendant l'exposition préviendra les coups de soleil.

- Les injections intraveineuses soulageront rapidement la douleur et l'érythème, même les brûlures au deuxième degré, si aucune précaution n'est prise.
- Une à trois injections de 400 mg par kg, administré toutes les huit heures "assèchera" la varicelle en 24 heures.
- 5% de pommade à base soluble dans l'eau guérira les boutons de fièvre aiguë si elle est appliquée au moins 10 fois par jour et nous avons retiré plusieurs petits épithéliomes basocellulaires avec une pommade à 30%.
- Dans l'arthrite, au moins 10 grammes par jour et les personnes prenant entre 15 et 25 grammes par jour bénéficieront d'avantages proportionnés. Un traitement de soutien doit également être administré. La réparation du tissu de collagène dépend d'un acide ascorbique adéquat.
- Les complications de la vaccination antivariolique sont généralement traitées par un acide ascorbique oral adéquat.
- Dans l'herpès zoster, deux grammes de vitamine C par voie intramusculaire et 50 mg d'acide adénosine 5- monophosphorique, solution aqueuse, également par voie intramusculaire toutes les 12 heures.
- Dans les "tuiles" massives, l'acide ascorbique doit également être administré par voie intraveineuse. Toujours autant par la bouche que l'on peut tolérer.
- L'intoxication aux métaux lourds est également résolue avec un traitement adéquat à la vitamine C.

Les types de pathologies traitées avec des doses massives d'acide ascorbique couvrent toute la gamme des connaissances médicales. Les besoins corporels sont si importants qu'il faut ignorer les exigences quotidiennes minimales.

Une erreur génétique est la cause probable de notre incapacité à fabriquer de l'acide ascorbique, ce qui nécessite donc des sources exogènes de vitamine C. Un simple colorant ou un test chimique sont disponibles pour vérifier les besoins individuels.

L'acide ascorbique détruit les corps viraux en absorbant l'enveloppe protéique, empêchant ainsi la création de nouvelles unités, en contribuant à la dégradation de l'acide nucléique viral résultant du métabolisme contrôlé de la purine.

Il publia aussi de nombreux témoignages de cas détaillés, où la vitamine C sauva la vie des patients, concernant :

- Empoisonnements aux pesticides - Diphtérie nasale – Poliomyélite - Infection virale aiguë représentant le syndrome du virus mortel - Infection virale répétée -

Piqûre de serpent - Empoisonnement au monoxyde de carbone - Pancardite virale aiguë après un rhume - Pancréatite aiguë – Mononucléose - Hépatite infectieuse

Sources :
https://fr.wikipedia.org/wiki/Fred_R._Klenner - http://vitamincfoundation.org

Selon le Dr Cathcart

Le médecin Robert F. Cathcart III M.D., 1932 - 2007, est l'auteur du livre **"Guérir avec des doses élevées d'acide ascorbique, la vitamine C",** (Curing with High Doses of Ascorbic Acid (Vitamin C)) Les publications du Dr Cathcart sont encore disponibles en ligne ici http://www.doctoryourself.com

Ses observations sur l'utilisation clinique de l'acide ascorbique lui ont attiré une renommée mondiale, ainsi que le respect de Linus Pauling. A la fin de sa carrière, il avait soigné plus de 30 000 patients avec de la vitamine C, principalement par la prise de poudre d'acide ascorbique, jusqu'à 200 grammes par jour par voie orale. Ses recherches ont abouti à un article de 1981 sur le dosage de la vitamine C en fonction de la tolérance intestinale, qui est devenu un document de référence sur le terrain, selon la Pre Sandra Goodman, Ph.D.

Au début des années 1970, cherchant désespérément un traitement pour son rhume des foins et son nez bouché, le Dr Cathcart découvrit les avantages de la vitamine C après avoir lu "La vitamine C et le rhume" de Linus Pauling. Il devint fasciné par l'idée qu'avec l'apparition d'une maladie virale, le corps peut absorber de plus grandes quantités de vitamine C sans provoquer son effet secondaire le plus courant, la diarrhée. Ses recherches l'ont conduit à développer la "Théorie de la tolérance au côlon de la vitamine C", un concept que plus la charge virale est élevée, plus la dose de vitamine C pouvant être utilisée pour le traitement est élevée. Une personne qui développe habituellement une diarrhée due, par exemple, à une dose de 12 grammes d'ascorbate, peut tolérer plus de 100 grammes en cas de rhume ou de grippe. Il a découvert que l'adaptation de la dose de vitamine C à la tolérance intestinale permet de résoudre plus rapidement une maladie.

Il était un conférencier populaire lors de réunions médicales, où il partageait librement ses découvertes avec ses collègues. Cependant, il n'a pas été bien publié. Comme Linus Pauling lui-même, Cathcart a rencontré le rejet et même le mépris des éditeurs scientifiques et médicaux. Bob Cathcart a reçu le prix Linus Pauling de la Society for Orthomolecular Health Medicine en 2002.

Selon le Dr Cathcart, une grande partie du travail original avec de grandes quantités d'ascorbate a été fait par Klenner, qui a constaté que la plupart des maladies virales pouvaient être guéries par l'ascorbate de sodium par voie intraveineuse dans des quantités allant jusqu'à 200 grammes par 24 heures.

Le Dr Irwin Stone a souligné le potentiel de l'ascorbate dans le traitement de nombreuses maladies, l'incapacité des humains à synthétiser de l'ascorbate, et les conséquences de la condition d'hypoascorbémie.

Le Pr Linus Pauling a passé en revue la littérature sur la vitamine C, en particulier son utilité dans la prévention et le traitement du rhume et de la grippe.

Le Dr Ewan Cameron en association avec Pauling décrit l'utilité de l'ascorbate dans le traitement du cancer.

Vitamine C, dosage à la tolérance intestinale (publié en 1981, dans "Medical Hypotheses, 7:1359-1376")

Extrait : Une méthode d'utilisation de la vitamine C en quantités légèrement inférieures aux doses produisant une diarrhée est décrite (DOSAGE DE TOLÉRANCE INTESTINALE). La quantité d'acide ascorbique par voie orale tolérée par un patient sans produire de diarrhée augmente de manière quelque peu proportionnelle au stress ou à la toxicité de sa maladie. Les doses d'acide ascorbique tolérées par l'intestin atténuent les symptômes aigus de nombreuses maladies. Des doses moindres ont souvent peu d'effet sur les symptômes aigus mais aident le corps à gérer le stress de la maladie et peuvent en réduire la morbidité.

Méthode de tolérance intestinale : En 1970, j'ai découvert que plus un patient était malade, plus il tolérait d'acide ascorbique par la bouche avant la survenue d'une diarrhée. Au moins 80% des patients adultes toléreront 10 à 15 grammes de fins cristaux d'acide ascorbique dans 1/2 tasse d'eau divisée en 4 doses par 24 heures sans présenter de diarrhée.

Doser à la tolérance intestinale : Le soulagement maximum des symptômes auquel on peut s'attendre avec des doses orales d'acide ascorbique est obtenu juste au-dessous de la quantité produisant la diarrhée. La quantité et le moment des doses sont généralement détectés par le patient. Le médecin ne doit pas essayer de régler exactement la quantité et le moment d'administration de ces doses, car la dose efficace optimale changera souvent d'une dose à l'autre. Les patients sont initiés aux principes généraux de détermination des doses et aux estimations des quantités de départ raisonnables et du moment choisi pour ces doses. J'ai nommé ce processus du patient déterminant la dose optimale, DOSAGE À LA TOLÉRANCE INTESTINALE. Le patient essaie de DOSER entre cette quantité qui le fait se sentir mieux et cette quantité qui provoque presque, mais pas tout à fait, une diarrhée.

Le rhume à 100 grammes : Un rhume suffisamment sévère pour permettre à une personne de prendre 100 grammes d'acide ascorbique par 24 heures au plus fort de la maladie, j'appelle cela un RHUME À 100 GRAMMES.

Réponses individuelles : L'un des principes les plus importants en MÉDECINE ORTHOMOLÉCULAIRE est l'INDIVIDUALITÉ BIOCHIMIQUE (18). Chaque individu réagit différemment aux substances. La vitamine C ne fait pas exception. Cependant, au moins 80% de mes patients ont bien toléré l'acide ascorbique. Les nourrissons, les jeunes enfants et les adolescents tolèrent bien l'acide ascorbique et peuvent en absorber, en proportion de leur poids, en plus grande quantité que les adultes. Les personnes âgées tolèrent des quantités moindres et ont un pourcentage plus élevé de problèmes de nuisance.

Anascorbémie - scorbut aigu induit : Il est bien établi que certains symptômes sont associés à un manque presque total de vitamine C dans le corps. Les symptômes du scorbut comprennent : lassitude, malaise, saignements des gencives, perte des dents, saignements de nez, ecchymoses, hémorragies dans n'importe quelle partie du corps, infections légères, mauvaise cicatrisation des plaies, détérioration des articulations, os cassants et douloureux, mort, etc.

On pense que cette maladie ne survient qu'en cas de privation diététique de vitamine C. Toutefois, une affection analogue est produite comme suit :

Les humains bien nourris ne contiennent généralement pas plus de 5 grammes de vitamine C dans leur corps. Malheureusement, la majorité des gens ont beaucoup moins d'ascorbate que cette quantité dans leur corps et risquent de souffrir de nombreux problèmes liés à une défaillance des processus métaboliques dépendant de l'ascorbate. Cette condition est appelée SCORBUT SUB-CLINIQUE CHRONIQUE (12).

Si une maladie est suffisamment toxique pour permettre à la personne de consommer 100 grammes de vitamine C, imaginez ce que cette maladie doit faire pour que 5 grammes d'ascorbate puissent être stockés dans le corps. Une condition de SCORBUT AIGU INDUIT est rapidement induite. Une partie de ce besoin métabolique accru en ascorbate se produit sans aucun doute dans des zones du corps qui ne sont pas principalement impliquées dans la maladie et peut être attribuée à des fonctions telles que les glandes surrénales produisant plus d'adrénaline et de corticoïdes; le système immunitaire produisant plus d'anticorps, d'interféron (19, 20) et d'autres substances pour combattre l'infection; les macrophages utilisant plus d'ascorbate avec leur activité accrue; et la production et la protection de c-AMP et de c-GMP avec l'activité accrue subséquente d'autres glandes endocrines (21), etc. De plus, l'ascorbate doit être énormément utilisé localement par une augmentation du taux métabolique dans les tissus principalement infectés. Les organismes infectieux libèrent eux-mêmes des toxines qui sont neutralisées par l'ascorbate mais détruisent en même temps l'ascorbate.

Récemment, j'ai eu personnellement l'expérience d'ingérer 48 grammes en une heure et demie lorsque j'ai eu une réaction soudaine du rhume des foins aux roses. Lors du retrait des roses, la tolérance est rapidement revenue à la normale. Cette expérience, ajoutée aux expériences que j'ai eues avec de nombreux patients soumis à un stress émotionnel, indiquerait que les glandes surrénales sont capables d'utiliser de grandes quantités d'ascorbate avec un bénéfice s'il est disponible.

Ce recours à l'ascorbate, quelle qu'en soit l'origine, abaisse le taux sanguin d'ascorbate à un niveau négligeable. J'ai inventé le terme ASCORBÉMIE pour cette affection. Si cette anascorbémie n'est pas rapidement corrigée par l'administration orale de doses d'acide ascorbique à tolérance intestinale, ou par l'administration intraveineuse d'ascorbate, le reste du corps est rapidement appauvri en ascorbate et est susceptible de provoquer des troubles des processus métaboliques dépendant de la vitamine C.

Les problèmes suivants sont à prévoir avec une incidence accrue d'épuisement grave en ascorbate : troubles du système immunitaire tels que infections secondaires, polyarthrite rhumatoïde et autres maladies du collagène, réactions allergiques aux médicaments, aliments et autres substances, infections chroniques telles que l'herpès ou les séquelles des infections aiguës telles que les syndromes de Guillain-Barré et de Reye, le rhumatisme articulaire aigu ou la scarlatine ; des troubles des mécanismes de coagulation du sang tels que les hémorragies, les crises cardiaques, les accidents vasculaires cérébraux, les hémorroïdes et autres thromboses vasculaires ; incapacité à gérer correctement le stress dû à la suppression des fonctions surrénaliennes telles que la phlébite, d'autres troubles inflammatoires, l'asthme et d'autres allergies ; problèmes de formation désordonnée de collagène, tels qu'une altération de la capacité de guérison, des cicatrices excessives, des plaies de lit, des varices, des hernies, des vergetures, des rides, voire même l'usure du cartilage ou la dégénérescence des disques de la colonne vertébrale ; altération de la fonction du système nerveux telle que malaise, diminution de la tolérance à la douleur, tendance aux spasmes musculaires, voire troubles psychiatriques et sénilité ; et cancer du système immunitaire supprimé et agents cancérigènes non désintoxiqués ; etc.

Doses de maintenance : Les doses d'entretien sont établies par le patient qui prend des doses de tolérance intestinale 6 fois par jour pendant au moins une semaine. Il observe les éventuels avantages inattendus, tels que le nettoyage des sinus, la diminution des allergies, l'augmentation de l'énergie, etc. En cas de bénéfice d'un problème chronique, la dose est réduite à la quantité minimale produisant l'effet. Sinon, une dose telle que 4 à 10 grammes par jour divisée en 3 à 4 doses est recommandée.

Le principal problème que craignent les patients bénéficiant de ces fortes doses d'entretien d'acide ascorbique est qu'ils peuvent être contraints de se trouver dans une position où leur corps est privé d'ascorbate pendant une période de stress grave, telle qu'une hospitalisation d'urgence. Les médecins devraient reconnaître les conséquences du retrait soudain de l'ascorbate dans ces circonstances et être prêts à répondre à ces besoins métaboliques accrus en ascorbate, même chez un patient inconscient. Ces conséquences de l'épuisement de l'ascorbate, qui peuvent inclure un choc, une crise cardiaque, une phlébite, une pneumonie, des réactions allergiques, une susceptibilité accrue aux infections, etc., ne peuvent être évitées que par l'ascorbate. Les patients incapables de prendre de fortes doses orales doivent recevoir de l'ascorbate par voie intraveineuse. Tous les hôpitaux devraient disposer de grandes quantités d'ascorbate à utiliser par voie intraveineuse pour répondre à ce besoin. Les millions de personnes prenant de l'acide ascorbique en font une priorité urgente. Les patients doivent porter les avertissements concernant ces besoins sur une carte bien en évidence dans leur portefeuille ou porter un bracelet de type Medic Alert gravé de cet avertissement.

Conclusion : La méthode produit des effets spectaculaires chez tous les patients capables de tolérer ces doses, en particulier dans les cas de maladies virales aiguës spontanément résolutives, qu'il est indéniable. Un placebo ne pourrait pas fonctionner de manière aussi fiable, même chez les nourrissons et les enfants, et aurait un effet si profond sur les patients gravement malades.

Belfield (32) a eu des résultats similaires en médecine vétérinaire, dans le traitement de la maladie de Carré et de la fièvre des chenils chez les chiens atteints, avec l'ascorbate par voie intraveineuse. Bien que les chiens produisent leur propre ascorbate, ils ne produisent pas assez pour neutraliser la toxicité de ces maladies. Cet effet chez les animaux pourrait difficilement être un placebo.

Il serait possible de mener une étude en double aveugle sur l'ascorbate par voie intraveineuse ; cependant, les doses devraient être déterminées par une personne expérimentée avec cette méthode. Une partie de la difficulté que beaucoup ont avec la compréhension de l'ascorbate est que la revendication de ses avantages semble trop belle.

Une fonction unique pour l'ascorbate (publié en 1991)

Extraits traduits : La vitamine C est une substance réductrice, une donneuse d'électrons. Quand la vitamine C donne ses deux électrons de haute énergie pour éliminer les radicaux libres, une grande partie du déshydroascorbate résultant est réduit à nouveau en vitamine C, et donc utilisé à plusieurs reprises. La sagesse conventionnelle est correcte en ce que seulement de petites quantités de vitamine C sont nécessaires pour cette fonction en raison de son utilisation répétée. Le point oublié est que la partie limitante du balayage des radicaux libres non enzymatiques est la vitesse à laquelle les électrons de très haute énergie sont fournis par le NADH pour réduire la vitamine C et d'autres piégeurs de radicaux libres.

Quand nous sommes malades, les radicaux libres se forment plus rapidement que les électrons à haute énergie ne sont mis à disposition. Des doses de vitamine C aussi grandes que 1 à 10 grammes par 24 heures ne font que peu de bien. Cependant, quand l'ascorbate est utilisé en quantités massives, telles que de 30 à 200+ grammes par 24 heures, ces quantités fournissent directement les électrons nécessaires à neutraliser les radicaux libres de presque toute inflammation. Additionnellement, en concentrations élevées, l'ascorbate réduit le NAD(P)H et peut donc fournir les électrons de haute énergie nécessaires pour réduire la molécule d'oxygène utilisée dans l'éclatement respiratoire des phagocytes. Dans ces fonctions, la partie ascorbate est principalement gaspillée, mais les nécessaires électrons de haute énergie sont fournis en grande quantité.

Selon le Pr Pauling

"La vitamine C est la cure contre les maladies cardiovasculaires" – Pr Linus Pauling, double Prix Nobel.

Linus Pauling (1901, 1994) était un chimiste et physicien américain. Il fut l'un des premiers chimistes quantiques, et reçut le prix Nobel de chimie en 1954 pour ses travaux décrivant la nature de la liaison chimique. Il publie en 1939 un ouvrage majeur La Nature de la liaison chimique (The Nature of the Chemical Bond) dans lequel il développe le concept d'hybridation des orbitales atomiques.

Il découvrira notamment la structure de l'hélice alpha (motif d'enroulement secondaire des protéines) et manquera de peu la découverte de la structure en double hélice de l'acide désoxyribonucléique (ADN). Il proposera en effet une structure en hélice triple. Ses recherches ont inspiré James Watson et Francis Crick pour décoder la structure en double hélice de l'ADN. Il devait les rejoindre, mais son passeport a été annulé par le gouvernement, sinon il aurait reçu le Prix Nobel avec eux, ce qui lui en aurait fait 3 !

À la fin des années 1950, Pauling travaille sur l'action des enzymes sur les fonctions cérébrales. Il pense que les maladies mentales pourraient être en partie causées par des dysfonctionnements enzymatiques. Lorsqu'il lit la publication de Abram Hoffer de 1965, Utilisation de la vitamine B3 en psychiatrie, il se rend compte que les vitamines pourraient avoir des effets biochimiques importants en plus de ceux liés à la prévention des maladies liées à leurs carences. En 1968, il publie dans Science sa publication la plus importante dans ce domaine : "Psychiatrie orthomoléculaire [...]" (PMID 5641253), dans laquelle il invente le mot orthomoléculaire pour décrire le concept de contrôle de la concentration des composés présent dans le corps humain pour prévenir et guérir les maladies.

Vitamine C, rhume et cancer

Les recherches effectuées par Pauling au cours des années suivantes sur la vitamine C génèrent des controverses. Lorsqu'il découvre le concept de cures de vitamine C à hautes doses développé par le biochimiste Irwin Stone en 1966, il commence à en prendre plusieurs grammes par jour en plusieurs prises en prévention des rhumes. Enthousiasmé par les résultats, il s'intéresse à la littérature du domaine et publie une série de livres :

- La vitamine C et le rhume (1970) ;
- La vitamine C, le rhume et la grippe (1976) ;
- La vitamine C et le cancer (1979) ;
- Comment se sentir mieux et vivre plus longtemps (1986).

Pauling a affirmé que l'utilisation de méga doses de vitamine C peut être extrêmement utile dans le traitement des maladies cardiaques, et de toutes sortes d'infections et même du cancer. Il a également souligné que la carence en vitamine C est l'une des principales causes de maladie cardiaque chez les humains, en plus d'autres facteurs contributifs tels que l'âge, le tabagisme, la génétique et un mode de vie sédentaire.

En 1971, il débute une longue collaboration avec le cancérologue britannique Ewan Cameron au sujet de l'utilisation de la vitamine C en injection intraveineuse ou par voie orale pour le soin de malades du cancer en phase terminale. Cameron et Pauling écrivent de nombreuses publications ainsi qu'un livre de vulgarisation Vitamine C et cancer qui décrivent leurs observations. Malgré des résultats qui semblent favorables, la campagne de publicités négatives menée à son encontre sape la crédibilité de Pauling et de ses travaux sur la vitamine C pour de nombreuses années.

Toujours sur la corde raide depuis sa campagne de lutte contre les essais nucléaires dans l'atmosphère, des années 1950 menée sur la base de la biologie moléculaire, Pauling se retrouve en 1985 privé de ses sources de financements institutionnelles et du soutien de ses pairs. Il collabore tout de même ensuite avec le physicien canadien Abram Hoffer sur un régime incluant de la vitamine C à haute dose comme traitement d'appoint du cancer.

Au cours de ses dernières années, il s'intéresse particulièrement au rôle de la vitamine C dans la prévention de l'artériosclérose, et publie trois rapports sur l'utilisation de la vitamine C et de la lysine pour soulager l'angine de poitrine.

La dernière interview de Linus Pauling, recueillie en avril 1994 par le journaliste scientifique Thierry Souccar est parue en septembre 1994 dans le numéro 571 de Sciences et Avenir (pages 100-103) sous le titre Un génie s'en va.

Prix et distinctions

Pauling fut lauréat à la fois du prix Nobel de chimie en 1954 et du prix Nobel de la paix en 1962. Il fait donc partie des quatre seules personnes, avec Marie Curie, John Bardeen et Frederick Sanger, à avoir reçu deux prix Nobel. Marie Curie et Linus Pauling sont les deux seules personnes ayant reçu leurs prix Nobel dans deux catégories différentes. Linus Pauling est le seul à n'avoir partagé aucun de ses deux prix avec une autre personne.

Linus Pauling a également été lauréat d'un grand nombre de prix et de distinctions honorifiques, notamment :

– 1933 : membre de l'Académie des sciences des États-Unis

– 1946 : lauréat de la médaille Gibbs de l'American chemical society

– 1947 : lauréat de la médaille Davy de la Royal Society

– 1948 : membre étranger de la Royal Society de Londres

– 1951 : lauréat de la médaille Lewis de l'American chemical society, section de Californie

– 1960 : « Homme de l'année » dans Time Magazine

– 1962 : lauréat du Prix Gandhi pour la paix

– 1970 : lauréat du Prix Lénine pour la paix

– 1974 : lauréat de la National Medal of Science, remise par le président Gerald Ford

– 1977 : lauréat de la médaille Lomonosov de l'Académie des sciences de Russie

– 1979 : premier lauréat de la médaille de chimie de l'Académie des sciences des États-Unis

– 1984 : lauréat de la médaille Priestley de l'American chemical society

Il fut également nommé docteur honoris causa des universités de l'Oregon, Chicago, Princeton, Londres, Cambridge, Sheffield, Yale, Oxford, Paris, Tampa, Toulouse, Liège, Montpellier, Bruxelles, Cracovie38, Melbourne, Delhi, Lyon…

Selon le Dr Rath

Quand j'ai découvert les informations sur la vitamine C à grosses doses en 2002, le Dr Rath était internationalement le plus actif sur le sujet, et l'est encore à ce jour, à ma connaissance.

De plus c'est un philanthrope, puisque tous les bénéfices de la vente de ses livres et de ses suppléments alimentaires et autres servent à financer son institut de recherche. Malheureusement cela ne suffit toujours pas pour financer un essai clinique conséquent sur les humains, et tous les fonds publics leur sont refusés, mais heureusement les nombreux témoignages poignants de ses patients sont une preuve assez convaincante. La justice ne condamne-t-elle pas une personne sur le seul témoignage d'une autre personne ? Par contre en matière de guérison la justice n'est plus la même ...

Il est donc, pour moi, le héros qui bataille inlassablement pour faire connaître au plus grand nombre, l'importance du collagène pour notre bonne santé, et le rôle vital de l'acide ascorbique, la vitamine C, qui est nécessaire pour le fabriquer.

En 1987, Matthias Rath a découvert la relation entre la carence en vitamine C et un nouveau facteur de risque de maladie cardiaque : la lipoprotéine (a). Après la publication de ces découvertes dans le journal de l'association cardiaque américaine Arteriosclerosis, le Dr Rath a accepté l'invitation du double prix Nobel Linus Pauling de le rejoindre. En 1990, il est parti aux États-Unis pour devenir le premier directeur de la recherche cardiovasculaire de l'institut Linus Pauling en Californie.

Il a donc assisté le Professeur Linus Pauling jusqu'à sa disparition, puis a pris le relais de ces recherches. Il a continué dans la voie ouverte de la médecine cellulaire, ou orthomoléculaire, qui considère qu'une cellule alimentée avec les micronutriments dont elle a besoin, va pouvoir fonctionner correctement et donc maintenir le corps en bonne santé.

Son institut mène des recherches fondamentales et des études cliniques pour documenter scientifiquement les apports des micronutriments dans la lutte contre une multitude de maladies. Matthias Rath est le fondateur du concept scientifique de "médecine cellulaire", soit l'introduction systématique en médecine clinique de la connaissance biochimique du rôle des micronutriments en tant que "biocatalyseurs" dans une multitude de réactions métaboliques au niveau cellulaire.

Lui et son équipe de chercheurs prouvent qu'un apport quotidien en synergie de micronutriments permet de lutter contre diverses maladies comme : l'athérosclérose, l'hypertension, l'insuffisance cardiaque, l'arythmie cardiaque, le diabète, l'ostéoporose, de nombreuses formes de cancer et des déficiences immunitaires précurseurs de maladies infectieuses dont le VIH.

Il a ainsi découvert que le cancer aussi pouvait être arrêté en associant quelques molécules qui agissent en synergie pour inverser son développement. Il a écrit 2 livres sur le sujet avec la Dr Aleksandra Niedzwiecki.

Pour les travaux du Dr Rath contre les Maladies Cardio-Vasculaires, voir le chapitre dédié.
Pour les travaux du Dr Rath contre les cancers, voir le chapitre dédié.

La vidéo récente suivante, qui couvre un large spectre d'information, récapitule aussi les informations essentielles relatives à la vitamine C.

YouTube offre l'option de traduction instantanée et le sous-titrage en de nombreuses langues, traduction dorénavant d'assez bonne qualité en français, grâce aux réseaux profonds de neurones artificiels qu'ils y ont dédié. https://www.youtube.com/watch?v=_1NBqvKR8dg

Le docteur Rath mène aussi des actions au niveau du Conseil de l'Europe pour faire connaître ces vérités cachées au grand public. Il affirme mener un combat contre « l'hégémonisme et l'obscurantisme des grands groupes pharmaceutiques », et remet fortement en question les traitements du cancer et de beaucoup d'autres maladies, pratiqués aujourd'hui et qui sont responsables de la mort de très nombreux patients curables.

Ils parviennent à la conclusion que la plupart des maladies trouvent leur origine dans une carence en « bioénergie » indispensable au fonctionnement de nos cellules (carence en vitamines, minéraux, oligoéléments et acides aminés)

Cette déficience associée à d'autres facteurs comme l'hygiène de vie, le stress, les pollutions de l'air et de l'eau, entraîne à plus ou moins long terme des dysfonctionnements, voire des dégénérescences au niveau cellulaire.

Il n'y a pas de posologie standard puisqu'il existe différentes synergies de molécules à prendre en fonction de la pathologie, dosées pour chaque personne ayant des besoins différents, même quand des résultats d'analyses de laboratoire sont identiques, comme les marqueurs tumoraux lors d'un cancer, ou la lipoprotéine(a) et l'homocystéine lors de pathologies cardiovasculaires.

Il faudrait donc éduquer les médecins en nutrition et en micronutrition, afin qu'ils soient enfin capables de guérir leurs patients, comme leur serment d'Hippocrate le stipule, en utilisant cette science de la médecine cellulaire, et non simplement de traiter temporairement leurs symptômes, tout en laissant la maladie se développer à l'arrière-plan.

Le "mouvement pour la vie" qu'il a lancé a une page Facebook en Français : https://www.facebook.com/Mouvementpourlavie/

Ses livres disponibles en librairies :

- Pourquoi les animaux n'ont pas d'attaque cardiaque...les hommes si !
- Cancer La fin d'une maladie de civilisation - Livre I - La percée scientifique
- Cancer La fin d'une maladie de civilisation - Livre II - Le commerce d'investissement fait avec le cancer va prendre fin
- 10 years that changed medicine forever (Cellular health series) by Matthias Rath (2001-08-02)
- Health for the 21st Century (Cellular Health Series) by M.D. Matthias Rath (2001-08-02). Un livre qui dévoile que l'UE a été mise en place par d'anciens nazis, ce qui nous éclaire sur la raison des dérives actuelles ! Avec Paul Anthony Taylor, Directeur exécutif de la Fondation Dr Rath pour la Santé, l'un des coauteurs de leur livre explosif, "Les racines nazies de l'Union européenne bruxelloise". Paul est également expert auprès de la Commission du Codex Alimentarius. Observateur officiel à ses réunions.

Ce livre est difficile à trouver, car évidemment censuré, mais en anglais ici http://www.relay-of-life.org/en/2016/10/the-nazi-roots-of-the-brussels-eu/

Selon le Dr Levy

Son livre en français : La Panacée originelle, la vitamine C, de Thomas E. Lévy, de 2017, ISBN 9782879090214

Présentation de l'éditeur : Un défaut génétique héréditaire empêche l'homme de produire, contrairement à presque tous les animaux, la vitamine C, miraculeuse substance qui guérit quasiment tout. D'habiles financiers, pour protéger leur business, font tout pour interdire son homologation. "La situation en cette fin 2016 est alarmante. Au stade actuel de marchandisation de la vie, une médecine pharmaceutique peut se vanter d'avoir soumis la santé.

La médecine est droguée aux considérables crédits alloués via la prétendue recherche et répète inlassablement l'antienne commerciale de la nécessité d'accepter une vie, possible uniquement sous sa surveillance médicamenteuse.

Pourtant, depuis plus de 70 ans, la recherche orthomoléculaire nous démontre que nous sommes des enfants de la Nature, en manque non pas de médicaments mais de produits naturels, à des doses étudiables, véritables, sûres et déjà pratiquées par les animaux ; que le modèle animal, absent des gadgets électroniques, ne ment pas. Que celui qui le comprend et s'en inspire aura la possibilité de ne pas obéir à une quelconque autorité politique ou médicale ; de tester par lui-même, de créer et de partager avec les autres hommes une vie pleine et édifiante, dans un monde meilleur.

Parmi les découvertes de cette recherche, la non-brevetable Vitamine C, aux étonnantes mais réelles et irremplaçables capacités, ne peut laisser indifférent. Il fallait offrir au public des démonstrations simples et logiques, plus d'un millier de références scientifiques, des réponses rassurantes et constructives, des dosages illicitement adéquats, des modes d'emploi éprouvés et facilement reproductibles, un courage et une force scientifiquement tranquille. C'est ce qu'a construit, page après page, le cardiologue américain Thomas E. Lévy. Aucun ouvrage complet sur ce sujet de la vitamine C n'existait en français. Naturopathe orthomoléculaire, j'ai eu le bonheur d'y participer, en tant que traducteur-éditeur". Michel Dumestre, préfacier.

Un livre difficile à trouver, que certains essayent de vendre à un prix abusif, j'espère qu'il sera bientôt imprimé à nouveau ou vendu en format électronique. Sinon il faut se procurer ses autres livres en Anglais.

Concernant la lutte contre les cancers avec la vitamine C, voir le chapitre "cancer" de mon présent livre pour y lire l'opinion du Dr Levy.

Il y a plusieurs années, l'auteur de plusieurs livres, le cardiologue Thomas E. Levy, médecin, a été chargé d'assister Hal Huggins, DDS, auprès d'un certain nombre de ses patients. Chaque patient était très malade et souffrait manifestement d'un ou plusieurs problèmes de santé très graves. Avant de procéder à la sédation de chaque patient, le Dr Huggins demandait au Dr Levy de leur administrer des doses de vitamine C.

Le Dr Levy n'avait jamais pratiqué ni même entendu parler d'une telle chose, mais a été grandement impressionné par le fait que l'état de chaque patient qui a quitté le cabinet dentaire s'est nettement amélioré. En conséquence, son intérêt pour la vitamine C a été fortement excité et il a commencé une recherche dans toute la littérature médicale à la recherche d'études concernant cette vitamine et les résultats extraordinaires dont il avait été témoin à maintes reprises.

Il a rapidement constaté que les journaux médicaux étaient remplis de milliers d'études et d'articles sur la vitamine C. Plusieurs d'entre eux faisant état de résultats tout aussi spectaculaires, avec une myriade de maladies et d'autres conditions médicales difficiles.

Le Dr Levy savait que c'était une information dont tous ses collègues avaient besoin. En conséquence, il a été contraint de consacrer quatre années à la recherche et à la rédaction du livre "Curing the Incurable" (Guérir l'inguérissable).

Parce que ce livre a été écrit spécialement pour ses collègues médecins, le Dr Levy a pris grand soin de rechercher, documenter et rapporter les vérités essentielles sur la vitamine C - il y cite plus de 1200 références scientifiques.

Ce livre fournit les informations dont vous avez besoin pour utiliser plus efficacement la vitamine C afin de :

- Prévenir, soigner, inverser et / ou améliorer considérablement une liste énorme de problèmes de santé.
- Réduire votre risque de mortalité (toutes causes confondues) jusqu'à 50%.
- Renforcer votre système immunitaire et remonter vos niveaux d'énergie à des niveaux optimaux.
- Optimiser les niveaux sanguins et intracellulaires de vitamine C.
- Augmentez considérablement la biodisponibilité (jusqu'à 800% ou plus) sans augmenter la taille de votre dose.
- Évitez les malaises gastriques, la diarrhée et la miction accrue qui prouvent que la plupart de vos fortes doses de vitamine C sont dirigées vers les égouts.
- Et bien plus encore.

Pourquoi il utilise la Vitamine C ?

Selon le Dr Thomas Levy, l'un des plus grands spécialistes de la vitamine C, le stress oxydatif au niveau cellulaire est la cause sous-jacente de pratiquement toutes les maladies chroniques dégénératives qui nous affectent. Et si vous pouvez identifier la cause principale de ce stress – qu'il provienne de pathogènes ou d'une exposition aux toxines – et rétablir la capacité antioxydante de vos tissus, vous pouvez remédier à la majorité des maladies.

Le Dr Levy pense que la vitamine C est extrêmement puissante contre les maladies infectieuses et chroniques. Il a insisté à de maintes reprises sur le fait que la carence chronique en vitamine C est bien souvent la principale raison pour laquelle nous contractons plusieurs maladies infectieuses courantes. Il insiste également sur le fait que l'usage de doses plus élevées et optimales de vitamine C devrait être reconnu par la médecine traditionnelle et qu'il pourrait s'agir d'une étape importante pour la réduction significative de l'usage de plusieurs antibiotiques et autres médicaments.

Ses bienfaits pour la santé globale :

- Prévient le scorbut, un problème de santé qui se caractérise par la désintégration graduelle du corps en raison d'un manque de collagène.
- Favorise la croissance et la réparation des tissus.
- Renforce et active le système immunitaire.
- Désactive les infections bactériennes et virales.
- Améliore la santé et les fonctions cardiovasculaires.
- Fournit force et intégrité aux artères, les rendant ainsi moins susceptibles de développer de l'athérosclérose (formation de plaque ou de dépôts graisseux).

- Renverse le durcissement des artères.
- Soutient et améliore la santé de la peau, des os, des articulations et des muscles.
- Contrôle l'inflammation systémique, diminuant ainsi le risque de maladies dégénératives chroniques.
- Réduit les dommages cellulaires (ADN et autres sous-structures) causés par l'exposition à la radiation ionisante.
- Débarrasse le corps de ses métaux lourds toxiques, dont le mercure, en le détoxiquant.
- Prévient le vieillissement prématuré au niveau cellulaire
- Accroît la biodisponibilité d'autres nutriments, tels que le fer et la vitamine E.

Deux mythes expliqués sur le site internet du Dr Levy

https://www.peakenergy.com

Le mythe du "complexe de vitamine C", ou "vitamine C naturelle"

Tout le concept de la vitamine C existant naturellement dans un complexe multi-composé est une fiction aux proportions absurdes. Il n'est pas clair si les individus, principalement sur Internet, croient vraiment que cela est vrai ou font la promotion intentionnelle d'une fraude. Ces affirmations sont pour le moins étonnamment fausses.

Si, pour une raison quelconque, vous faites partie des lecteurs qui trouvent cette fiction convaincante et logique (et les présentations typiques de YouTube sont très lisses et apparemment "scientifiques"), je vous encourage à vous rendre sur PubMed - sur votre ordinateur - et à taper "acide ascorbique, ascorbate ou vitamine C" dans le champ de recherche. Vous verrez immédiatement des résumés pour des milliers d'articles. Aucun d'entre eux, en particulier les études cliniques où la vitamine C est utilisée comme thérapie principale ou unique, ne mentionne le « complexe de vitamine C». En d'autres termes, toutes les choses vraiment fabuleuses que la vitamine C a été scientifiquement documentée comme en étant responsable, ont été faites avec de l'acide ascorbique ou une autre forme d'ascorbate par elle-même. Aucun autre nutriment, médicament ou composé auxiliaire n'était nécessaire.

Le mythe que la supplémentation en vitamine C peut provoquer le développement de calculs rénaux

Bien que certains aient théoriquement associé le développement des calculs rénaux à la consommation de vitamine C, la recherche contredit cette hypothèse. La théorie est basée sur deux observations non liées :

Une recherche approfondie, cependant, a montré qu'une personne en bonne santé qui évite la déshydratation et ingère de grandes quantités de vitamine C, n'a pas besoin de s'inquiéter au sujet des calculs rénaux. (Levy MD, Thomas. (2002) Guérir les Incurables 375-376)

En 1999, deux études menées à Harvard ont montré que la vitamine C n'est pas un facteur dans le développement des calculs rénaux chez les adultes en bonne santé. Curhan en 1999 a étudié 85.557 femmes pendant 14 ans et n'a trouvé aucune association statistique entre la vitamine C et le risque de développer des calculs rénaux. (Curhan, G.W. Willett, F. Speizer et M. Stampfer (1999) Ingestion de vitamines B6 et C et le risque de calculs rénaux chez les femmes.)

Une étude antérieure réalisée sur 45.251 hommes en bonne santé sans antécédent de calculs rénaux, est arrivée à la même conclusion, avec de plus faibles doses allant de 250 mg à 1500 mg de vitamine C par jour. (Une étude prospective de l'apport en vitamines C et B6 et le risque de calculs rénaux chez l'homme Journal of Urology 155 (6) : 1847-1851)

Extraits autorisés d'article du site SuperVitamineC.com :

Conférence du Dr Thomas Levy au 35ème congrès annuel de l'arbre de vie contre le cancer (Annual Tree of Life Cancer Convention), sur la découverte de l'efficacité de la vitamine C encapsulée dans les liposomes. http://www.youtube.com/watch?v=e07P6rj2Xx8

Transcription et traduction d'une partie de cette conférence :

Le présentateur : C'est mon plaisir de vous avoir à la 35 ème convention annuelle de la Société pour le Contrôle du Cancer, en Californie.

Depuis de longues années le Dr Levy a été impliqué dans la recherche sur la vitamine C, il a aussi effectué des travaux spécialisés en cardiologie, donc il est particulièrement qualifié pour parler sur la vitamine C pour le cœur, le cancer et les maladies infectieuses.

(Cette vidéo est faite d'extraits provenant de la vidéo complète, on passe donc d'un sujet à un autre sans transitions)

Le Dr Levy (00 :30) : Les perfusions de vitamine C (intraveineuses) et les autres formes de vitamine C utilisées, elles neutraliseront les piqûres de serpents, elles neutraliseront les insecticides organo-phosphatés, tous les différents métaux lourds.

Au meilleur de ma connaissance, il n'y a pas du tout besoin de ce qu'on appelle un antidote, autre que la vitamine C. Il y a une nouvelle préparation de vitamine C, que j'ai nommée, c'est la vitamine C encapsulée dans des liposomes (Vitamine C liposomique/liposomale).

Je vous invite à l'examiner par vous-même. J'ai trouvé constamment durant l'année et demie passée, que 5 ou 6 grammes de vitamine C liposomique, est plus efficace cliniquement, en réalité beaucoup plus efficace, donc plus efficace cliniquement que 50 grammes de vitamine C en intraveineuse.

La vitamine C en intraveineuse est vastement mieux que toute autre forme de vitamine C orale standard. Vous avez donc ce classement. Pourquoi est-ce ainsi ?

Et bien si vous obtenez presque 100% d'absorption des liposomes, ce que nous avons montré être vrai, vous avez 5 grammes dans le sang. Si vous prenez une perfusion de 50 grammes, vous obtenez 50 grammes dans le sang. Dix fois plus.

Mais j'ai trouvé que cette liposomale est cliniquement supérieure. Et par le même procédé la liposomale obtient presque 100% d'absorption dans le sang, les liposomes circulant dans le sang délivrent la vitamine C intra-cellulairement !

Et bien sûr votre cible biologique ultime est à l'intérieur des cellules qui sont les plus affectées, dans votre cancer, dans votre maladie cardiaque, étant attaquées par vos toxines. C'est l'idée de baigner dans quelque chose, contre celle de l'avoir à l'intérieur de vous.

Mettre de la vitamine C à l'abri à l'intérieur de bulles microscopiques de liposomes (faits d'acides gras essentiels) la protège contre les sucs gastriques et offre donc une absorption de 98% dans le sang, mais permet principalement à la vitamine C de pénétrer directement dans les membranes cellulaires via ces liposomes !

Nous parlons donc de 98% de biodisponibilité, ce qui signifie qu'au moins 98% du produit acheté est utilisé par l'organisme. La Vitamine C Liposomale étant administrée directement aux cellules, son efficacité est beaucoup plus puissante que les injections intraveineuses de vitamine C utilisées précédemment dans la médecine orthomoléculaire.

Ce qui était inimaginable il y a 10 ans, elle est aujourd'hui disponible pour tous et à un prix accessible. La Vitamine C Liposomale est même moins chère qu'une vitamine C traditionnelle, car une dose de 1000 mg (1 gramme) produit les effets de plusieurs comprimés de 1 gramme.

Les essais cliniques réalisés par le Dr Steve Hickey, spécialiste de la vitamine C, ont montré que la Vitamine C Liposomale produit des taux de vitamine C dans le sang presque équivalents au double du maximum théoriquement possible avec d'autres formes de vitamine C !

Cette forme de supplément permet donc de ne prendre qu'une seule dose de 1000 mg tout en ayant des niveaux sanguins équivalant à plus de 3000 mg pour une vitamine C classique.

L'effet sur la santé est encore plus important parce que la vitamine C est livrée directement dans les membranes cellulaires par l'action des liposomes, ce qui rend 1 dose de 1 gramme de vitamine C liposomique plus efficace.

La Vitamine C Liposomale s'avère beaucoup plus puissante que toutes les autres formes de vitamine C par voie orale. La Vitamine C Liposomale a été appelée "Vitamine C hyper-puissante" ! C'est parce qu'elle utilise le meilleur de la technologie d'encapsulation liposomale. Ce qui a plusieurs avantages :

- Cela permet aux microsphères de la vitamine C liposomale de naviguer rapidement à travers le système digestif ;
- cela ne nécessite pas d'activité digestive avant de la prendre ;
- la vitamine C est rapidement absorbée dans l'intestin grêle et transportée intacte dans le sang vers les cellules qui en ont besoin.
- Enfin, cette technologie assure une absorption et une biodisponibilité maximales.

Partie 4 - Suppléments importants

Les antioxydants synergiques du Pr Packer

Selon le Pr Lester Packer, microbiologiste cellulaire et biochimiste, Professeur à l'université de Californie, pionnier de la recherche sur les antioxydants depuis les années 50, c'était LE spécialiste mondial sur le sujet. Il a publié plus de 700 articles scientifiques et 70 ouvrages sur tous les aspects des antioxydants et de la santé.

Son livre "The Antioxidant Miracle" a été écrit en 1999 après 50 ans de recherche sur les antioxydants. En voici quelques extraits traduits :

Imaginez qu'il existe un moyen simple de garder votre cœur fort, votre esprit vif et votre corps jeune. Imaginez que ce programme puisse vous garder jeune, améliorer votre vie sexuelle, prévenir le cancer et les maladies cardiaques, et garder votre peau souple et sans rides. Et peut-être mieux encore, imaginez que c'est quelque chose de facilement disponible dans votre pharmacie ou votre magasin d'alimentation naturelle. Ces avantages et d'autres sont les résultats miraculeux des antioxydants. Lester Packer est l'autorité la plus importante au monde sur ces guérisseurs naturels. Dans The Antioxidant Miracle, il explique pour la première fois exactement comment vous pouvez concevoir un programme antioxydant pratique et personnalisé pour la prévention des maladies et le bien-être optimal.

The Antioxidant Miracle est le premier livre populaire à révéler toute la gamme des bienfaits curatifs de l'acide lipoïque, l'antioxydant le plus polyvalent et le plus puissant et l'arme secrète de la nature dans le traitement des maladies cardiaques, du cancer, du diabète et des maladies du foie. Ce livre révolutionnaire dévoile également la force étonnante du réseau antioxydant, la combinaison de la vitamine E, de la vitamine C, de l'acide lipoïque, du CoQ10 et du glutathion qui, lorsqu'ils sont pris en quantités appropriées, combat la maladie et le vieillissement de manière beaucoup plus agressive que les suppléments pris individuellement.

Après une explication accessible de la science derrière les antioxydants, Carol Colman, rédactrice en chef et spécialiste de la santé, vous montre comment développer votre propre régime de suppléments de pointe conçu pour garder votre corps fort, votre cerveau à pleine vitesse et votre réseau d'antioxydants travailler à son apogée. Ils comprennent des programmes de suppléments spécialisés pour les fumeurs, les diabétiques, les personnes ayant des antécédents familiaux de cancer ou de maladie cardiaque, les femmes ménopausées, les athlètes et les mangeurs difficiles. Vous découvrirez comment incorporer facilement des aliments riches en antioxydants dans votre alimentation et développer votre propre plan pour une peau lisse, saine et jeune. Et vous découvrirez les avantages des antioxydants « bouster» - les bioflavonoïdes comme le ginkgo biloba et le pycnogénol - et d'autres comme le bêta-carotène et le sélénium.

Les antioxydants sont un groupe de vitamines, minéraux et autres composés qui sont produits par le corps ou qui se trouvent naturellement dans de nombreux aliments. Ils travaillent ensemble dans le corps pour maintenir notre santé et notre vigueur, nous protégeant des dommages causés par les radicaux libres, qui peuvent blesser les cellules et les tissus sains. Le corps lui-même produit des radicaux libres dans le cours normal de la production d'énergie, mais il existe également des substances dans notre environnement - produits chimiques, fumée, polluants, ou le rayonnement solaire - qui déclenchent la production de radicaux libres.

Les scientifiques ont découvert que les radicaux libres sont des facteurs de causalité dans presque toutes les maladies, des maladies cardiaques à l'arthrite, au cancer et à la cataracte. En fait, les radicaux libres sont l'un des principaux responsables du processus de vieillissement.

Bien qu'il existe des centaines d'antioxydants, seuls cinq sont des antioxydants en réseau : les vitamines C et E, le glutathion, l'acide lipoïque et la coenzyme Q10.

Les vitamines C et E ne sont pas produites dans le corps et doivent être obtenues par la nourriture. Le glutathion, l'acide lipoïque, et la CoQ10 sont produits par le corps, mais les niveaux de ces antioxydants diminuent beaucoup avec l'âge. C'est pourquoi nous devons tous les supplémenter.

Ils ont également découvert que certains antioxydants hors réseau et même certaines substances différentes peuvent augmenter l'efficacité d'un ou plusieurs antioxydants du réseau. Ceux-ci inclus les membres de la famille des flavonoïdes, un groupe de plusieurs milliers de composés phytochimiques des plantes. Il existe cinquante composés flavonoïdes courants dans les fruits, les légumes, y compris le thé vert et le vin rouge. Le sélénium, un minéral qui renforce le réseau d'antioxydants, est un exemple de non-antioxydant qui fait des miracles. Ces assistants des antioxydants comprennent la famille des caroténoïdes, des colorants présents dans les aliments, en particulier dans les légumes à feuilles vert foncé et les fruits et légumes orange et jaunes.

La découverte du réseau des antioxydants synergiques - les cinq antioxydants spéciaux qui travaillent ensemble en synergie spectaculaire - est le point culminant de près d'un demi-siècle de recherches couvrant la vie et la carrière de nombreux scientifiques distingués.

La principale tâche du réseau d'antioxydants est d'empêcher que les antioxydants soient perdus par oxydation. Comme un antioxydant du réseau sauve l'autre, le cycle se poursuit, garantissant que le corps maintiendra le bon équilibre en antioxydant.

Voici un exemple de la manière dont les antioxydants du réseau travaillent ensemble. Quand la vitamine E désarme un radical libre, elle devient un radical libre faible. Mais contrairement aux mauvais radicaux libres, le radical vitamine E peut être recyclé ou reconverti en antioxydant, par la vitamine C ou la coenzyme Q10. Celles-ci lui donneront des électrons, la ramenant à son état d'antioxydant.

Le même scénario se produit lorsque la vitamine C ou le glutathion désactive un radical libre et devient un radical libre faible dans le processus. Ces antioxydants peuvent être recyclés sous leur forme antioxydante par l'acide lipoïque ou la vitamine C.

Bien que les antioxydants du réseau fonctionnent en synergie, chacun a une niche unique dans la cellule où il exerce une action protectrice. Par exemple, la membrane cellulaire est constituée principalement de graisses ou de lipides, mais la cellule elle-même est remplie d'eau. La vitamine E et la CoQ10 sont liposolubles et protègent la partie grasse de la membrane cellulaire de l'attaque des radicaux libres. Mais ne comptez pas sur elles pour protéger les parties aqueuses de la cellule, ou le sang, qui est principalement de l'eau. Ces zones ne sont accessibles qu'aux antioxydants solubles dans l'eau, tels que la vitamine C et le glutathion.

À notre connaissance, il n'existe qu'un seul antioxydant autorisé dans les zones aqueuses et grasses, c'est l'acide lipoïque. L'acide lipoïque a la particularité de fonctionner dans les deux zones et de régénérer les deux antioxydants hydrosolubles (vitamine C et glutathion) et liposolubles (vitamine E et CoQ10.)

Acide lipoïque

L'acide lipoïque offre une protection puissante contre trois maux courants du vieillissement : l'accident vasculaire cérébral, l'infarctus et la cataracte. L'acide lipoïque renforce la mémoire et prévient le vieillissement cérébral

L'acide lipoïque stimule l'ensemble du réseau de défense antioxydant. En prenant de l'acide lipoïque, vous augmentez vos niveaux de vitamines E et C, de glutathion et de coenzyme Q10.

L'acide lipoïque désactive les mauvais gènes qui peuvent accélérer le vieillissement et provoquer le cancer.
L'acide lipoïque est censé inverser l'intoxication du foie aux champignons, qui est généralement mortelle. Il a été utilisé avec succès pour traiter d'autres maladies du foie telles que l'hépatite C.

Le plan Packer : 100 milligrammes par jour (50 milligrammes le matin et 50 milligrammes le soir

Sources : synthétisé par le corps. Présent en petites quantités dans les pommes de terre, les épinards et la viande rouge

En 1951, le biochimiste Lester Reed a isolé l'acide lipoïque et cartographié sa structure moléculaire. Ce ne fut pas une tâche facile, il a fallu 10 tonnes de foie de bœuf pour produire à peine 30 milligrammes d'acide lipoïque !

Il est extrêmement difficile d'obtenir suffisamment d'acide lipoïque dans les aliments, car il est présent dans de tels infimes quantités : il faut 3 kilos d'épinards pour produire seulement 1 milligramme d'acide lipoïque. De toute évidence, il est impossible d'ingérer quotidiennement mes 100 milligrammes d'acide lipoïque recommandés à partir de la nourriture seule. C'est pourquoi je prends un supplément d'acide lipoïque et vous recommande de faire de même.

De tous les antioxydants présents dans le corps, l'acide lipoïque est celui qui est le plus similaire dans son action au glutathion. Dans chaque expérience, les niveaux cellulaires de glutathion ont augmenté de 30%, en d'autres termes, l'acide lipoïque a réussi là où d'autres antioxydants et les médicaments avaient échoué : il peut augmenter les niveaux de glutathion, signe qu'il peut recycler cet antioxydant.

De plus, en l'absence de vitamine E, l'acide lipoïque prend les fonctions de la vitamine E dans le corps. Non seulement il existe une forte relation entre les antioxydants du réseau, mais l'acide lipoïque joue un rôle central dans ce réseau.

Récemment, mon collègue sur le campus de Berkeley, le professeur Bruce Ames, a partagé quelques informations avec moi. Bruce et moi avons une amitié de longue date et un intérêt mutuel pour le rôle des radicaux libres, des oxydants et des antioxydants dans le processus de vieillissement. Bruce a suivi le travail que nous avons fait sur l'acide lipoïque et a mené ses propres expériences intéressantes. Lui et ses collègues ont montré que lorsqu'il est combiné avec l'acide aminé L-carnitine, une substance qui favorise le transport des acides gras dans les cellules, l'acide lipoïque peut littéralement rajeunir les mitochondries chez les animaux âgés. Les mitochondries sont les "centrales énergétiques" des cellules, où l'énergie est produite. En vieillissant, nos mitochondries vieillissent aussi, ce qui peut ralentir la production d'énergie. De plus, Bruce rapporte que les animaux ont non seulement un meilleur fonctionnement des mitochondries, mais elles semblent et agissent plus jeunes.

Vitamine E

Un antioxydant anti-âge, la vitamine E, annule le « fléchissement » lié à l'âge de la fonction immunitaire et empêche vos cellules cérébrales de vieillir. Elle fonctionne mieux qu'un médicament d'ordonnance pour retarder l'apparition de la maladie d'Alzheimer.

La vitamine E garde votre peau jeune en la protégeant contre les dommages causés par les rayons UV et l'ozone, les principales causes de rides, de taches brunes et même de cancer.

La vitamine E soulage les symptômes de l'arthrite et d'autres maladies inflammatoires.

La vitamine E réduit le risque de cancer de la prostate chez les hommes et peut inhiber la croissance des cellules cancéreuses du sein.

Le plan Packer : 500 milligrammes par jour de tocophérols et tocotriénols mixtes.

Sources : huiles végétales brutes, noix, beurres de noix, huile de son de riz, orge, et en plus petites quantités dans les légumes à feuilles vertes.

J'étudie la vitamine E depuis plus de trente ans et j'ai participé à une grande partie de la recherche scientifique qui a conduit à des percées dans notre compréhension de cette vitamine. En fait, le Packer Lab est situé dans le même bâtiment à l'Université de Californie à Berkeley, où les deux scientifiques qui ont découvert la vitamine E pour la première fois ont fait une partie de leur travail le plus excitant et créatif.

La vitamine E est une famille de molécules composée de quatre tocophérols différents et de quatre différents tocotriénols, tous de structure presque identique. Bien que l'alpha tocophérol soit la famille la plus connue, ses autres frères et sœurs sont également extrêmement importants. Malheureusement, la transformation moderne des aliments épuise régulièrement notre approvisionnement alimentaire de toutes les formes de vitamine E naturelle, ce qui laisse beaucoup d'entre nous déficients en cet antioxydant clé.

Dans le réseau antioxydant, la vitamine E est recyclée par la vitamine C, l'acide lipoïque et la coenzyme Q10. Même si vous prenez de la vitamine C et de l'acide lipoïque, vous devez toujours prendre de la vitamine E. Ce qui rend la vitamine E unique, c'est qu'elle peut manœuvrer à travers les parties grasses de la membrane de la cellule, inaccessibles aux autres antioxydants du réseau. Seule la vitamine E peut pénétrer ce milieu, ciblant et éteignant les radicaux libres dans le processus.

Comparée au nombre de molécules de graisse dans les membranes cellulaires, la vitamine E est présente dans des concentrations étonnamment faibles - pour 1 000 à 2 000 molécules lipidiques, il n'y a qu'une molécule de vitamine E. Même si la vitamine E est présente en quantités infimes, elle effectue un travail vital. Pratiquement à elle seule, la vitamine E protège les lipoprotéines des dommages causés par les radicaux libres, ou l'oxydation, le même processus qui rend le beurre rance.

L'étude la plus spectaculaire à ce jour attestant des bienfaits de la vitamine E a été réalisée sur des patients qui avaient déjà subi une crise cardiaque. L'étude Cambridge Heart Antioxidant Study (connue comme CHAOS) était une étude en double aveugle, contrôlée contre placebo, portant sur 2 002 personnes atteintes de maladie du cœur, dont 37% étaient dans un état très grave ou avaient déjà subi un triple pontage en chirurgie. Quelque 1035 patients ont reçu 400 UI, ou 800 UI de vitamine E par jour, les 967 autres ont reçu un placebo. Après 510 jours, les chercheurs ont constaté que les patients qui avaient pris de la vitamine E ont eu une incroyable baisse de 77 % des crises cardiaques par rapport à ceux qui n'en ont pas pris. Donné les résultats de cette étude, qui a été publiée dans la revue médicale britannique The Lancet, les chercheurs ont décidé d'interrompre l'étude et de prescrire de la vitamine E à tous les patients. [1]

Je crois que la vitamine E, ainsi que l'ensemble du réseau antioxydant, peuvent sauver beaucoup plus de vies en prévenant l'environnement interne à l'origine des maladies cardiaques. Pour moi, c'est une approche beaucoup plus intelligente que d'essayer de corriger le problème après coup.

Les tocotriénols sont la forme de vitamine E présente dans les sons de céréales, comme le son de riz, le son de blé et d'avoine. Les tocotriénols ont les mêmes fonctions de base que les tocophérols mais au niveau moléculaire ont une forme différente, ce qui leur donne des pouvoirs spéciaux au-dessus de leur fonction antioxydante. Ces membres de la famille de la vitamine E ont un rôle unique à jouer pour prévenir et traiter les conditions telles que l'athérosclérose (artères obstruées), des niveaux élevés de cholestérol, et même certains cancers.

Le gamma tocophérol est la forme naturelle de la vitamine E présente dans les huiles de soja et de maïs. Malheureusement, la plupart du gamma tocophérol a disparu de ces huiles avant qu'elles n'atteignent le consommateur, ce qui signifie que notre alimentation est déficiente en cette forme de vitamine E Alors qu'il y a trente ans, le gamma tocophérol naturel était la forme dominante de vitamine E dans le régime alimentaire nord-américain, l'utilisation d'alpha-tocophérol synthétique et l'extraction de gamma-tocophérol des huiles alimentaires pour la fabrication d'alpha-tocophérol naturel ont changé l'équilibre.

Ironiquement, maintenant que nous avons épuisé l'approvisionnement alimentaire en gamma tocophérol, des recherches récentes indiquent un rôle important dans le corps pour le gamma tocophérol. En particulier, le gamma tocophérol peut aider à bloquer les voies biochimiques qui déclenchent l'inflammation ainsi que le cancer. Des études ont montré que le rapport du gamma tocophérol à l'alpha tocophérol dans le sérum est déprimé chez les patients qui fument, souffrent de maladies cardiovasculaires ou souffrent du SIDA. Cette carence pourrait être importante en termes d'entrave à la capacité du corps à lutter contre l'inflammation qui peut aggraver ces problèmes.

[1] - Etude de 1996 : Randomised controlled trial of vitamin E in patients with coronary disease: Cambridge Heart Antioxidant Study (CHAOS) https://www.ncbi.nlm.nih.gov/pubmed/8622332

Titre traduit : Essai contrôlé randomisé de vitamine E chez des patients atteints de maladie coronarienne : Cambridge Heart Antioxidant Study (CHAOS)

INTERPRÉTATION : Nous concluons que chez les patients atteints d'athérosclérose coronaire symptomatique prouvée angiographiquement, le traitement par alpha-tocophérol réduit considérablement le taux d'infarctus du myocarde non mortel, avec des effets bénéfiques apparents après 1 an de traitement.

Vitamine C

Les personnes qui prennent quotidiennement des suppléments de vitamine C réduisent considérablement leur risque de mourir de cancer et de maladies cardiaques.

La vitamine C prévient le cancer en protégeant l'ADN des dommages causés par les radicaux libres.

La vitamine C régénère la vitamine E et interagit avec les antioxydants flavonoïdes du réseau.

Présentée comme le remède contre le rhume, la vitamine C est essentielle au bon fonctionnement du système immunitaire. En renforçant la fonction immunitaire, la vitamine C peut réduire la longueur et la gravité des rhumes et des virus et renforcer la capacité du corps à résister au cancer.

La C est la vitamine pour une belle peau. Elle est essentielle pour la production de collagène, la colle cellulaire qui maintient le corps ensemble et garde la peau jeune et souple.

La vitamine C fonctionne avec la E pour empêcher l'oxydation des lipoprotéines qui peuvent conduire aux maladies cardiaques.

La C protège contre les cataractes, une des principales causes de problèmes de vision chez les personnes âgées.

Le plan Packer : 500 milligrammes par jour d'ester C (250 mg le matin et 250 mg l'après-midi).

Sources : La vitamine C est abondante dans les plantes et présente dans de nombreux fruits et légumes y compris les poivrons rouges, le brocoli, les canneberges, le chou, les pommes de terre, les tomates et les agrumes.

C'est le lien qui relie les antioxydants liposolubles aux hydrosolubles. Dans le réseau, la vitamine C a le rôle important de recharger la vitamine E liposoluble lorsqu'elle devient un radical libre. Bien que l'acide lipoïque puisse également régénérer E, la vitamine C le fait mieux.

La vitamine C est remarquablement similaire en poids moléculaire et en structure au glucose, un simple sucre dans la circulation sanguine qui est utilisé pour fabriquer du carburant pour faire fonctionner le corps. Cela donne à la vitamine C un avantage décisif sur les autres antioxydants du réseau. L'énergie est si essentielle au fonctionnement du corps que le glucose est rapidement absorbé par les cellules. En d'autres termes, il est préféré aux autres molécules qui essayent d'entrer. Comme vous vous en souvenez peut-être, lorsqu'un antioxydant du réseau désamorce un radical, il s'oxyde ensuite en un radical libre faible et doit être recyclé dans sa forme antioxydante. Étant donné que la forme oxydée de la vitamine C est presque identique au glucose, elle obtient un transport gratuit sur l'autoroute du glucose et est également rapidement prise dans les cellules. Dans les cellules, la C oxydée est recyclée en vitamine C antioxydante et est retournée au plasma pour protéger les protéines et lipoprotéines.

Étonnamment, les êtres humains sont l'un des rares animaux qui ne produisent pas eux-mêmes de vitamine C et doivent donc dépendre d'en obtenir suffisamment par la nourriture ou des suppléments. À cet égard, nous sommes similaires aux cochons d'Inde, à la chauve-souris frugivore de l'Inde et à un oiseau chanteur appelé le bulbul à évent rouge, qui manquent tous de l'enzyme nécessaire pour convertir le glucose en vitamine C. Par comparaison, tous les autres animaux - de la mouche domestique au chien de la famille - produisent des quantités relativement importantes de vitamine C. Par exemple, une chèvre produit jusqu'à 13 grammes de vitamine C par jour.

La fonction de la vitamine C dans l'organisme va bien au-delà de son rôle d'antioxydant de réseau. Elle est essentielle pour la production de collagène mature, une protéine qui forme le tissu conjonctif qui soutient le derme, la couche externe de la peau. Le collagène est aussi nécessaire à la formation des ligaments, des os et des vaisseaux sanguins. C'est littéralement la colle cellulaire qui maintient le corps ensemble. Le collagène est également essentiel pour la cicatrisation des plaies, et les médecins recommandent de prendre des suppléments de vitamine C après la chirurgie. Parce que le collagène fait partie intégrante du cartilage et des os, certains médecins prescrivent des doses de vitamine C aux personnes souffrant d'arthrite. En général, les gens signalent une amélioration de symptômes, bien qu'il n'y ait aucune preuve que la vitamine C puisse réellement faire repousser le cartilage

La prise de suppléments de vitamine C peut réduire le risque de maladie cardiaque. Selon l'étude menée à l'École de santé publique de l'UCLA, sous la direction de James Enstrom, des hommes qui ont pris 300 mg de vitamine C par jour avaient un risque de maladie cardiaque de 45% inférieur à celui des hommes qui prenaient moins de 49 mg par jour. Il semble évident que les personnes qui consomment le moins de vitamine C ne donnent pas leur corps les outils dont ils ont besoin pour se protéger contre les radicaux libres.

Coenzyme Q10

La coenzyme Q10 liposoluble régénère la vitamine E dans le réseau antioxydant.

Depuis plus de deux décennies, la CoQ10 a été utilisée avec succès pour traiter et prévenir les maladies cardiaques au Japon et par des médecins américains innovants.

La CoQ10 rajeunit les cellules du cerveau et peut aider à prévenir la maladie d'Alzheimer et de Parkinson

La CoQ10 est actuellement à l'étude comme traitement du cancer du sein avancé.

La CoQ10 est utilisée pour traiter la maladie des gencives.

Le plan Packer : 30 mg par jour dans le cadre du plan de base. 50 mg supplémentaires quotidiennement pour les personnes à haut risque de maladie cardiaque ou d'accident vasculaire cérébral.

Sources : synthétisée par le corps ; également trouvée dans les fruits de mer et les viandes d'organes.

La CoQ10 est impliquée dans le cycle de Krebs, le mécanisme dans lequel le corps produit de l'ATP ou carburant. En fait, la CoQ10 a été surnommée la « bougie d'allumage cellulaire» car, tout comme une bougie est nécessaire au démarrage du moteur d'une automobile, la CoQ10 est essentielle pour la production d'énergie qui maintient le corps en marche. Autrement dit, sans assez de Co Q10, vous tournez à vide.

La CoQ10 est présente dans toutes les membranes cellulaires. Elle est si abondante dans les cellules qu'elle est également connue par le nom d'ubiquinone, dérivé du mot ubiquitaire. La CoQ10 se trouve en quantités les plus élevées dans la mitochondrie, l'appareil de production d'énergie de pratiquement toutes les cellules, en particulier les mitochondries du cœur, du cerveau, des reins et du foie, les tissus les plus durs du corps. Elle est là pour une bonne raison.

Dans les mitochondries, la CoQ10 remplit deux fonctions importantes. Tout d'abord, comme je l'ai mentionné plus tôt, elle est essentielle pour faire de l'ATP. Deuxièmement, la CoQ10 est un antioxydant liposoluble. En même temps que les cellules produisent de l'énergie, elles créent également des radicaux libres. À ce titre, la CoQ10 remplit une double fonction. Non seulement elle accélère la production d'énergie dans les cellules, mais elle peut aussi aider à éteindre les radicaux libres gênants. Mais, plus important encore, la CoQ10 recycle la vitamine

E, le plus puissant antioxydant liposoluble dans le corps. Comme de nombreuses autres substances produites par l'organisme, les niveaux de CoQ10 diminuent avec l'âge.

Bien que la CoQ10 se trouve dans des aliments tels que le saumon, le foie et d'autres viandes d'organes, il est presque impossible d'obtenir suffisamment de CoQ10 uniquement par l'alimentation, surtout au cours des dernières années. Voilà pourquoi je recommande à tous les individus de plus de quarante ans de prendre 50 mg de CoQ10 par jour.

Glutathion

Gardez vos niveaux de glutathion élevés ! De faibles niveaux de glutathion sont un signe avant-coureur de la maladie et de mort prématurée.

Produit dans l'organisme, le glutathion est le principal antioxydant soluble dans l'eau. Dans le réseau antioxydant, le glutathion recycle la forme oxydée de la vitamine C, lui redonnant son pouvoir antioxydant.

L'acide lipoïque peut augmenter les niveaux de glutathion. Le glutathion contribue à la détoxication des médicaments et des polluants et à la santé du foie.

Le glutathion est important pour un système immunitaire fort. Stimuler le glutathion peut inverser l'effondrement de la fonction immunitaire lié à l'âge.

Le glutathion est impliqué dans le stockage et le transport des acides aminés, les éléments constitutifs des protéines.

Le plan Packer : La meilleure façon d'augmenter les niveaux de glutathion est de prendre 100 mg d'acide lipoïque tous les jours.

Sources : Le glutathion est abondant dans les fruits, les légumes et la viande fraîchement cuite, mais il est décomposé lors de la digestion.

Pourquoi le glutathion est-il si important ? Le glutathion est le principal antioxydant des cellules. Trouvé dans la sève cellulaire (la partie aqueuse de la cellule), il y a plusieurs millions de fois plus de molécules de glutathion dans les cellules que de vitamine E, le principal antioxydant liposoluble. Il y a étonnamment de grandes quantités de glutathion dans le foie, où les médicaments, les polluants, l'alcool et d'autres substances étrangères sont détoxifiées. Semblable à l'acide lipoïque, le glutathion est un antioxydant thiol, ce qui signifie qu'il contient du soufre. Comme vous le verrez, il existe un lien fort entre ces deux antioxydants.

Le glutathion est produit dans les cellules à partir de trois acides aminés : la cystéine, l'acide glutamique et la glycine, qui peuvent tous être dérivés des aliments.

Alors, comment pouvez-vous vous assurer d'avoir suffisamment de cet antioxydant qui sauve des vies ? Un des découvertes faites dans le Packer Lab est que les suppléments d'acide lipoïque peuvent considérablement augmenter les niveaux de glutathion dans les tissus cibles où il est nécessaire. En fait, je crois que certains des effets bénéfiques attribués à l'acide lipoïque peuvent être causés par sa capacité à augmenter le glutathion.

Un rôle principal du glutathion est de débarrasser le corps du peroxyde d'hydrogène, qui est produit lorsque les graisses et les protéines s'oxydent ou sont endommagées par les radicaux libres. Le peroxyde d'hydrogène n'est pas un radical libre lui-même, mais il peut réagir avec d'autres substances telles que le fer pour produire des radicaux hydroxyles potentiellement dangereux.

Semblable à d'autres antioxydants du réseau, le glutathion est également une molécule de signalisation qui active et désactive les gènes. En particulier, le glutathion est impliqué dans la régulation de la voie qui active les gènes qui peut provoquer une inflammation chronique et entraîner de graves problèmes de santé tels que l'arthrite, les maladies auto-immunes et même le cancer.

Le glutathion est un élément essentiel du processus de détoxication. Quand le glutathion rencontre des composés toxiques dans le foie, il se fixe sur eux, et dans un processus appelé S-conjugaison, rend le composé plus soluble dans l'eau, ce qui permet aux toxines d'être évacuées par les reins.

Le NAD

Le NAD est une molécule qui a récemment été rendue accessible au grand public, après la publication des travaux du Pr David Sinclair, professeur de génétique de la Faculté de médecine de Harvard, qui a littéralement rajeuni des souris en leur injectant du NAD !

Le NAD est un coenzyme (Nicotinamide Adénine Di-nucléotide) qui est présent dans toutes les cellules et qui aide les enzymes à transférer les électrons pendant les réactions d'oxydoréductions du métabolisme de formation de l'ATP. Les cellules, et donc l'être humain, ne peuvent tout simplement pas vivre sans NAD+ De plus en plus de scientifiques découvrent que la mort des cellules due à des maladies se produit lorsque la réserve de NAD+ est épuisée. Le NAD+ sert aussi à la communication entre les cellules, et son absence désorganise complètement l'organisme.

Pour l'essayer, j'avais acheté mon premier NAD+, qui était alors beaucoup plus cher, en 2015 auprès de la société pionnière Biotrends. J'ai vraiment été bluffé par l'effet de surplus d'énergie que cela me donnait, même avec des doses de moins de 100 mg. Depuis les prix ont bien baissés, et on trouve pleins d'offre sur internet pour le NAD, NADH ou le NAD+, ou le NMN, les molécules juste avant et après. Plusieurs laboratoires financent et publient des études sur ses effets aux USA, et le grand public commence à s'y intéresser.

Pourquoi cette molécule est si intéressante ? Et bien parce qu'elle est presque de l'ATP, la molécule produite et utilisée par nos cellules comme source d'énergie. Avec le NADH, nos mitochondries n'ont qu'une manipulation à faire pour obtenir de l'ATP, au lieu d'avoir toute la chaîne de processus habituels du Cycle de Krebs pour fabriquer l'ATP. On peut donc dire que le NAD est presque, à une étape près, de l'énergie pure pour notre corps. C'est important de faciliter l'apport d'énergie à nos cellules, car dans de nombreux cas de maladies ou lors du vieillissement, les mitochondries sont affaiblies ou dysfonctionnelles, et leur faciliter le travail en leur fournissant ce NAD permet au corps de retrouver de l'énergie facilement pour lutter et se réparer.

Les avantages du NAD+

- Augmente l'énergie et lutte contre le vieillissement prématuré.
- Améliore l'efficacité des mitochondries.
- Améliore le métabolisme énergétique.
- Réduit le stress oxydatif.

Au fil des années les cellules accumulent des déchets et des toxines provenant de leur propre fonctionnement, mais surtout de l'environnement ou de maladies graves. Ces déchets encombrent les cellules de plus en plus et les empêchent de fabriquer le NAD+ à partir de la nourriture apportée par la digestion, et les cellules fabriquent donc de moins en moins d'énergie. C'est un des cercles vicieux qui mènent à la mort des cellules et donc du corps, car le moins d'énergie la cellule dispose, le moins de déchets elle peut évacuer, et donc le moins elle peut fabriquer de l'énergie, et elle finit par mourir par manque d'énergie.

En prenant du NAD+, la cellule n'a pas à le fabriquer, et peut l'utiliser directement pour faire de l'énergie qu'elle peut alors utiliser pour fonctionner et se nettoyer des déchets et toxines accumulés. Le NAD+ permet aux cellules âgées de redémarrer en obtenant de l'énergie très facilement, et ensuite de se nettoyer des déchets et toxines qui l'on encombrée au fil des années, pour ensuite de fonctionner comme lorsqu'elles étaient jeunes.

Que se passe-t-il lorsque les niveaux de NAD+ diminuent ?

La réduction des niveaux de NAD+ signifie que le transfert d'énergie baisse – résultant en des fonctions mitochondriales bloquées et une augmentation du stress oxydatif, qui à son tour se manifeste comme :

- Production d'énergie réduite (ATP)
- Production de chaleur réduite
- Augmentation de la production de radicaux libres, causant des dommages à l'ADN, aux protéines et lipides
- Réduction de la capacité cellulaire pour effectuer des fonctions de base : la division correcte, la croissance et la réparation des dommages provoqués par le stress oxydatif
- Des voies métaboliques dérangées (provoquant un déséquilibre métabolique, résistance à l'insuline, taux de sucre perturbé)
- De l'inflammation chronique
- Des dysfonctionnements cognitifs

Le dysfonctionnement mitochondrial est considéré comme l'une des principales raisons derrière les symptômes du vieillissement, tels que le déclin physique et cognitif, la perte d'énergie et la fatigue. Sans surprise, les mitochondries ne fonctionnent pas aussi facilement et efficacement, les cellules deviennent vulnérables au stress oxydatif, donc subissent un vieillissement prématuré et les maladies de l'âge associées telles que l'insuffisance cardiaque, le diabète de type 2, la résistance à l'insuline, l'obésité, la perte auditive, la perte de vision, la maladie d'Alzheimer et le cancer.

Les mitochondries : les centrales énergétiques des cellules

Les mitochondries sont des organelles minuscules qui créent chaque parcelle d'énergie dont nos cellules ont besoin pour mener à bien leurs fonctions, telles que la réplication, la croissance, la réparation et l'entretien.

La fonction mitochondriale saine est au cœur même de presque tous les processus du corps. En plus d'être une partie importante du métabolisme énergétique, ces usines d'énergie sont également vitales pour la survie des cellules et les aident à faire face à toutes sortes de déclencheurs internes et environnementaux tels que le stress oxydatif, les dommages à l'ADN et les carences nutritionnelles.

Les mitochondries ont également plusieurs autres fonctions cellulaires. Celles-ci incluent :

- La production de chaleur
- Le stockage des ions calcium, qui sont impliqués dans la formation d'os sain, la transmission de l'impulsion nerveuse,
- La coagulation du sang,
- La contraction musculaire et la fertilisation.
- L'importation de métabolites et d'intermédiaires énergétiques

Elles servent de site de production initial pour diverses hormones telles que le cortisol, l'œstrogène, la progestérone et la testostérone.

Elles fabriquent du composé de fer qui aide les globules rouges à transporter l'oxygène vers les tissus et les organes.

Inutile de dire que la santé des mitochondries est extrêmement importante pour la santé globale. Sans compter, qu'il y a beaucoup de nutriments et de précurseurs que vos mitochondries doivent faire vivre ou chasser. Le NAD+ joue un rôle exceptionnel ici. Être à cours de NAD+, ce qui arrive souvent avec le vieillissement, peut provoquer la faiblesse et l'affaiblissement des fonctions mitochondriales, entraînant un vieillissement cellulaire prématuré et des troubles liés à l'âge.

Est-ce de la vitamine B3 ?

De nos jours beaucoup sont familiers avec le NADH qui est en fait la vitamine B3. Mais ce que la plupart des gens ne savent pas, c'est que le NAD+ est le précurseur de la vitamine B3, et est la seule forme stable dans le système digestif.

Prendre du NADH, donc la B3 est une perte de temps parce le NADH est décomposé dans le système digestif. Tout supplément de B3 classique est donc une perte de temps et d'argent.

Les comprimés de NAD+ sont les seuls qui vont apporter de larges quantités de vitamine B3 disponibles, après avoir passé le système digestif.

Quel est le dosage de maintenance, et celui pour rajeunir les cellules ?

Le plus on en prend, il n'y a pas de limite maximale c'est 100% sans danger, le plus d'effet réparateur de cellules âgées on obtient. Le maximum que le foie puisse transformer est d'environ 4 grammes par jour.

Il se prend de préférence à 1 heure avant ou après un repas, mais les pilules peuvent être prises à tout moment.

En cas de coup de fatigue dans la journée je prends 1 capsule, et dans les 20 minutes qui suivent je suis de nouveau plein d'énergie.

Voici un article publié sur le site de **l'Université de NSW en Australie,** dont des chercheurs ont découvert un composé chimique qui peut inverser le processus de vieillissement.
Cause of ageing that can be reversed
https://newsroom.unsw.edu.au/news/health/cause-ageing-can-be-reversed

Titre traduit : "Cause du vieillissement qui peut être inversée"

Le composé, appelé nicotinamide mono-nucléotide (NMN) pourrait aussi guérir le cancer, le diabète et certaines maladies inflammatoires dans les cinq ans. Des études sur des souris âgées ont montré que, dans la semaine suivant l'injection, elles montrent des améliorations musculaires à un point tel qu'elles ne pouvaient plus être distinguées des souris beaucoup plus jeunes.

Le Dr Nigel Turner, co-auteur de l'étude avec le Pr Sinclair, décrit les résultats comme "quelque chose comme un homme de 60 ans devenant semblable à un jeune de 20 ans".

S'exprimant sur le Channel 7, ce matin, le Dr Ginni Mansberg a expliqué que le NMN fonctionne en augmentant les niveaux de coenzyme appelé nicotinamide adénine dinucléotide, NAD. Le Dr Mansberg dit que le NAD fonctionne comme la "tour de contrôle des communications" dans la cellule et lorsque les taux de NAD baissent, le processus de vieillissement se produit. Mais avec des injections de NMN, ce processus pourrait être inversé.

Conclusion

Dès les années 1940-60, des médecins sont allés observer les populations de pays non modernisés, sur tous les continents. Leur conclusion était toujours que ces populations n'avaient pas de problèmes cardiovasculaires, ni cancers, ni diabètes, ni démences, alors que ces maladies chroniques se développaient déjà massivement dans les pays plus industrialisés et citadins. Puis ils ont constaté que ces personnes en bonne santé, lorsqu'elles migraient vers un pays moderne, commençaient à développer ces maladies chroniques. C'était déjà bien la preuve que ces maux n'étaient pas héréditaires ou génétiques, mais uniquement dus à l'environnement dans lequel la personne évoluait. La pollution atmosphérique était encore assez faible par rapport à aujourd'hui, il y avait beaucoup moins de terriens, et donc moins d'industries, de véhicules polluants, et donc il restait deux facteurs possibles pour provoquer ces maladies, la nourriture ou la sédentarité, ou les deux à la fois.

On avait donc découvert que l'humain en bonne santé mange de grandes quantités et variétés de produits d'origine végétale, et des produits animaux en quantités restreintes. Ce n'est généralement pas par choix éthique ou gustatif, mais simplement parce que l'environnement dans lequel nous vivons détermine ce qui nous est accessible comme source de nourriture. Pendant des millénaires nous avions facilement accès à beaucoup de produits végétaux à portée de main, fruits et légumes en tous genres, que nous mangions sans trop les cuire, et les produits animaux étaient plus difficiles à atteindre. Aujourd'hui c'est très différent, dans les pays industrialisés, nous avons à disposition toutes sortes de produits animaux à bon marché, alors que les fruits et légumes sont plus chers et difficiles à trouver. De plus nous avons développé toutes sortes d'habitudes de cuissons pour enrichir notre palette de saveurs, au détriment des molécules bienfaisantes présentes dans les produits frais.

Le plus dramatique pour notre corps est certainement la banalisation des produits très transformés industriellement, qui sont vides de micronutriments bienfaisants, mais qui en plus contiennent des molécules indigestibles par notre flore microbienne, qui causent des inflammations chroniques dans nos intestins, ce qui finit par déséquilibrer tout notre organisme. C'est de la nourriture dont notre corps ne peut rien extraire d'utile, mais qui en plus finit par nous devenir nocive et nous rend malades.

Nos cellules sont des organismes très compliqués qui ont besoin de centaines de molécules différentes pour bien fonctionner. De même pour notre microbiote, qui se charge de produire de nombreuses molécules qui nous sont nécessaires, mais qui lui aussi a besoin de nourriture variée et spécifique. Notre alimentation doit absolument inclure beaucoup plus d'éléments que les 3 macronutriments et les quelques vitamines et minéraux dont on nous parle depuis des décennies. Or il se trouve que la nature végétale est la seule qui offre la complexité suffisante pour pallier les demandes de nos cellules et de notre faune intestinale, pour les nourrir et les protéger.

Depuis ces découvertes aucun gouvernement n'a pris la direction d'étudier sérieusement la nutrition ou le besoin d'exercice physique, ils ont tous décidé de développer la médecine allopathique, pour traiter les symptômes de ces maladies avec la science technologique, au lieu de ramener la société vers des pratiques nutritionnelles équivalentes à celles des populations moins artificielles, qui étaient encore en bonne santé. Les problèmes n'ont donc fait qu'empirer, les citadins devenant de plus en plus sédentaires, les pollutions de l'air augmentant, et la nourriture devenant de plus en plus synthétique et absorbée dans des quantités toujours plus grandes.

De nombreux médecins ont cherché des solutions alternatives, et quand ils trouvaient, étaient systématiquement stoppés dès qu'ils atteignaient une certaine popularité, beaucoup furent mis en prison, ruinés ou assassinés, alors que les patients qu'ils avaient guéris protestaient ou pétitionnaient pour leur libération, en vain.

En 1990, l'étude de l'INSERM de Lyon (Lyon Heart Study) du Dr de Lorgeril et son équipe, a montré de façon scientifique définitive à quel point l'alimentation permettait de réduire les maladies cardiovasculaires et les cancers. La science avait parlé, et de façon spectaculaire, avec un résultat de 75% de récidive d'infarctus en moins, rien qu'en changeant de nourriture, en adoptant un régime méditerranéen traditionnel.

On pouvait donc s'attendre à ce que ces maux diminuent dans la population, puisque les autorités médicales et scientifiques savaient désormais indiscutablement comment les empêcher, au moins en partie. Jusqu'à ces résultats indiscutables, les autorités médicales bénéficiaient encore de la présomption d'innocence, de la présomption d'ignorance, ou du bénéfice du doute par manque de preuves scientifiques. Et pourtant les taux des maladies chroniques ont continué à augmenter.

Nous avons vu que les sites internet officiels de ces autorités médicales expliquent bien que ces maladies peuvent être empêchées en changeant notre mode de vie, en arrêtant de fumer, de boire de l'alcool, de manger trop, en mangeant plus de fruits et légumes, et en faisant de l'exercice physique. Donc, ils savent et ils partagent l'information avec leurs citoyens dans une certaine mesure.

Mais lorsqu'on demande à n'importe quelle personne prise au hasard si elle sait qu'elle pourra éviter d'avoir un cancer ou un AVC, elle nous répond que c'est impossible de l'empêcher, que si on pouvait éviter d'en avoir tout le monde le saurait. Et surtout elle nous dira "si c'était possible d'éviter le cancer, mon médecin m'en aurait parlé".

Eh oui, c'est là que la faille se trouve, toutes les informations de prévention des maladies chroniques existent et sont présentées sur les sites gouvernementaux et dans les revues scientifiques, mais la profession médicale est complètement ignorante de ces données !

Que ce soit chez le médecin généraliste, chez un spécialiste, ou à l'hôpital, aucun de ces personnels de santé n'est formé à la nutrition, et au fait que c'est le facteur majeur de bonne santé. Par contre on vous y prescrira toutes sortes de pilules, en vous disant que c'est la seule solution connue contre votre maladie.

Dans les médias et les centres de recherche scientifique même problème, on vous dira là-bas que la solution viendra de la découverte de nouvelles molécules qui soigneront ces maux épidémiques, et qu'il suffirait juste de donner plus de financements à la recherche pour enfin trouver comment guérir ces millions de personnes qui souffrent et meurent prématurément.

Il y a donc un maillon cassé dans la chaîne de transmission de l'information, ceux qui soignent ne connaissent pas la bonne méthode à appliquer, qui serait de changer le mode de vie de leurs patients, et surtout leur alimentation et leur quantité d'activité physique quotidienne.

La conclusion accablante, pour moi, est que les personnes à qui les humains délèguent la responsabilité de leur santé, sans autre possibilité légale il faut le reconnaître, puisque n'ayant pas le choix, sont soit incompétentes depuis des décennies, puisqu'ayant négligé d'intégrer les résultats de l'étude de Lyon dans leurs enseignements aux professions médicales, soit malhonnêtes, car ayant délibérément caché ces informations.

Un problème majeur dans ce système de santé centralisé et imposé, est le fait que d'énormes intérêts financiers privés à but lucratif ont le droit d'intervenir et d'influencer les faiseurs de lois, les responsables politiques, les scientifiques, les professionnels médicaux, etc... Quid du bien des citoyens si les affamés du profit ont le pouvoir de modifier les lois et dirigent le monde ?!

Les acteurs de l'industrie chimique, avec le soutien de nos gouvernants et des banquiers qui les financent, pour des raisons qu'ils connaissent bien, on semble-t-il décidé de nous artificialiser. En agriculture ils ont court-circuité les processus naturels pour faire pousser des végétaux à partir d'engrais chimiques peu diversifiés. Pour résultat nos sols se sont appauvris tout en étant surexploités, et donc les agriculteurs ont dû utiliser d'autres produits chimiques artificiels pour protéger les plantes rendues vulnérables par la pauvreté des apports des sols.

Le plus choquant est qu'ils ont décidé de faire la même chose avec nos corps biologiques. Ils ont appauvri notre alimentation en nous focalisant sur 3 macronutriments et quelques micronutriments. Du coup nos corps se sont affaiblis, comme les sols agricoles, et nous sommes donc devenus beaucoup plus vulnérables, comme les plantes agricoles. Ce qu'ils ont décidé de compenser, non pas par une meilleure alimentation, mais en nous donnant des molécules chimiques de leur fabrication, les antibiotiques notamment, comme les pesticides et herbicides pour les plantations agricoles. Ensuite, cet appauvrissement de nos organismes a déclenché des épidémies de déséquilibres systémiques, qu'ils contrôlent plus ou moins bien avec d'autres molécules chimiques de leur fabrication.

Alors que la majorité de ces déséquilibres de nos organismes n'existaient pas, ou n'existent toujours pas dans les populations qui mangent encore naturellement, à base de végétaux riches et variés. Ces nouvelles maladies qui explosent depuis seulement quelques décennies sont d'ailleurs appelées "maladies de civilisation"... et peut-être qu'on devrait plutôt les appeler "maladies de l'industrialisation chimique". Pour résoudre le problème d'origine, les carences nutritionnelles en micronutriments accumulées sur des années, au lieu d'avoir recours à cette dépendance chimique artificielle, il nous suffit de reprendre la façon de manger de nos ancêtres, que les humains avaient juste avant cette ère chimique appauvrissante.

Bien sûr personne ne porte toute la faute, car nous sommes nombreux à avoir choisi cette voie de l'alimentation industrielle, par notre choix de mode de vie. Mais sachez qu'il n'est jamais trop tard pour faire demi-tour, et retrouver la bonne santé en recommençant à manger et à vivre sainement. Par ailleurs cette artificialisation semble maintenant s'étendre à notre psychologie, et à notre sociabilité, nous faisant passer par des interfaces électroniques artificielles et des réseaux de connexion virtuels, pour communiquer et interagir entre nous.

Là encore, notre nature est le contact physique, visuel et auditif, et cette artificialisation va forcément nous appauvrir à ces niveaux, ce qu'il faudra de plus en plus compenser par des molécules chimiques, antidépresseurs, hallucinogènes et autres, qui sont, eux aussi, produits par cette industrie chimique... à réfléchir ! Faites votre choix, un retour à la nature saine, ou une artificialisation déséquilibrante ?

Mais ce livre n'est pas écrit pour cibler les causes de l'ignorance des citoyens, ni sur la malhonnêteté des décideurs, mais pour donner les clés qui permettent de retrouver et de garder une bonne santé, à moindre coût, et sans médicaments. Ce système qui a industrialisé la maladie généralisée finira bien par se démanteler de lui-même, quand la population aura retrouvé son état de bonne santé naturel.

Comme vous l'avez donc lu, ce que l'on met dans notre corps est essentiel pour notre bonne santé, et la modernisation de l'alimentation, son industrialisation irraisonnée, ainsi que sa grande distribution nécessitant des temps de stockage toujours plus longs, ont poussé à produire des aliments vides de micronutriments essentiels, se focalisant uniquement sur la saveur, l'aspect visuel et les 3 macronutriments, glucides, protéines et graisses.

Aujourd'hui de nombreux aliments disponibles sont même nocifs, puisque indigestibles et pleins de molécules synthétiques inconnues de nos cellules et de notre faune microbienne, qui accumulent des déchets intraitables dans nos tissus profonds. Ces fabricants de fausse nourriture devront aussi fermer boutique ou évoluer, quand les gens auront changé leurs habitudes alimentaires, après avoir pris connaissance de ces informations sismiques, et repris en main la responsabilité de leur bonne santé.

Ce livre se termine sur un résumé de la bonne façon de "manger et bouger", puis quelques pages de référence sur les actions à prendre pour retrouver le chemin d'une vie heureuse car étant en bonne santé physique et mentale.

Il n'est jamais trop tard pour commencer à bien vivre, comme le montrent de nombreux témoignages publiés dans ces livres de médecins qui savent comment vous soigner, de ces personnes qui avaient été condamnées à quelques semaines de vie, et qui sont toujours parmi nous des années plus tard. Votre chance est là, saisissez-la !

Le régime alimentaire idéal

Avertissement : *Ce chapitre et ce livre, ne constituent pas un avis médical ou diététique, mais mon opinion personnelle et ce que je ferais pour moi-même. Seuls les médecins et les nutritionnistes-diététiciens diplômés et agréés sont en droit de vous conseiller en matière de régime alimentaire pour la santé, consultez-les donc avant toute prise de décision.*

D'après les livres de la nutritionniste en hôpital Marie-Laure André et du Dr de Lorgeril, initiateur de l'Étude de Lyon, le régime méditerranéen traditionnel est le plus adapté car riche en produits végétaux, fruits, légumes, légumineuses, et céréales, et donc en fibres, en composés antioxydants, en graisses végétales, et pauvre en produits animaux, viandes, charcuteries, produits laitiers et aliments transformés, et permet de prévenir, notamment, environ 80% des maladies cardiovasculaires.

L'étude EPIC, commencée en 1992 présente les mêmes constatations, et précise que c'était dès les années 1960 que les scientifiques savaient que l'alimentation était essentielle ; "des preuves écologiques dans les années 1960 ont suggéré que le régime méditerranéen traditionnel pourrait avoir des effets bénéfiques sur la santé".

Précédemment à la mise en avant du régime méditerranéen, le Dr Seignalet avait réussi à guérir de nombreuses personnes avec un régime similaire, très riche en produits végétaux frais ou peu cuits, mais qui en plus devait exclure tous les produits laitiers et les céréales pour avoir des résultats définitifs, sauf riz et sarrasin. C'est plus de 91 maladies qui répondaient à son régime, il est donc très important de prendre cela en considération.

La grande "étude de Chine" (The China Study), du Pr Colin Campbell, commencée en 1980, a aussi conclu que les régimes alimentaires faibles en matières grasses et riches en fibres alimentaires et en matières végétales, ce qui contraste fortement avec les régimes riches des pays occidentaux, étaient multi-protecteurs pour la santé. Mais en plus, cette étude montre que tout apport de produits animal a une influence négative sur la santé en général. (Je n'ai pas eu la place de résumer cette étude dans ce livre car il me semble déjà trop long !)

Le Dr Greger aussi, parmi d'autres, fourni dans son livre, nombre d'arguments supplémentaires issus d'études épidémiologiques, cliniques et de laboratoire, montrant la nocivité des produits animaux sur la santé, même en petites quantités.

Personnellement je ne suis pas végétarien, et je pense que parmi nos ancêtres, rares étaient les végétariens, en tout cas par choix. Mais c'est vrai qu'aux vues de ces constatations scientifiques multiples, je réduis au maximum ma consommation de produits animaux, et bien plus encore celle des produits animaux transformés !

En revanche le Dr Nehls montre dans son livre l'importance des acides gras oméga-3 pour la santé de notre cerveau, et je m'encourage donc à manger plus souvent du poisson et des produits de la mer, car c'est beaucoup plus difficile d'obtenir les oméga-3 à partir des produits végétaux. C'est quasiment devenu le seul produit animal que je mange.

Rappelons ici que la quantité de nourriture absorbée est aussi essentielle. Notre foie ayant une capacité de traitement très limitée, dès qu'il est saturé, il produit énormément de graisses pour les envoyer en stockage. Les rations alimentaires des peuples en bonne santé, et donc celles de nos ancêtres pendant des milliers d'années, étaient bien plus petites que les nôtres. Il était aussi courant de ne manger qu'une fois par jour dans les milieux agricoles, qui pourtant demandaient de gros efforts toute la journée. Seuls les riches mangeaient 3 fois par jour, et d'ailleurs ils le payaient cher, en développant toutes ces maladies chroniques quasiment inconnues dans les foyers pauvres.

Il y a eu de nombreuses autres études publiées depuis quelques décennies sur les bienfaits de l'alimentation contre les maladies, mais la sélection ci-dessus est bien suffisante pour infirmer ce point.

Je suis donc passé au régime méditerranéen, fait de produits non transformés et peu cuits, et améliorez-le encore selon les résultats partagés par ces médecins, et en prenant quelques. Je mange une grosse salade composée le midi et un repas plus petit avec du poisson le soir. Je me délecte les papilles et satisfait les besoins nutritionnels de mon corps, nous sommes donc tous les deux en pleine forme !

L'étude de Chine *(Ajout 2022)*

D'après le livre du Professeur Colin Campbell, PhD, et du Dr Thomas Campbell, médecin, "L'enquête Campbell", ISBN 978-2-290-08619-3, première publication anglaise en 2004.

Les travaux, basés sur une série d'études menées dans des régions rurales de Chine et de Taïwan, ont remis en question la sagesse conventionnelle sur la santé et la nutrition en épousant les avantages d'un régime à base de plantes. À la surprise générale, le livre, intitulé « The China Study », s'est depuis vendu à plusieurs millions d'exemplaires, ce qui en fait l'un des titres de nutrition les plus vendus au monde.

Dans cette enquête au retentissement mondial, connue sous le nom de China Study, le Pr et le Dr Campbell révèlent des informations sur la nutrition qui pourraient transformer radicalement votre santé et celle de votre famille. En démontrant le lien existant entre ce que nous mangeons et les maladies chroniques, ses conclusions remarquables dévoilent les clés pour adopter une alimentation qui vous permettra de vivre longtemps et en bonne santé.

Colin et Thomas Campbell sont des spécialistes mondiaux de la nutrition. Ils ont mis en lumière le lien qui existe entre notre santé et ce que nous mangeons. Ils s'appuient sur l'ensemble de leurs travaux et patients, et sur la China Study, une étude comparative des taux de mortalité de douze types de cancer du sein de la population rurale de Chine et des Etats-Unis sur une période de vingt ans.

Ces révélations sur les conséquences de l'assimilation des protéines animales par l'organisme sont stupéfiantes. Il existe un lien direct entre ce que nous mangeons et certaines maladies chroniques. C'est ce qu'a mis en exergue une enquête aux résultats incontestables et au retentissement mondial, connue sous le nom de China Study, suscitant une prise de conscience chez des millions de personnes.

Dans ce livre, le Pr Campbell nous explique l'impact de la surconsommation d'aliments d'origine animale sur notre organisme et comment elle est la cause du nombre croissant de personnes atteintes de cancer, diabète, maladies cardiaques et autres en Occident. Il nous dévoile également les clés d'une alimentation saine permettant de vivre longtemps et en bonne santé.

Il y a deux mille cinq cent ans déjà, Hippocrate déclarait : « Que l'aliment soit ton seul médicament », postulant par là qu'une bonne santé restait irrévocablement liée à une bonne alimentation.

Ils démontrent que manger de la viande et boire du lait augmentent nettement les risques de cancer et de maladies cardio-vasculaires sans oublier le diabète, l'ostéoporose et les autres douloureuses maladies auto-immunes.

Ces expériences ont montré qu'une alimentation 100 % végétale prévient, voire peut guérir de nombreuses maladies tels cancers, crises cardiaques, accidents vasculaires...

Il prône une alimentation végétarienne basée sur les légumes, les fruits et les céréales complètes, seul régime permettant de réduire de façon impressionnante les risques.

Le lecteur s'étonnera que personne ne lui ait diffusé plus tôt pareilles informations, mais quand il découvrira la puissance et les manœuvres des lobbies pharmaceutiques et agro-alimentaires, il comprendra pourquoi l'argent qui mène le monde n'a aucun intérêt à ce qu'une telle information se diffuse. Le docteur Campbell se penche sur les raisons pour lesquelles il est si difficile de faire connaître le résultat de ses recherches et pourquoi si peu de choses ont changé. Une vraie enquête, fruit de toute une carrière de recherches, des découvertes qui bousculent les idées reçues sur ce qu'est une bonne nutrition.

Un livre qui explique aussi à quel point la science est corrompue par les industries. C'est une critique étayée contre les organismes publics de santé, les entreprises pharmaceutiques, les industries de la viande et du lait, et le gouvernement lui-même qui ignore volontairement la vérité de l'importance d'une alimentation végétale pour préserver leur financement ou pour leur profit, au détriment de la population qui paye.

En résumé de l'étude de Chine, voici ce que vous devez savoir :

Elle est basée sur l'une des plus grandes études complètes sur la nutrition humaine jamais menées, lancée via un partenariat entre l'Université Cornell, l'Université d'Oxford et l'Académie Chinoise de Médecine Préventive, avec des données collectées sur une période de 20 ans.

Dans The China Study , Colin Campbell, PhD, et son fils, Thomas Campbell, médecin, discutent et analysent les résultats de l'étude (et d'autres recherches nutritionnelles influentes) et recommandent leur protocole pour le meilleur régime alimentaire à long terme.

Au cours des 13 années qui ont suivi sa publication, il a inspiré des personnalités influentes comme Bill Clinton à devenir végétalien, un programme de certificat de nutrition à base de plantes à Cornell qui est populaire parmi les chefs, les nutritionnistes et les coachs de santé et le documentaire « Forks Over Knives ».

Voici votre aide-mémoire en 10 étapes pour les conclusions de The China Study

1. Les statistiques sur la santé font peur. Vous vous sentez peut-être plutôt en forme, mais la civilisation dans son ensemble n'est pas en si bonne santé. Les chercheurs passent beaucoup de temps à citer des statistiques effrayantes sur l'obésité, le diabète et les maladies cardiaques qui soulignent la nécessité d'un remaniement du régime alimentaire américain.

2. Les conclusions sont basées sur un grand nombre de données. Ils ne parlent pas d'une petite étude sur des souris. Après des années de résultats de laboratoire controversés sur des animaux, les chercheurs ont dû voir comment ils se déroulaient chez l'homme. L'étude qu'ils ont créée comprenait 367 variables, 65 comtés en Chine et 6 500 adultes (qui ont rempli des questionnaires, des tests sanguins, etc.). "Lorsque nous avons terminé, nous avions plus de 8 000 associations statistiquement significatives entre les variables de mode de vie, de régime alimentaire et de maladie." Ils intègrent également une multitude de données de recherche supplémentaires provenant d'autres sources.

3. Les protéines animales favorisent la croissance du cancer. L'auteur du livre, a grandi dans une ferme laitière, il dégustait donc régulièrement un bon verre de lait. Pas plus. Il dit que dans plusieurs études animales évaluées par des pairs, les chercheurs ont découvert qu'ils pouvaient en fait activer et désactiver la croissance des cellules cancéreuses en augmentant et en diminuant les doses de caséine, la principale protéine présente dans le lait de vache.

4. Vous devriez vous inquiéter davantage de la mauvaise alimentation que des pesticides. La nourriture que vous mangez affecte la façon dont vos cellules interagissent avec les substances cancérigènes, les rendant plus ou moins dangereuses, expliquent les auteurs. "Les résultats de ces études, et de nombreuses autres, ont montré que la nutrition était beaucoup plus importante dans le contrôle du cancer que la dose du cancérogène initiateur".

5. Les maladies cardiaques peuvent être inversées grâce à la nutrition. Les auteurs partagent les travaux d'autres médecins respectés qui, selon eux, appuient les conclusions de leurs propres données, et certaines des plus intéressantes concernent les maladies cardiaques.

6. Les glucides ne sont pas (toujours) l'ennemi. Les glucides hautement transformés et raffinés sont mauvais pour la santé, mais les aliments végétaux regorgent de glucides sains, selon les auteurs. La recherche montre que les régimes comme Atkins ou South Beach peuvent avoir des effets secondaires dangereux. Bien qu'ils puissent entraîner une perte de poids à court terme, vous sacrifierez votre santé à long terme.

7. Le cancer n'est pas la seule maladie que les plantes peuvent prévenir. Selon les auteurs, ce ne sont pas seulement le cancer et les maladies cardiaques qui réagissent à un régime alimentaire complet à base de plantes. Leurs recherches

ont montré qu'il peut également aider à vous protéger contre le diabète, l'obésité, les maladies auto-immunes, les maladies des os, des reins, des yeux et du cerveau.

8. Vous n'avez pas besoin d'adapter votre alimentation à des bienfaits spécifiques pour la santé. Manger sainement peut sembler segmenté : le brocoli prévient le cancer du sein, les carottes sont bonnes pour les yeux et, au fait, avez-vous consommé suffisamment de vitamine C aujourd'hui ? "Une nutrition véritablement bénéfique pour une maladie chronique favorisera la santé à tous les niveaux", expliquent les auteurs.

9. Vous n'avez pas besoin de manger de la viande. "Il n'y a pratiquement aucun nutriment dans les aliments d'origine animale qui ne soit mieux fourni par les plantes", déclarent les auteurs. Protéines, fibres, vitamines, minéraux, etc., ils l'ont, ainsi que des avantages majeurs pour la santé.

10. Mangez des plantes pour la santé. "Les personnes qui mangeaient le plus d'aliments d'origine animale étaient celles qui contractaient le plus de maladies chroniques. Les personnes qui mangeaient le plus d'aliments à base de plantes étaient en meilleure santé". Que vous deveniez végétalien ou non, ils suggèrent de mettre autant de plantes que possible dans votre assiette à chaque repas.

Conseils nutritionnels du Dr Campbell

Je n'utilise pas le mot "végétalien" ou "végétarien". Je n'aime pas ces mots. Les gens qui ont choisi de manger de cette façon ont choisi de le faire pour des raisons idéologiques. Je ne veux pas dénigrer leurs raisons de le faire, mais je veux que les gens parlent de la nutrition végétale et réfléchissent à ces idées dans un sens scientifique très empirique, et non dans un sens idéologique.

L'idée est que nous devrions consommer des aliments entiers. Nous ne devrions pas nous fier à l'idée que les gènes sont des déterminants de notre santé. Nous ne devrions pas nous fier à l'idée que la supplémentation en éléments nutritifs est le moyen de se nourrir, car ce n'est pas le cas. Je parle d'aliments entiers à base de plantes. L'effet que cela produit est large pour le traitement et la prévention d'une grande variété de maladies, du cancer aux maladies cardiaques en passant par le diabète.

Nous mangeons 100% végétal, c'est-à-dire ma famille, nos cinq enfants adultes et nos cinq petits-enfants. Nous mangeons tous de cette façon maintenant. Je dis que plus nous nous rapprochons d'un régime à base de plantes, plus nous serons en bonne santé.

Ce n'est pas parce que nous avons des données pour montrer qu'une alimentation 100 % végétale vaut mieux que 95 %. Mais si quelqu'un a reçu un diagnostic de cancer ou de maladie cardiaque, il est judicieux d'aller de l'avant et de tout faire. Si je commence à dire qu'on peut avoir un peu de ceci, un peu de cela, cela leur permet de dévier de leur trajectoire. Nos préférences gustatives changent. Nous avons tendance à choisir les aliments auxquels nous nous sommes habitués, et en partie parce que nous en devenons dépendants, en particulier les graisses alimentaires.

Si nous adoptons un régime à base de plantes, cela peut être difficile au début, mais il s'avère qu'après un mois ou deux, nos préférences gustatives changent et nous découvrons de nouveaux goûts et nous nous sentons beaucoup mieux, et nous ne voulons pas revenir en arrière. Ce n'est pas une religion pour moi, c'est juste que plus nous nous rapprochons d'un régime 100% végétal, mieux nous nous porterons.

Quand j'ai fini d'écrire le livre avec mon fils, qui venait de terminer ses études de médecine, je ne savais pas si ça allait marcher. Nous avions un agent qui faisait le tour du manuscrit, et les éditeurs voulaient tous que 60 à 70 % des pages soient des recettes. Ils voulaient que je l'abîme.

Je suis allé chez un petit éditeur au Texas qui nous a laissé faire ce que nous voulions faire. Je ne voulais pas faire de prosélytisme et prêcher. Je ne voulais pas écrire un livre qui dise "C'est comme ça que ça doit être". C'est une chronologie. Voici comment je l'ai appris, et laissez le lecteur décider : "Si vous ne me croyez pas, essayez-le." Ils le font, et ils obtiennent des résultats. Et puis ils le disent à tout le monde.

Donc, manger plus de légumes et de fruits est bon pour la santé.

Attention, bien qu'il y ait d'excellentes raisons de manger beaucoup moins de viande, d'œufs et autres produits animaux, il reste quelques petites raisons de le faire.

1) Anémie. En particulier pour les groupes à risque comme les femmes enceintes ou les adolescentes, manger une petite quantité de viande peut grandement améliorer la quantité de fer absorbée.

2) La vitamine B-12. Voir ci-dessus, mais plus encore pour les personnes âgées ou les personnes atteintes d'une maladie du foie susceptibles d'être à risque de carence.

A manger à volonté, les aliments entiers à base de plantes :

Grains entiers : orge, riz brun, teff, millet, riz sauvage, quinoa, amarante, avoine coupée et roulée, blé entier

Légumineuses (séchées ou en conserve avec un minimum de sel) : Adouki, haricots, haricots noirs, pois aux yeux noirs, pois chiches, fèves, haricots rouges, soja, haricots verts, pois, haricots mungo, lentilles, haricots de Lima, haricots pinto, hamburgers végétariens maison

Légumes (frais ou surgelés) : chou frisé, choux, épinards, laitues, persil, coriandre, blettes, bok choy, roquette

Racines : toutes sortes de pommes de terre, oignons, poireaux, carottes, radis, betteraves, ail, gingembre, navets, daikon
Autres légumes : courge, céleri, choux de Bruxelles, chou-fleur, champignons, asperges, poivrons, tomates, courgettes, algues
Fruits (frais ou surgelés) : abricots, pommes, bananes, baies, cerises, melons, mangues, papayes, ananas, raisins, kiwi, prunes
Graines riches en oméga 3 : graines de lin, graines de chia
Épices : toutes les épices
Breuvages : eau, « laits » végétaux non sucrés, tisanes, thé vert, café décaféiné

Dois-je prendre de la vitamine B12 ?

Ce nutriment essentiel n'est pas fabriqué par les animaux ou les plantes. La vitamine B12 est fabriquée par des microbes, des bactéries qui recouvrent la terre. Ces bactéries sont courantes dans le tractus gastro-intestinal des animaux et les aliments d'origine animale peuvent donc être des sources de vitamine B12.

Peu de plantes contiennent réellement de la vitamine B12 : deux variétés d'algues comestibles, certaines variétés de champignons, des plantes cultivées dans des environnements expérimentaux avec des sols ou de l'eau enrichis en B12, et certains aliments préparés avec certains procédés de fermentation contiennent de petites quantités de B12 active. Nous recommandons un supplément de B12.

Les suivants, mangez-les avec parcimonie :

Bon nombre des aliments de la liste « avec parcimonie » sont des aliments sains. De nombreuses preuves suggèrent que les noix sont saines, par exemple, et que les avocats et les graines contiennent de nombreux nutriments précieux.
Des noisettes, cacahuètes, amandes, noix, noix de cajou et beurres de noix
Noix de coco, lait de coco faible en gras, râpé ou chips non sucrées, cru
Avocat
Graines (sauf sources d'oméga 3) : sésame, citrouille, tournesol
Fruits secs
Édulcorants ajoutés : sirop d'érable, sirop de datte, mélasse
Produits de soja entier minimalement transformés : tofu, tempe, miso
Breuvages : café et thé contenant de la caféine, alcool

Évitez ces aliments :

Le régime américain standard, ou le régime occidental, est riche en viande, produits laitiers, farine blanche, sucre et huile. Imaginez le repas de restauration rapide standard composé d'un cheeseburger, de frites et d'un milk-shake, ou un repas "plus sain" qui pourrait inclure du poulet, du riz et du brocoli avec une sauce au fromage. Qu'il s'agisse de repas « sains » ou de malbouffe, le régime alimentaire occidental dépend fortement des aliments d'origine animale et des fragments de plantes transformés. Les conséquences du régime alimentaire occidental sont des niveaux épidémiques d'obésité, de maladies cardiaques et de diabète et des coûts de santé effarants.

Poisson, volaille, fruits de mer, viande rouge, charcuterie, poulet, canard, caille, autruche

Laitier : yaourt, lait, fromage, beurre, moitié-moitié, crème, babeurre

Œufs

Fragments de plantes (ceux-ci incluent souvent des aliments de remplacement végétaliens)

Graisses ajoutées : huiles*, margarine

Sucre raffiné : sucre blanc, malt d'orge, sucre de betterave, sirop de riz brun, cassonade, cristaux de jus de canne, sucre de canne, sirop de maïs, sucre glace, fructose

Grains raffinés : farine blanche, riz blanc, avoine à cuisson rapide

Isolats de protéines : isolat de protéines de soja, isolat de protéines de pois, seitan

Breuvages : soda, jus de fruits (même 100% pur jus de fruits), boissons pour sportifs, boissons énergisantes

Note sur les jus de légumes :

Pour les personnes qui veulent se reminéraliser rapidement, pour faire le plein de minéraux et d'antioxydants bénéfiques, je dois mentionner rapidement les jus de légumes frais. Depuis des années je me fais régulièrement des jus de légumes, avec un extracteur de jus, car ainsi j'ingurgite en quelques minutes les micronutriments présents dans un kilo de végétaux frais, ce qui me serait impossible à mâcher et à faire rentrer dans mon estomac de taille normale. Les molécules présentes dans les légumes sont extraites et concentrées dans le jus, et sont absorbées rapidement dans le sang, sans les inconvénients que poseraient les grandes quantités de fibres qui y sont associées sous la forme du légume entier.

N'oublions pas que cela n'est pas recommandé avec les fruits, car les jus de fruits sont pires que de l'eau sucrée, contenant des doses massives de fructose, que le foie transforme massivement en graisses à stocker. Les fruits contiennent beaucoup de sucre, et ils doivent donc uniquement être mangés entiers, avec les fibres qu'ils contiennent, qui permettent une absorption lente de ces sucres. Les légumes, surtout verts, contenant majoritairement peu de sucre, ne produisent pas ce danger de pic soudain de grandes quantités de sucre passant dans le sang.

Note sur le régime cétogène :

Le Dr Schwartz mentionne conseiller le régime cétogène à ses patients atteints de cancer, et le Dr Nehls mentionne son intérêt pour la lutte contre le diabète et les démences. Ma chère maman a d'ailleurs retrouvé sa mémoire après seulement 1 semaine à pratiquer le jeûne de nuit du Dr Nehls, en ne mangeant pas pendant au moins 12 heures par nuit, avec 1 cuillerée d'huile de coco en milieu de nuit, pour que le foie en transforme les acides gras en cétones qui vont alors nourrir les neurones résistants à l'insuline de notre hippocampe et des autres zones cérébrales où la neurogenèse se produit.

Personnellement j'ai pratiqué le régime cétogène pendant la moitié de l'année 2018, et j'en ai retiré des gros avantages. Je l'ai discontinué puisque j'avais du mal à le suivre en mangeant beaucoup de fruits et légumes, ceux-ci étant composés avec des glucides, je ne pouvais pas me maintenir en cétose permanente. Mais je ne suis pas gravement malade, donc mon cas n'est pas un exemple ici.

En fait j'ai pratiqué le jeûne partiel cétogène pendant quelques mois, c'est à dire que je ne mangeais quasiment que des graisses, et limitait mon apport en sucre à moins de 50 grammes par jour, et je limitais la quantité des calories à environ 1 000 calories par jour. Autant dire que je mangeais très peu, puisque cela représente environ 150 grammes de nourriture par 24 heures, les graisses apportant presque 1 000 calories par 100 grammes.

En tout cas dès le premier jour j'ai senti un regain d'énergie, et les jours suivants cela augmenta encore, et je me trouvais bientôt dans un état de bien-être et de dynamisme jamais rencontré dans ma vie auparavant !

J'aurais presque pu me mettre à faire du sport ! Mais je me suis contenté de marcher les 10 000 pas par jour recommandés par divers auteurs, et j'ai perdu 15 kilos en 6 semaines ! Eh oui, en 1 mois et demi je me suis débarrassé de ce surpoids qui me dérangeait depuis quelques temps déjà. J'ai perdu presque 3 kilos par semaine tout en ayant plus d'énergie que jamais, j'en garde donc un excellent souvenir !

Cependant, il est très difficile de maintenir le corps en fonctionnement cétogène, car seulement 25 ou 30 grammes de glucides par jour peuvent nous faire basculer dans le mode de fonctionnement habituel. C'est aussi très limité en type d'aliments utilisables.

Plus d'infos sur Wiki https://fr.wikipedia.org/wiki/Diète_cétogène

Quelques études pour approfondir :

1983-2017 - CHINA STUDY

Voir le livre en Français "L'enquête Campbell".
Cornell China Study https://nutritionstudies.org/the-china-study/ *Ou le chapitre dédié dans ce livre (Ajout 2022)*

1984 - SEVEN COUNTRIES STUDY

Titre traduit : L'étude des 7 pays : sur 2 289 décès en 15 ans.
https://www.ncbi.nlm.nih.gov/pubmed/6739443 PMID: 6739443

1990 – du Dr ORNISH - LIFESTYLE HEART TRIAL

Titre traduit : Les changements de style de vie peuvent-ils inverser la maladie coronarienne ?
The Lancet https://www.ncbi.nlm.nih.gov/pubmed/1973470 PMID: 1973470
"Dans l'ensemble, 82% des patients du groupe expérimental présentaient un changement moyen vers la régression. Des changements de mode de vie complets peuvent permettre de régresser, même après seulement un an, l'athérosclérose coronaire même grave, sans utiliser de médicaments hypolipidémiants."
Deuxième tranche en 1998, titre traduit : Changements de style de vie intensifs pour inverser la maladie coronarienne.
Intensive lifestyle changes for reversal of coronary heart disease. https://www.ncbi.nlm.nih.gov/pubmed/9863851

1992 - 2019 - EPIC STUDY

Source http://epic.iarc.fr/about/background.php
EPIC est la plus grande étude épidémiologique portant sur les liens entre et santé jamais entreprise. Coordonnée par le Centre international de Recherches sur le Cancer (CIRC) de l'Organisation Mondiale de la Santé (OMS), basé à Lyon, elle s'appuie sur une cohorte de 521 000 hommes et femmes, recrutés dans 10 pays européens : l'Allemagne, le Danemark, l'Espagne, la France, la Grèce, la Hollande, l'Italie, la Norvège, le Royaume-Uni et la Suède.

1994 - 1999 - LYON HEART STUDY

Titre traduit : Régime méditerranéen, facteurs de risque traditionnels et taux de complications cardiovasculaires après infarctus du myocarde : rapport final de l'étude Lyon Diet Heart. INSERM, Etude de Lyon. 1994 https://www.ncbi.nlm.nih.gov/pubmed/7911176?dopt=Abstract
Deuxième tranche

Titre traduit : Régime méditerranéen riche en acide alpha-linolénique dans la prévention secondaire des maladies coronariennes.
1999 https://www.ncbi.nlm.nih.gov/pubmed/9989963?dopt=Abstract

2004 - INTERHEART

Titre traduit : Effet des facteurs de risque potentiellement modifiables associés à l'infarctus du myocarde dans 52 pays (étude INTERHEART): étude cas-témoins. https://www.ncbi.nlm.nih.gov/pubmed/15364185
PMID : 15364185

2005 - du Dr Cordain

Titre traduit : Origines et évolution du régime alimentaire occidental : implications pour la santé au 21e siècle.
Origins and evolution of the Western diet: health implications for the 21st century. https://www.ncbi.nlm.nih.gov/pubmed/15699220

2009 - Arch Intern Med.

Titre traduit : Un examen systématique des preuves à l'appui d'un lien de causalité entre les facteurs alimentaires et les maladies coronariennes.
https://www.ncbi.nlm.nih.gov/pubmed/19364995 PMID : 19364995

2013 – PREDIMED

Titre traduit : Prévention primaire des maladies cardiovasculaires avec un régime méditerranéen.
https://www.ncbi.nlm.nih.gov/pubmed/29897867 PMID : 29897867
"De petits changements de régime et peu de contrôle d'adhésion, mais quand même des résultats très positifs."

2014 - du Dr Vasto

Titre traduit : Régime méditerranéen et longévité : un exemple de nutraceutiques ? https://www.ncbi.nlm.nih.gov/pubmed/24350926 PMID : 24350926

2015 - MEDHEA STUDY

Titre traduit : La diète méditerranéenne : santé, science et société. https://www.ncbi.nlm.nih.gov/pubmed/26148921 PMID : 26148921

2016 – INTERSTROKE

Titre traduit : Effets mondiaux et régionaux des facteurs de risque potentiellement modifiables associés à un AVC aigu dans 32 pays (INTERSTROKE): une étude cas-témoins. https://www.ncbi.nlm.nih.gov/pubmed/27431356 PMID : 27431356

2017 - The Lancet

Titre traduit : Athérosclérose coronaire chez les indigènes Tsimane sud-américains : une étude de cohorte transversale. https://www.ncbi.nlm.nih.gov/pubmed/28320601 PMID : 28320601

L'activité physique idéale

On a découvert dans les chapitres précédents l'importance de l'activité physique pour être en bonne santé, que ce soit en matière de prévention ou de traitement des maladies. L'humain a toujours été actif du matin au soir au cours des millénaires passés, et cela semble essentiel à la santé du corps, qui sans sollicitation régulière finit par se dégrader. La biologie du vivant est ainsi faite, ce qui n'est pas utilisé tend à disparaître.

Ce n'est qu'au siècle dernier, avec l'arrivée de l'industrialisation de la société, que les humains ont localement cessé d'être agriculteurs, et sont devenus sédentaires, et petit à petit s'éloignent de tout travail physique. Dans les pays moins développés, la population est encore beaucoup plus active physiquement, en vivant dans les campagnes et sans trop de moyens de transport mécaniques, ce qui est définitivement un facteur positif contribuant à leur meilleure santé. Le travail pénible ou intensif 8 heures par jour n'est pas non plus bienfaisant, et il faut donc trouver un équilibre, où l'on s'active au moins 1 ou 2 heures par jour de façon moyenne, et plusieurs fois par semaine de façon plus intense, au point où notre pouls et notre respiration s'accélèrent.

Ce chapitre présente les données officielles de l'OMS en matière de quantité d'exercice, ainsi que des résumés d'études, et un livre très didactique pour apprendre la course à pied. Les sports et activités physiques sont nombreuses et variées, prenez conseil auprès d'un professionnel pour déterminer ce qui vous conviendrait le mieux, puis faites l'effort de pratiquer, c'est très important pour vous. Bien sûr les premières semaines le corps s'adapte et cela peut générer de l'inconfort, mais ensuite, le corps libérant des endorphines aux sensations plaisantes lors de l'exercice physique, cela devient une source de plaisir !

Selon le Ministère de la Santé du Sénégal

http://www.sante.gouv.sn/

Les avantages du sport sont légion ! En effet, l'activité physique permet de se sentir bien dans son corps et sa tête, tout en s'amusant. Mais à quelle fréquence faire du sport ? Un entraînement de 30 minutes d'exercice physique par jour est idéal pour une vie saine. Mais, notez que si vous devez/souhaitez perdre du poids ou atteindre des objectifs spécifiques, il vous faudra vous entraîner davantage.

Le sport prévient les maladies et problèmes de santé. Il stimule les lipoprotéines de haute densité (HDL) et diminue le niveau de triglycéride, constituant principal des graisses. L'activité physique améliore la circulation sanguine, réduisant ainsi le risque de maladies cardiaques. En fait, l'exercice régulier aide à prévenir les problèmes de santé tels que les accidents vasculaires cérébraux, les problèmes métaboliques, les crises cardiaques, le diabète de type 2, la dépression, les différents types de cancer et l'arthrite.

L'exercice rend de bonne humeur, stimulant diverses substances chimiques du cerveau, le sport rend plus heureux et plus calme. En outre, le sport influence positivement la confiance en soi. Ainsi, si vous vous entraînez régulièrement, vous vous sentirez mieux dans votre corps, mais aussi dans votre tête.

Le sport augmente votre niveau d'énergie. Il renforce vos muscles et améliore votre endurance. Grâce au sport, vous oxygénez davantage vos muscles et votre cœur, ce qui permet à votre système cardiovasculaire de travailler plus efficacement. Et, si votre cœur et vos poumons fonctionnent mieux, vous aurez davantage d'énergie. L'exercice physique améliore le sommeil. Faire du sport régulièrement permet de s'endormir rapidement et de dormir plus profondément. Attention : mieux vaut éviter de faire de l'exercice juste avant de plonger sous la couette : vous n'arriverez pas à dormir !

Selon l'Organisation Mondiale de la Santé

https://www.who.int

Informations issues du rapport de l'OMS intitulé "Recommandations mondiales en matière d'activité physique pour la santé", de 2010, téléchargeable gratuitement sur leur site internet. ISBN 9789241599979

Dommage qu'ils n'offrent pas de données plus récentes, mais ces recommandations quantitatives de l'OMS concernant l'activité physique, correspondent bien à ce qu'on trouve dans de nombreuses études cliniques.

Présentation : L'OMS a mis au point ces recommandations mondiales en matière d'activité physique pour la santé dans le but de fournir aux décideurs politiques nationaux et régionaux des indications sur la relation dose/effet entre la fréquence, la durée, l'intensité, le type et la quantité totale d'activité physique nécessaire pour prévenir les maladies non transmissibles.

Ces lignes directrices ont été approuvées par le Comité d'évaluation des directives de l'OMS. Pour chaque catégorie d'âge ils offrent des liens qui mènent à plus d'information.

Les recommandations concernent trois groupes d'âge :

De 5 à 17 ans : Pour les enfants et les jeunes gens, l'activité physique englobe notamment le jeu, les sports, les déplacements, les tâches quotidiennes, les activités récréatives, l'éducation physique ou l'exercice planifié, dans le contexte familial, scolaire ou communautaire. Afin d'améliorer leur endurance cardio respiratoire, leur état musculaire et osseux et les marqueurs biologiques cardiovasculaires et métaboliques :

1- Les enfants et jeunes gens âgés de 5 à 17 ans devraient accumuler au moins 60 minutes par jour d'activité physique d'intensité modérée à soutenue.
2- Le fait de pratiquer une activité physique pendant plus de 60 minutes apporte un bénéfice supplémentaire pour la santé.
3- L'activité physique quotidienne devrait être essentiellement une activité d'endurance. Des activités d'intensité soutenue, notamment celles qui renforcent le système musculaire et l'état osseux, devraient être incorporées au moins trois fois par semaine.

De 18 à 64 ans : Pour les adultes âgés de 18 à 64 ans, l'activité physique englobe notamment les loisirs, les déplacements (par exemple la marche ou le vélo), les activités professionnelles, les tâches ménagères, les activités ludiques, les sports ou l'exercice planifié, dans le contexte quotidien, familial ou communautaire. Afin d'améliorer leur endurance cardio respiratoire, leur état musculaire et osseux, et réduire le risque de maladies non transmissibles et de dépression :

1- Les adultes âgés de 18 à 64 ans devraient pratiquer au moins, au cours de la semaine, 150 minutes d'activité d'endurance d'intensité modérée ou au moins 75 minutes d'activité d'endurance d'intensité soutenue, ou une combinaison équivalente d'activité d'intensité modérée et soutenue.
2- L'activité d'endurance devrait être pratiquée par périodes d'au moins 10 minutes.
3- Pour pouvoir en retirer des bénéfices supplémentaires sur le plan de la santé, les adultes devraient augmenter la durée de leur activité d'endurance d'intensité modérée de façon à atteindre 300 minutes par semaine ou pratiquer 150 minutes par semaine d'activité d'endurance d'intensité soutenue, ou une combinaison équivalente d'activité d'intensité modérée et soutenue.
4- Des exercices de renforcement musculaire faisant intervenir les principaux groupes musculaires devraient être pratiqués au moins deux jours par semaine.

À partir de 65 ans et plus : Pour les personnes âgées de 65 ans ou plus, l'activité physique englobe notamment les loisirs, les déplacements (par exemple la marche ou le vélo), les activités professionnelles, les tâches ménagères, les activités ludiques, les sports ou l'exercice planifié, dans le contexte quotidien, familial ou communautaire. Afin d'améliorer leur endurance cardio respiratoire, leur état musculaire et osseux, et de réduire le risque de maladies non transmissibles, de dépression et de détérioration de la fonction cognitive :

1- Les personnes âgées devraient pratiquer au moins, au cours de la semaine, 150 minutes d'activité d'endurance d'intensité modérée ou au moins 75 minutes d'activité d'endurance d'intensité soutenue, ou une combinaison équivalente d'activité d'intensité modérée et soutenue.
2- L'activité d'endurance devrait être pratiquée par périodes d'au moins 10 minutes.
3- Pour pouvoir en retirer des bénéfices supplémentaires sur le plan de la santé, les personnes âgées devraient augmenter la durée de leur activité d'endurance d'intensité modérée de façon à atteindre 300 minutes par semaine ou pratiquer 150 minutes par semaine d'activité d'endurance d'intensité soutenue, ou une combinaison équivalente d'activité d'intensité modérée et soutenue.
4- Les personnes âgées dont la mobilité est réduite devraient pratiquer une activité physique visant à améliorer l'équilibre et à prévenir les chutes au moins trois jours par semaine.
5- Des exercices de renforcement musculaire faisant intervenir les principaux groupes musculaires devraient être pratiqués au moins deux jours par semaine.
6- Lorsque des personnes âgées ne peuvent pratiquer la quantité recommandée d'activité physique en raison de leur état de santé, elles devraient être aussi actives physiquement que leurs capacités et leur état le leur permettent.

Une étude qui conclut que les effets positifs sur la circulation sanguine et la respiration, de 8 jours de Diète Méditerranéenne combinée avec des exercices physiques, sont toujours présents après 1 an.

"Cardio. MedDiet. Long-term effects of an exercise and Mediterranean diet intervention in the vascular function of an older, healthy population. 2014" https://www.ncbi.nlm.nih.gov/pubmed/25109875/

Titre traduit : Effets à long terme d'un exercice et d'une intervention du régime méditerranéen sur la fonction vasculaire d'une population plus âgée et en bonne santé.

CONTEXTE : Préserver la fonction endothéliale et l'intégrité microvasculaire est suggéré pour réduire le risque de maladie cardiovasculaire. Il a été récemment montré que le déclin dépendant de l'âge de l'intégrité endothéliale et microvasculaire peut être inversé en combinant l'exercice avec une diète méditerranéenne (DM) dans une intervention de 8 semaines. La présente étude examine si l'amélioration de la réduction du risque dans les fonctions microcirculatoires et cardiorespiratoires est maintenue dans ce groupe d'âge après un suivi d'un an.

CONCEPTION ET MÉTHODES : Vingt participants sédentaires sains (55 ans ± 4 ans) de l'étude originale ont subi un test de tolérance à l'effort cardiopulmonaire et ont été évalués pour leur conductance vasculaire cutanée endothéliale des membres supérieurs et inférieurs (CVC) en utilisant la fluximétrie laser Doppler (LDF) avec l'endothélium dépendant [ACh (chlorure d'acétylcholine)] et vasodilatation indépendante de l'endothélium [SNP (nitroprussiate de sodium)], 1 an après la fin de l'intervention.

CONCLUSIONS : Les améliorations initiales d'un exercice de 8 semaines et d'une intervention MD étaient encore évidentes, en particulier dans les évaluations microcirculatoires et cardiorespiratoires, 1 an après l'étude initiale. Cela suggère qu'une brève intervention combinant la DM et l'exercice dans ce groupe à haut risque promet des avantages à long terme pour la santé.

Et une étude sur l'importance essentielle de l'exercice physique.

"Physical activity - the Holy Grail of modern medicine? 2017" https://www.ncbi.nlm.nih.gov/pubmed/29127758

Titre traduit : L'activité physique - le Saint Graal de la médecine moderne ?

Résumé : Le mouvement est l'attribut de base de la vie. Il n'est pas surprenant que le retour à une activité physique régulière soit un moyen très efficace et bon marché de prévenir et de traiter la plupart des maladies non transmissibles.

Par conséquent, chaque médecin devrait pouvoir prescrire une activité physique appropriée. La quantité minimale d'activité physique avec des effets prouvés dans la prévention primaire des maladies chroniques est relativement faible : 150 minutes d'activité physique modérée ou 75 minutes d'exercice de haute intensité par semaine ou une combinaison des deux.

La façon la plus simple et sûre de faire de l'activité physique est de marcher (au moins 10 000 pas / jour ou 6 000 pas / jour en plus des activités quotidiennes).

Le modèle FITT est une façon plus sophistiquée de prescrire une activité physique qui nécessite déjà un test de stress. Les patients à risque d'athérosclérose ou présentant une quelconque manifestation d'athérosclérose (patients atteints de maladie coronarienne, post-AVC, maladie artérielle périphérique) bénéficient de l'exercice ainsi que les patients souffrant d'insuffisance cardiaque chronique.

L'activité physique aide également les patients atteints de maladies pulmonaires (MPOC, asthme), de maladies métaboliques (diabète sucré, obésité, ostéoporose) et également de maladies rhumatologiques. L'exercice régulier améliore la fonction cognitive, réduit la dépression et l'anxiété et aide les personnes dépendantes. Récemment, il a été démontré que l'exercice modifie également le microbiome intestinal. L'un des mécanismes qui contribuent à l'effet bénéfique de l'exercice est ce que l'on appelle les « facteurs d'exercice » - les myokines.

L'activité physique, lorsqu'elle est correctement prescrite, est un médicament peu coûteux et universel avec des effets secondaires minimes. C'est notre "pharmacie à domicile" que nous avons toujours avec nous.

Le mystère des 10.000 pas par jour *(Ajout 2022)*

Depuis des années j'entends parler de ce chiffre comme étant le minimum de pas à faire chaque jour pour être en bonne santé. Voici donc, enfin, l'explication de l'origine de ce concept :

C'est en 1963, à l'approche des Jeux olympiques de Tokyo de 1964, que le Dr Iwao Ohya, chef de l'une des plus grandes cliniques de Tokyo, a déclaré à quel point il était préoccupé par le faible niveau d'activité physique au Japon ; la solution, a déclaré Ohya, était que tout le monde fasse 10 000 pas par jour. Cet objectif était de passer un message et un objectif clairs, que tout le monde pourrait retenir facilement.

En 1965, un podomètre appelé manpo-kei (qui signifie "compteur de 10 000 pas" en japonais) a été commercialisé par Y. Hatano. Peu de temps après, l'Association japonaise de marche en 10 000 pas a vu le jour, qui avait bientôt des sections dans les 47 préfectures, organisant des promenades régulières qui pouvaient être mesurées avec l'appareil de Yamasa.

En 2015, le ministère japonais de la Santé, du Travail et des Affaires sociales recommandait également 10 000 pas par jour. Cependant, cette recommandation n'est pas fondée sur des preuves solides.

Pour Perrine Capron, femme-médecin du sport, ces 10.000 pas quotidiens sont à nuancer selon le profil des individus. "Ça n'a pas un sens scientifique. 10.000 pas, ça ne représente pas la même chose pour quelqu'un qui a 30 ans et une personne qui a un problème de santé ou qui est âgée, il ne faut pas être obsédé par ce chiffre. Il faut bouger. C'est un mode de vie."

10 000 pas par jour, une intention plus qu'un objectif ! Selon l'ONAPS :

Il a maintenant été prouvé que chez les femmes de plus de 45 ans, faire 4 400 pas par jour suffit pour réduire les risques de mortalité, avec un minimum de 2 700 pas par jour, quelle quoi soit l'intensité !

Avec plus de marche par jour, les taux de mortalité diminuent progressivement avant de se stabiliser à environ 7 500 pas/jour*.

Il faut aussi noter que marcher plus vite n'est pas lié à une mortalité plus faible, en d'autre termes, il n'y a pas d'effets de la vitesse de marche sur la mortalité. Ces nouveaux résultats suggèrent donc que pour cette population, c'est la quantité de pas, plutôt que l'intensité de la marche qui est importante, avec un maximum de bénéfices atteints avant les fameux 10 000 pas tant convoités.

Ces résultats permettent d'encourager les nombreuses personnes pour qui les 10 000 pas par jour n'est pas un objectif accessible.

Il ne vous reste donc plus qu'à marcher, même à faible allure et en petite quantité !

Selon l'Onaps *(Ajout 2022)*

C'est l'Observatoire national de l'activité physique et de la sédentarité du ministère français des sports. Voici quelques brèves récentes issues de leur site officiel https://onaps.fr/les-breves-de-lonaps/

Il préconise de se fixer un objectif "atteignable et raisonnable" de pas à faire chaque jour.

« Soyez plus actifs et moins sédentaires », voilà un message que nous entendons maintenant presque tous les jours, d'autant plus dans le contexte sanitaire actuel, qui a fait émerger de manière encore plus marquée l'importance de l'activité physique et de la lutte contre la sédentarité pour la santé.

L'activité physique en extérieur entraine de nombreux impacts positifs sur la santé ! C'est ce que nous indiquent trois revues systématiques (dont une méta-analyse) publiées très récemment.

En effet, Coventry et al. (2021) montrent que les activités physiques de plein air améliorent la santé mentale pour toutes les populations adultes (notamment les personnes âgées souffrant d'affections de longue durée, les personnes souffrant de problèmes de santé mentale et de maladies mentales graves et aussi les adultes en bonne santé).

D'après leur travail, proposer des activités de plein air, comme par exemple le jardinage, de 20 à 90 minutes par semaine pendant 8 à 12 semaines serait suffisant pour impacter la santé des pratiquants. Ces résultats concordent avec ceux de Grigoletto et al. (2021) qui soulignent aussi que les personnes vivant à proximité de zones avec des équipements extérieurs sont plus susceptibles de faire de l'activité physique de plein air que celles qui en sont plus éloignées. Par exemple, la marche est l'entraînement le plus populaire en raison de sa facilité d'accès et du fait qu'elle ne nécessite ni équipement ni compétences particulières, mais cette pratique est plus importante chez les personnes qui résident dans un quartier riche en espaces verts.

Concernant les enfants, la littérature actuelle montre une relation positive entre le contact avec la nature et la santé des enfants, en particulier pour l'activité physique et la santé mentale, deux priorités en matière de santé publique.

Pour résumer, l'exercice en extérieur est associé à des bénéfices plus importants sur le bien-être, le stress et l'anxiété par rapport à des exercices similaires à l'intérieur.

L'activité physique réduit l'ensemble des causes de mortalité !

Une récente étude réalisée en Nouvelle-Zélande montre que l'utilisation du vélo pour les déplacements domicile-travail permet une réduction du taux de mortalité globale de 10%. Cette réduction étant plus importante pour les risques cardiovasculaires avec une diminution allant jusqu'à 20%.

Cette étude a suivi plus de 15 millions de personnes sur une période de 15 années. Les actifs sont interrogés sur le moyen de transport qu'ils utilisent pour se rendre sur leur lieu de travail.

En effet, l'utilisation d'un moyen de transport actif comme le vélo permet une réduction de la pollution de l'air et du risque d'accident de la circulation, une augmentation de la pratique d'activité physique.

Les auteurs souhaitent un engouement des pouvoirs publics à encourager la pratique du vélo et décourager l'utilisation de la voiture. En effet, la volonté est d'engager un changement de culture pour accroître les mobilités actives.

Réduire le risque de cancers en bougeant !

La journée mondiale de lutte contre le cancer avait lieu le 4 février 2020. L'occasion de faire le point sur les liens entre activité physique et incidence des cancers.

Une méta-analyse publiée dans le Journal of Clinical Oncology en décembre 2019*, qui a rassemblé les données de neuf études de cohorte, a étudié les relations entre l'activité physique et l'incidence de 15 types de cancer chez plus de 750 000 personnes suivies pendant 10 ans.

Les résultats de cette étude montrent qu'une pratique hebdomadaire de 2,5 à 5 heures d'activité physique d'intensité modérée permet de réduire significativement les risques d'apparition de 7 cancers différents sur les 15 étudiés : côlon, sein, endomètre (utérus), rein, myélome (moelle osseuse), foie et lymphome non hodgkinien (système immunitaire). Le cancer du poumon n'a pas été étudié.

Ces résultats viennent enrichir une littérature scientifique abondante concernant les preuves des effets de l'activité physique sur la prévention des cancers en prévention primaire. Avec des niveaux de preuve « convaincant » ou « probable », une activité physique suffisante et régulière, même d'intensité modérée, est associée à une diminution du risque de survenue des cancers du côlon, du sein (avant et après la ménopause), de l'endomètre et du poumon.

L'Onaps rappelle qu'au moins 30 minutes d'activités physiques dynamiques par jour sont recommandées pour les adultes.

Toute activité physique est bonne à prendre !

Il est maintenant prouvé que lorsque vous bougez, vous obtenez de réels effets positifs sur votre santé, quelle que soit l'intensité (*Ekelund et al. 2019. British Medical Journal).

Ainsi, même lorsque l'intensité de l'activité physique pratiquée est faible, une réduction conséquente du risque de mortalité est observée, avec une relation dose-réponse selon l'intensité.

À l'inverse, un risque de mortalité significativement plus élevé est observé à partir de 9h30 par jour passé en position assise ou allongée hors temps de sommeil.

L'Onaps rappelle que l'inactivité physique est associée à de nombreuses maladies chroniques et à un risque de mortalité précoce, tout comme un temps passé assis ou allongé important dans la journée.

La marche lente, les activités ménagères ou encore la pétanque font partie des exemples d'activités de faible intensité.

Il ne vous reste qu'à choisir votre activité et votre intensité ! Dans tous les cas mieux vaut bouger, même déambuler lentement, que rester assis.

Passer à l'action

Cette dernière partie du livre a pour but de garder sous la main les points clés vérifiés par ces médecins. Bien sûr chacun d'eux donne de nombreux détails et recommandations supplémentaires dans leurs livres respectifs, que je vous invite à lire, à acheter mais aussi à offrir autour de vous, par compassion pour vos proches.

Action alimentation

Concernant la bonne façon de s'alimenter, ces professionnels médicaux recommandent tous de manger des aliments les moins transformés possible, sous la forme que la nature leur donne. Mangeons donc les fruits et légumes crus quand c'est possible, et cuits doucement pour les légumineuses et les céréales complètes, et pour nous réchauffer le besoin étant.

Les aliments recommandés par tous ces docteurs (à manger le plus possible) :

La base de la nourriture des populations encore en bonne santé est végétale. Elle comprend tous les fruits et légumes mangeables crus, les légumineuses, haricots, lentilles, patates douces nécessitant une cuisson douce.

Dans ces populations, y compris chez les méditerranéens traditionnels, les produits animaux sont présents en petites quantités pour donner du goût, et pas quotidiennement.

Les aliments rejetés par les Drs Seignalet et Greger :

Les produits laitiers.

Les aliments rejetés uniquement par le Pr Seignalet :

Les céréales, mêmes complètes, à part le riz et le sarrasin.

Les cuissons

Les méditerranéens cuisent traditionnellement peu et surtout à la vapeur et lentement. C'est aussi ce que recommandent ces docteurs, puisque beaucoup de micronutriments essentiels et les enzymes sont détruits aux températures plus élevées.

Le pire étant les grillades et les fritures qui fabriquent en plus des toxines cancérigènes et dénaturent les protéines qui sont alors nocives, surtout avec les produits animaux.

Les boissons

Les jus de fruits ou de légumes très sucrés sont déconseillés, car il s'agit surtout d'eau sucrée, qui va causer un fort pic de glycémie. Les fruits seront mangés entiers, avec leurs fibres qui ralentissent l'absorption des sucres. Les fruits ne sont pas abondamment mangés chez les populations en bonne santé, le plus important semble être les légumes et légumineuses.

Les jus de légumes à feuilles vertes ou peu sucrés sont recommandés pour les personnes qui veulent accélérer la reminéralisation de leur corps. En effet 500 ml de jus vert frais dans la journée peut apporter une très grande quantité de micronutriments et de minéraux et oligo-éléments, qui seront absorbés rapidement dans le sang.

L'alcool est considéré comme néfaste dans tous les cas, par tous ces docteurs, à l'exception du Dr de Lorgeril qui estime que le vin rouge durant le repas apporte des bienfaits, qu'il n'a malheureusement pas pu tester durant l'étude de Lyon, pour des raisons éthiques.

Les sodas sont considérés néfastes par tous ces médecins, de par leur forte concentration en sucres rapides, mais peut-être surtout de par leur forte contenance en CO_2 dissous (le gaz qui compose les bulles), puisque ce gaz est acidifiant au contact de l'eau. Il est bien connu que les océans s'acidifient avec l'absorption du CO_2 présent dans l'atmosphère, ce qui profite aux microorganismes pathogènes qui se plaisent en milieu acide. Notre corps est composé de plus de 65% d'eau, et nous exhalons du CO_2 durant le processus de respiration, il semble donc paradoxal d'en ingérer artificiellement.

Les livres pour passer à l'action :

Manger méditerranéen : « Le nouveau régime méditerranéen » du Dr Michel de Lorgeril - 2020 - ISBN 978-2501150293

Manger hypotoxique : "Comprendre et pratiquer le régime Seignalet" de la Dr Dominique Seignalet - 2014 - ISBN 978-2755405637

Manger paléo : "Le régime paléo : Le régime sans aliments transformés pour retrouver la forme" du Dr Loren Cordain - 2015 - ISBN 978-2013964548

Manger cétogène : "Vive l'alimentation cétogène !" de la Dr Alexandra Dalu - 2016 - ISBN 979-1028501983

Manger contre les démences : "Guérir Alzheimer : Comprendre et agir à temps" du Dr Michael Nehls - 2017 - ISBN 978-2330072834

Se reminéraliser avec des jus verts : "Les bienfaits des jus de légumes et de fruits" de Kara Rosen - 2015 - ISBN 978-2035905772

Se reminéraliser avec l'eau de mer : Livre "Quinton : Le sérum de la vie" de Jean-Claude Rodet, Maxence Layet - 2008 - ISBN 978-2702906378

Action collagène et suppléments

Supplémentation pour le collagène

Le collagène étant à la base de la constitution de notre corps, il faut s'assurer de lui donner les éléments nécessaires à sa fabrication. Principalement il faut veiller à avoir assez de vitamine C, de lysine et de proline.

Une forte consommation quotidienne de fruits et légumes frais apporte de bonnes doses de vitamine C.

La lysine est un des acides aminés essentiels, c'est à dire qu'il doit être ingéré car le corps ne peut pas le fabriquer. Les produits riches en lysine sont les œufs, les viandes rouges, le cabillaud et les sardines, et certaines légumineuses (haricots, pois et lentilles), les produits laitiers et le soja.

La proline peut être produite par l'organisme, mais de moins en moins avec l'âge.

D'après certains de ces médecins, les quantités de vitamine C (acide ascorbique) et de lysine absorbées avec la nourriture sont insuffisantes, ainsi que la production endogène de proline, et ils recommandent de prendre des suppléments de vitamine C, de 3 à 6 grammes par jour pour une personne adulte en bonne santé, et plus lorsqu'elle est malade, et de 3 à 6 grammes de lysine et de proline par jour. La vitamine C ayant une vie de 1/2 heure dans le corps, il vaut mieux la prendre en plusieurs fois dans la journée, plutôt qu'en une seule fois.

Cette pratique, mise au point par les Dr Rath et Pauling (voir leur brevet commun), est connue sur internet sous le nom de "Thérapie Pauling" ou "Pauling Therapy" en Anglais. Quelques sites américains proposent cette formule sous forme de poudre ou de comprimés, facilitant la prise de ces 3 éléments à de grosses doses. Il nous est conseillé d'en prendre 3 doses par jour, chacune contenant environ 1 gramme de chacun des 3 éléments, soit 3 grammes de chaque par jour. Personnellement j'en prend dès que j'en ai l'occasion !

Il existe aussi plusieurs sortes de suppléments de collagène, dont certains semblent avoir des effets positifs sur les articulations douloureuses, d'après plusieurs études cliniques publiées. La plupart sont issus de gélatine animale, l'hydrolysat de collagène. Mais attention, beaucoup d'offres bon marché sont des produits de mauvaise qualité, provenant de carcasses animales. Certaines études utilisaient 10 mg voir moins de collagène de type 2 non dénaturé (UC-II) par jour, d'autres utilisaient 10 grammes d'hydrolysat de collagène (CH-Alpha).

Supplémentation pour l'acide alpha-lipoïque

Le Dr Schwartz conseille de prendre de l'acide alpha-lipoïque dans le cadre de son "traitement métabolique" contre le cancer, qui se prend avec les traitements conventionnels. Voir son livre ou le consulter pour les dosages, car il est inefficace contre le cancer si pris seul.

Le dosage qu'il mentionne est de 800 mg le matin et 800 mg le soir d'acide alpha-lipoïque, avec 500 mg le matin, le midi et le soir d'hydroxycitrate. Si on prend l'hydroxycitrate sous forme de capsules de Garcinia Cambogia, alors il faut monter à 800 mg par prise, puisque cet extrait ne contient souvent que 60% d'hydroxycitrate.

On trouve des capsules d'acide alpha-lipoïque sur internet, entre 15 et 30 euros les 120 capsules. De même pour l'hydroxycitrate.

Supplémentation selon le "Plan Packer" :

Le spécialiste qui a découvert le réseau d'antioxydants synergiques :

Le matin :

Vitamine E = 100 mg de tocotriénols + 200 mg de tocophérols mélangés
CoQ10 = 30 mg
Acide alpha-lipoïque = 50 mg
Vitamine C = 250 mg
Acide Folique = 400 mcg
Biotin = 300 mcg
Vitamine B6 = 2 mg

Le soir :

Vitamine E = 200 mg d'alpha tocophérol
Acide alpha-lipoïque = 50 mg
Vitamine C = 250 mg
Ginkgo Biloba = 30 mg
Selenium = 200 mcg

Aujourd'hui tous ces produits sont beaucoup moins chers à l'achat sur internet, et les doses prises peuvent être plus grandes.

Je rappelle qu'aucune mort n'a été déplorée au niveau mondial depuis 80 ans que des suppléments alimentaires de vitamines ont été mis en vente.

Par contre, attention au surdosage avec les vitamines liposolubles qui peuvent s'accumuler dans les tissus graisseux et poser problème, comme avec les vitamines D ou E.

Supplémentation pour la Co-Q10

On peut prendre plusieurs centaines de mg par jour. Le corps jeune fabrique 500 mg de CoQ10 par jour, alors pour compenser la perte de production qui survient avec l'âge, il faut plus que 30 mg par jour !

Supplémentation pour la vitamine D

La meilleure vitamine D sera celle produite par le soleil sur votre peau, durant des exercices physiques en plein air, ce qui cumulera les actions bénéfiques.

Supplémentation pour la vitamine E

Selon le Pr Packer, pour l'alpha tocophérol, il faut s'assurer de prendre uniquement celui dérivé de plantes, donc naturel, et non celui fabriqué de synthèse à partir de pétrole, qui ne fonctionne pas pareil dans l'organisme. Pour les tocotriénols et tocophérols mélangés, pas de problème, ils sont tous dérivés de plantes.

Supplémentation pour le NAD

NAD, NADH ou NAD+, ou NMN ? Il y a plusieurs formes vendues sur internet. Le NMN est celui utilisé dans les études cliniques par un laboratoire qui l'a breveté, et donne de bons résultats. Le NAD+ est celui que je prends et semble plus puissant, car il est une étape plus près de l'ATP. Je n'ai pas d'expérience avec le NAD ou le NADH.

Les prix sont encore élevés, mais une dose de 50 mg est déjà utile. L'idéal sera de prendre 1 ou 2 grammes par jour. Au-delà de 4 grammes par jour le foie est saturé et le NAD+ part dans les urines, comme la plupart des autres suppléments en excès.

Les livres pour passer à l'action :

Pour se supplémenter en vitamine C : "Guérir avec la vitamine C : Maladies traitées, effets bénéfiques, types, modes d'administration." de Stefano Pravato - 2016 - ISBN 978-8862298001 Et "Pourquoi les animaux n'ont pas d'attaque cardiaque... les hommes si !" du Dr Rath Matthias - 2009 - ISBN 978-9076332550

Pour se supplémenter en acide lipoïque et hydroxycitrate : "Cancer : Un traitement simple et non toxique" du Dr Laurent Schwartz, 2016, ISBN 978-2365491778

Pour se supplémenter selon le "Plan Packer" : "The Antioxidant Miracle: Your Complete Plan for Total Health and Healing" du Pr Packer Lester, PhD - 1999 - ISBN 978-1620456194:

Action activité physique

C'est la partie la plus simple à expliquer, puisque cela se résume à bouger suffisamment et tous les jours.

Ces informations se trouvent ici :

https ://www.who.int/dietphysicalactivity/factsheet_recommendations/fr/

La quantité d'activité physique minimale recommandée par l'OMS est de :

Les adultes âgés de 18 à 64 ans devraient pratiquer au moins, au cours de la semaine, 150 minutes d'activité d'endurance d'intensité modérée ou au moins 75 minutes d'activité d'endurance d'intensité soutenue, ou une combinaison équivalente d'activité d'intensité modérée et soutenue.

L'activité d'endurance devrait être pratiquée par périodes d'au moins 10 minutes.

Pour pouvoir en retirer des bénéfices supplémentaires sur le plan de la santé, les adultes devraient augmenter la durée de leur activité d'endurance d'intensité modérée de façon à atteindre 300 minutes par semaine ou pratiquer 150 minutes par semaine d'activité d'endurance d'intensité soutenue, ou une combinaison équivalente d'activité d'intensité modérée et soutenue.

Des exercices de renforcement musculaire faisant intervenir les principaux groupes musculaires devraient être pratiqués au moins deux jours par semaine."

Cela peut se traduire par :

Au minimum : 30 min par jour d'exercice physique modéré, comme la marche, la natation ou le vélo, 5 fois par semaine. Plus 4 fois 20 minutes d'activités intensives par semaine.

Et pour vraiment obtenir les meilleurs bénéfices santé, il faut doubler cela, soit :

1 heure d'exercice modéré 5 fois par semaine, plus 4 fois 40 minutes d'activités intensives par semaine.

On réalise alors à quel point la majorité des humains des pays industrialisés, sont loin du compte ! Car on peut trouver pas mal de gens qui marchent 1 heure par jour, mais nous sommes peu à ajouter à cela 4 séances par semaine d'exercice intensif !

Pour les sédentaires chroniques ou de longue date, ou les malades, consultez votre médecin pour connaitre votre capacité physique de départ et vos contre-indications, puis orientez-vous vers des professionnels du sport, comme dans les salles de sport, pour vous guider au départ, car au début ce n'est pas évident de pratiquer raisonnablement et correctement, quelque sport que ce soit.

Et tenez-vous-y, vous progresserez peut-être lentement, mais sûrement !

Action Pollution

Tous ces médecins sont unanimes, le tabagisme doit stopper pour prévenir ces maladies graves, car c'est très toxique pour nos cellules.

Le Dr Schwartz qui a conduit des études sur la toxicité des cigarettes, a découvert que le plus dangereux était le CO2 absorbé, plutôt que les goudrons. Les fabricants de tabac ont arrêté de financer ses recherches une fois qu'il a trouvé la vraie cause du danger, et avait même trouvé comment l'empêcher... pourquoi ?

La pollution de l'air causait déjà de graves problèmes pour les populations qui se chauffaient au bois, puis au charbon, puis dans les zones ou les industries se sont développées.

Mais rien de comparable avec le brûlage par nos centaines de millions de véhicules, de mélanges d'hydrocarbures et de molécules synthétiques multiples, qui les dégagent juste sous notre nez, au milieu des lieux où nous vivons !

Puis on ajoute les produits chimiques qui ont été développés pour l'industrialisation de l'agriculture, les nombreux produits chimiques pulvérisés dans l'air ou épandus, et qu'on retrouve dans les sols, dans les eaux et les aliments...

Le meilleur conseil dans le domaine de la prévention de ces pollutions toxiques, est soit de vivre avec un masque filtrant en permanence, soit d'aller vivre à la campagne, ou tout du moins dans une zone peu polluée, par exemple grâce au vents réguliers qui y nettoient l'air, et où l'agriculture chimique est peu présente.

C'est malheureusement la partie la moins facile à mettre en œuvre pour se protéger, puisque étant en dehors de notre pouvoir direct d'influence.

Contre les pollutions, c'est le concept de société industrielle et de consommation massive qu'il faut changer. Ou alors, enfin mettre en place les solutions de recyclage existantes, et les procédés de fabrication respectueux de l'environnement et de notre biologie.

Ces pollutions qui sont néfastes pour notre santé sont de la responsabilité des décideurs politiques et des actionnaires des industries. Faisons-leur prendre conscience de l'empoisonnement massif auquel ils participent !

Action Stress / Sommeil

La gestion du stress est très importante, car celui-ci provoque des réactions chimiques qui finissent par endommager notre organisme quand il devient chronique.

Un peu de stress ponctuel, comme lors d'activités physiques, est nécessaire et bénéfique, mais le stress permanent, même mental, est toxique.

Le sommeil aussi est très important pour rester en bonne santé, et il s'améliore lorsqu'on se met à pratiquer des activités physiques, ce qui est très bénéfique.

Il faut veiller à orienter sa vie de telle façon que le soir on s'endorme facilement, et que l'on passe des nuits calmes et réparatrices.

L'alimentation est très importante dans ce domaine aussi, aussi bien les aliments que les boissons.

Les livres pour passer à l'action :

Détente avec la méditation : "L'art de la méditation" du Pr Matthieu Ricard - 2010 - ISBN 978-2266194242

Adoucir les traumatismes psychologiques : "L'emdr" du Dr Jacques Roques - 2016 - ISBN 978-2130730033

Merci d'avoir pris le temps de me lire,
bonne continuation et très bonne santé !

Retrouvez toutes mes informations sur internet :
www.TrèsBonneSanté.fr

Ce livre a été imprimé par Amazon
Dépôt légal : Février 2022

www.ingramcontent.com/pod-product-compliance
Ingram Content Group UK Ltd.
Pitfield, Milton Keynes, MK11 3LW, UK
UKHW022028190726
13853UKWH00005B/2155

9 782957 162802